オールカラー

ナースのための

やさしくわかる
内視鏡
検査・治療・ケア

昭和大学横浜市北部病院
消化器センター長
工藤進英 監修

ナツメ社

序文

　わが国において胃癌・大腸癌などによる消化器の癌死は他の癌死と比べて最も多く、特に大腸癌の死亡率は高いものになっている。今日、早期発見・早期診断・早期治療という目的を遂行するうえで、消化器内視鏡による検査と治療が最も有力なツールであることは誰もが認める現状である。

　より正確・精緻な診断を追究する我々医師の側は、本書でも記載しているように、NBI（narrow band imaging：狭帯域光観察）や拡大内視鏡、さらには超拡大内視鏡診断（endocytoscopy）に至る最高度の機器の開発と診断学を進めてきた。また、それらの診断学をもとにした低侵襲の内視鏡治療が極限まで求められている時代でもある。医療従事者への期待と要求が過去のどの時代にもまして高いものになっているのが現状である。その医療従事者の中心プレイヤーが医師と看護師であり、医師の側も看護師の側もそれぞれの立場で研鑽を積み、互いに高め合うことが不可欠となっている。

　このたび、看護師を対象とする『ナースのための やさしくわかる内視鏡検査・治療・ケア』と題した書籍を出版することになり、萩原ちはるさんを中心に、昭和大学横浜市北部病院消化器センターおよび内視鏡室、工藤胃腸内科クリニック、東京内視鏡クリニックの精鋭看護師・内視鏡技師に執筆・編集にあたらせることにした。

　萩原さんは、昭和大学横浜市北部病院消化器センターが開設されると同時に内視鏡看護の仕事を開始し、2009年退職のあと池袋にある東京内視鏡クリニックで2011年まで引き続き内視鏡看護の任にあたってきた。つまり、ほぼ12年の長きにわたって彼女は私とともに内視鏡検査・治療に携わってきた言わば同志といってよい。2007年には米国消化器病週間（DDWワシントン）に参加し、国内では学会で研究発表も行っている。内視鏡にかかわっての優れた看護技術はもとより、患者さんや被験者、さらにはそのご家族に対する接遇・対応も含めて第一級、折り紙つきの看護師である。

　内視鏡検査と治療において看護師に特に求められるものは、基本中の基本である患者理解である。それをベースに、検査前・中・後の患者さんの身体機能・状態の観察・把握と不安・苦痛をとり除く対応ができることである。医師は検査・診断・治療の全プロセスを想定し、正確で適切な対応が求められる点では同様であるが、患者さんの管理や介助全体についてはより近いところで対応するのが看護師である。医師をはじめ他のスタッフとの適宜、な

おかつ素早いコミュニケーション能力（とりわけ検査・処置中には）が求められるのも看護師である。そのためには、医師が行う検査や処置を熟知し、"医師が今何を行い、次に何を行おうとしているのか"といった予測が、できるかぎり的確なものでなくてはならない。その意味で本書は、検査や治療中の必要事項をアドバイス、注意点として項目をあげ、具体的に記載したことで役に立つものになったと思う。私をはじめ何人かの医師の助力も得て内視鏡検査や診断の必要事項を洩らさず記載した点も、従来にない教科書になったものと思う。

＊……＊……＊

　私は毎年、米国消化器病週間（ＤＤＷ）に参加し講演などを行う。米国をはじめ世界各国の内視鏡医と今後の内視鏡診断や治療のありかた、新しい診断法の開発について協議を行っている。承知のように、米国では有資格看護師が内視鏡検査を行うのが認められており、DDWでも内視鏡診療や新しいテクノロジーへの対応などを含めて看護プログラムが高度なレベルで討議されている。私がセンター長を務める昭和大学横浜市北部病院消化器センターは基本的に毎年看護師のDDW派遣を行い、また外国からの看護師の見学・研修も経験している。

＊……＊……＊

　世界での日本の消化器内視鏡診断学・治療学はトップリーダーであるが、わが国における"内視鏡看護学"はまだ発展の余地が大きい。発展を阻害するものに医療制度や医師の側の"職域を侵食される"警戒感もあろう。看護師の内視鏡検査への参入などに言及する前に、患者さんに苦痛を与えない、正確な診断と治療が行える内視鏡医の大量育成が必要だとのもっともな声もあり、そのためには日本内視鏡学会も大きな精力を尽くしている。他方、消化器癌による死亡者の増大と習熟した内視鏡医の不足という状況のもとで、最終的には内視鏡検査もできるような高度な技能を備えた看護師が将来的には制度的にも検討されてよいと、私は現段階では個人的に考えている。将来どのようなかたちになるにせよ、看護師の力量アップと制度的処遇の改善は不可欠なものである。

　看護師の力量を高め、患者さんの福音につながるための必須の教科書として本書を利用していただきたい。

工藤　進英
（昭和大学教授・昭和大学横浜市北部病院消化器センター長）

はじめに

　内視鏡室専任看護師になった当初は、見るもの、扱う機器類、実際診療など、はじめてのものばかりで、何をどこから学んだらよいのか、迷いと悩みの日々の連続でした。しかし、チームを築く医師や同僚看護師から与えられた知識と技術の支援、そして患者さんからの温かいお言葉をいただくなかで、内視鏡看護師としての役割意識の向上や、技術の習得、そして何よりも患者さんが"ここで検査・治療を受けて本当によかった"と思っていただける援助をしたいという深い思いにつながったと、いま振り返ることができます。

　内視鏡診療は、医療スタッフの綿密なチームワークが必要とされます。低侵襲治療の提供が不可欠なものになってきた時代要請と現場での流れのなかで、医療スタッフ間では意思疎通がスムーズかつ密に行える環境づくりと、内視鏡診断・治療にかかわる知識・技術の向上が重要です。そのための医学知識と看護知識・実践が不可欠です。内視鏡検査・治療を行う医師が看護師によく言う言葉に「患者さんをちゃんと見ていてね」「医者は処置に集中してしまう傾向があるから、看護師の眼からの観察と対応が必要だ」というものがあります。医師は検査中、内視鏡画面や処置に集中し、患者さんの管理が十分にできない状況にあります。内視鏡看護師は検査や処置がどのような状況で進行していくのかを予測し、的確な処置の介助技術が求められます。そして、何より患者さんの異常についての早期発見、不安や苦痛への配慮、速やかな対応が求められ、医師との連携が重要といえます。

　本書では、以上のことを患者さんにより近い看護師の目線・視点から、疾患の知識や内視鏡診断を含めて、アドバイスやポイントという表現を多用することにしました。内視鏡検査・診断・治療における初心者のスタッフでも重要ポイントがつかみやすいようにまとめたつもりです。忙しい日常業務のなかで、内視鏡検査・治療のポイント、看護のポイントを効率よく習得できるよう必要な事項すべてをまとめたのが本書です。

　本書を手にされた内視鏡診療にかかわるスタッフの方々が、患者さんを中心とした医療が展開されることを望んでいます。そして、より安全・安心な質の高い内視鏡検査・治療が提供できるスタッフの一員として活躍されることを心より願います。

執筆者代表　**萩原ちはる**

目次

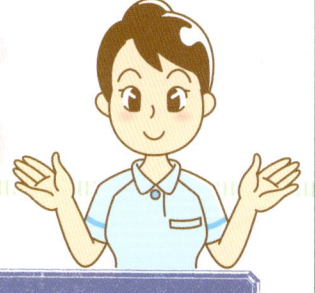

第1章　写真で見る上部・下部消化管内視鏡検査と声かけ・ケア

上部消化管 …… 14
下部消化管 …… 18

第2章　患者中心の内視鏡検査・治療・ケアのために

クリニカルパス …… 26
* クリニカルパスとは …… 26
* パスの生まれた背景・歴史 …… 26
* パスの目的とメリット …… 27
* パスにかかわるスタッフ …… 29
* パスの主な種類と書式 …… 30
* 上部消化管検査（外来用）クリニカルパス …… 31
* 下部消化管検査（外来用）クリニカルパス …… 32

> **Advice**
> クリティカルパスとクリニカルパス …… 27
> パスの固定化・画一化を避けよう …… 28
> ナース中心でパスの作成を …… 29

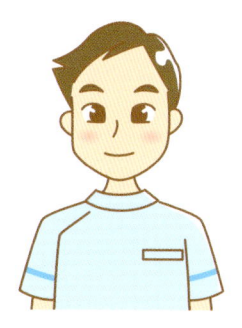

インフォームド・コンセント …… 33
* 患者の選択権・自由意思を最大限に尊重 …… 33
* インフォームド・コンセントとクリニカルパス …… 33
* 食道・胃・十二指腸内視鏡検査の説明と同意書 …… 34
* 大腸内視鏡検査の説明と同意書 …… 36

偶発症への対応 …… 38
* 前処置による偶発症 …… 38
* 上部消化管内視鏡検査による偶発症 …… 40
* 下部消化管内視鏡検査による偶発症 …… 40

抗血栓療法への対応 …… 42
* 抗血栓療法（抗凝固療法、抗血小板療法）とは …… 42
* 抗血栓療法への対応方法 …… 43
* 抗凝固薬・抗血小板薬の名称、効果・効能 …… 46

セデーションへの対応 …… 48
* セデーション（鎮静）の現状 …… 48
* セデーション時のケア …… 50
    * よりよいケアのためのコミュニケーション術 …… 52

> **Advice**
> 必ず抗血栓療法の有無を確認 …… 42
> 休薬の可否を処方医と相談 …… 44
> 添付文書をチェック …… 47

第3章　内視鏡検査とケアのポイント

上部消化管内視鏡検査 …… 54
* 食道の構造 …… 54
* 主な食道疾患と観察のポイント …… 55
* 胃・十二指腸の構造 …… 56
* 主な胃・十二指腸疾患と観察のポイント …… 57
* 適応と禁忌 …… 58
* 準備する機材・薬剤 …… 58
* 予約決定時の患者指導 …… 60
* 前処置 …… 60
* 検査の実際 …… 62
* 検査後、特に伝えたい注意事項 …… 71
    * 経鼻内視鏡検査 …… 72
    * 小腸内視鏡検査 …… 73

> **Advice**
> 緊張感をとり除く …… 64
> 専用カバーを活用 …… 65
> 事前に患者の要望を …… 65
> 食道の色素散布 …… 69

下部消化管内視鏡検査 …… 74
* 大腸の構造 …… 74
* 主な大腸疾患と観察のポイント …… 75
* 適応と禁忌 …… 76
* 準備する機材・薬剤 …… 76
* 前処置～予約決定時の患者指導（在宅の場合） …… 78

> **Advice**
> 表面の微細構造を観察 …… 75
> 検査前日の食事 …… 78
> 腸管洗浄の追加処置 …… 81
> 投与後は授乳を中止 …… 82

* 検査の実際 …… 82
* 軸保持短縮法、体位変換、用手圧迫法 …… 84
* 検査後、特に伝えたい注意事項 …… 89

超音波内視鏡検査（EUS）…… 90
* 適応と禁忌 …… 90
* EUSの方法 …… 91
* 準備する機材・薬剤 …… 91
* 前処置 …… 92
* 検査の実際 …… 93
    * 狭帯域光観察（NBI）…… 95

色素内視鏡検査 …… 96
* 色素内視鏡検査の種類と主な色素 …… 96
* 適応と禁忌・注意 …… 97
* 色素の投与法 …… 97
* 色素内視鏡検査の流れ …… 98
* 主な色素内視鏡検査 …… 99

生検検査 …… 102
* 準備する機材・薬剤 …… 102
* 生検検査の流れ …… 103
* 鉗子の操作方法 …… 104
* 検体のとり扱い …… 106
    * ヘリコバクター・ピロリと生検 …… 107

内視鏡的ポリープ切除術（ポリペクトミー）…… 108
* 適応と禁忌 …… 108
* 安全にポリペクトミーを行う準備として …… 109
* ポリペクトミーの実際 …… 110
* ポリペクトミーの偶発症 …… 112
* 大腸ポリープを切除された方へ …… 113
    * ホットバイオプシー …… 114

Advice
アレルギーの有無 …… 83
殿部を軽く開く …… 83
挿入時の声かけ …… 83
体位変換とエア …… 86

Advice
消泡液をしっかり服用 …… 92
音波を通す脱気水 …… 92
適宜、速やかに吸引を …… 93

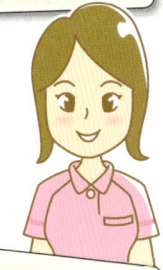

Advice
私服には防護カバーを …… 97
散布のコツ …… 100
腹部の張り感 …… 101

Advice
鉗子の使い方のコツ …… 105
検査終了時に必ず確認 …… 106

Advice
休薬が必要か否か、処方医に相談 …… 109

第4章　内視鏡治療とケアのポイント

内視鏡的止血法 …… 116
* 内視鏡的止血法の種類と適応となる出血源の性状 …… 116
* 吐血、下血・血便をきたす主な消化器疾患 …… 117
* 前準備 …… 118
* 患者・家族からの情報収集 …… 120
* クリップ止血法 …… 121
* 薬剤局注法 …… 124
* 熱凝固止血法 …… 126

Advice
- 止血法は4種類 …… 116
- 血便も対象 …… 117
- 体温程度の水を …… 119
- 最適なクリップを選択 …… 121
- クリップはゆっくりと引いて開く …… 122
- 手技をしっかりと習得 …… 123
- 浅い穿刺、注入を心がける …… 124
- 止血後は必ず検査を …… 125
- しっかりと観察を …… 126
- 止血術での介助者の役割 …… 127

内視鏡的硬化療法（EIS）、内視鏡的静脈瘤結紮術（EVL） …… 128
* EIS・EVLとは …… 128
* EIS・EVLの適応 …… 129
* EISの禁忌 …… 129
* EIS（内視鏡的硬化療法）の実際 …… 131
* EVL（内視鏡的静脈瘤結紮術）の実際 …… 135
* EIS・EVLの偶発症 …… 139

Advice
- 緊張を和らげよう …… 132
- 声に出して注入 …… 133
- バルーンの役割とは …… 134
- 継続して観察を …… 135
- オーバーチューブを挿入 …… 136
- 継続して観察を …… 138
- 偶発症を予防 …… 139

内視鏡的逆行性膵胆管造影法（ERCP） …… 140
* 適応と禁忌 …… 140
* 準備する機材・薬剤 …… 141
* 前処置 …… 141
* 検査前のケア …… 142
* ERCPの実際 …… 142
* 検査後のケア …… 145
　* MRCP（磁気共鳴胆道膵管造影法） …… 145
* ERCPの偶発症 …… 146
　* 内視鏡ナースと病棟ナースの連携 …… 147

Advice
- 事前に万全の用意 …… 141
- 適度な高さに調整 …… 142
- 造影剤を満たしておく …… 143
- モニターと患者の観察を …… 144

内視鏡的乳頭括約筋切開術（EST）、内視鏡的乳頭バルーン拡張術（EPBD）…… 148
* EST とは …… 148
* EPBD とは …… 149
* EST の適応と禁忌 …… 149
* EST の実際～総胆管結石の場合 …… 150
* 準備する機材・薬剤 …… 150
* 前処置 …… 151
* 術前のケア …… 151
* 術中のケア …… 151
* 術後のケア …… 152
* EST の偶発症 …… 154

Advice
EPBD の適応 …… 149
数種類を用意 …… 150
対極板の装着部位 …… 151
患者の苦痛を十分に考慮 …… 152

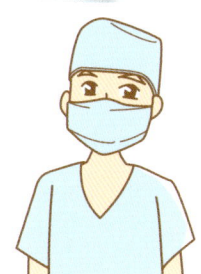

内視鏡的胆道ドレナージ術（EBD、ENBD）…… 156
* EBD、ENBD とは …… 156
* 準備する機材・薬剤 …… 156
* 前処置 …… 157
* EBD の実際 …… 158

内視鏡的粘膜切除術（EMR）…… 160
* 適応と禁忌 …… 160
* 準備する機材・薬剤 …… 160
* 前処置 …… 162
* EMR の実際～大腸ポリープの場合 …… 162
* EMR の偶発症 …… 164

Advice
スネアの操作は慎重かつ丁寧に …… 164

内視鏡的粘膜下層剥離術（ESD）…… 166
* 適応と禁忌 …… 166
* 準備する機材・薬剤 …… 167
* 前処置 …… 168
* ESD の手技の実際～早期食道癌の場合 …… 169
* ケアの実際 …… 172
* ESD の偶発症 …… 174

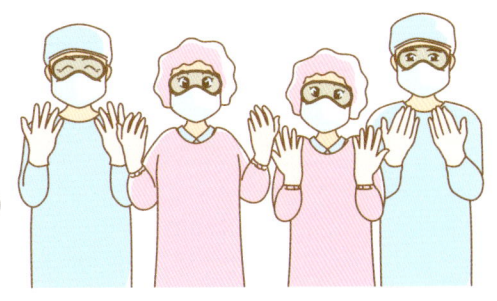

内視鏡的バルーン拡張術 …… 176
* 適応と禁忌 …… 176
* 準備する機材・薬剤 …… 176
* 前処置 …… 177
* 内視鏡的バルーン拡張術の実際 …… 177
* 拡張後のケア …… 179
* 内視鏡的バルーン拡張術の偶発症 …… 179

経皮内視鏡的胃瘻造設術（PEG）…… 180
* 適応と禁忌 …… 180
* 胃瘻カテーテルの種類 …… 181
* 造設法の種類 …… 182
* 準備する機材・薬剤 …… 183
* 前処置と準備 …… 184
* PEG造設の実際〜プル法 …… 184
* PEG造設後の偶発症とケア …… 188
  * 消化器内視鏡技師になるためには …… 189

Advice
カテーテルの特徴を確認 …… 181
必ずモニタリングを …… 183
鎮静薬を適切に使用 …… 184
胃瘻を使いこなせるように …… 188

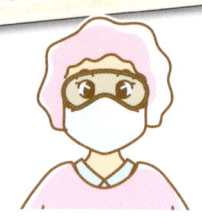

内視鏡的異物摘出術 …… 190
* 内視鏡的異物摘出術の適応 …… 191
* 異物の内訳と停留部位 …… 191
* 処置具の準備 …… 192
* 前処置 …… 192
* 術前・術中のケア …… 192
* 術後のケア …… 194

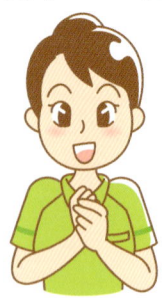

Advice
SpO_2、血圧を注意深く観察 …… 192
家族への指導 …… 194

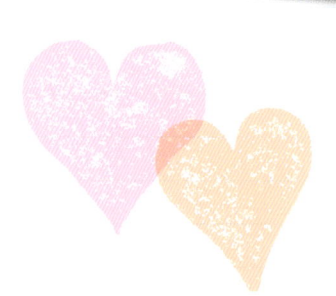

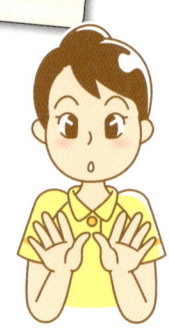

第5章　感染・医療事故を防ぐために

消化器内視鏡の洗浄・消毒・滅菌 …… 196
* 内視鏡による感染を引き起こす主な病原微生物 …… 196
* 内視鏡機器による感染防止の基本的な考え方 …… 198
* スコープの洗浄・消毒の実際 …… 199
* スコープ付属品の洗浄・消毒・滅菌 …… 204

内視鏡医療従事者の感染防止対策 …… 206
* 感染防止の基本 …… 206
* 血液・体液の曝露状況 …… 207
* 個人防護用具（PPE）の使用 …… 208
* 手洗い・手指消毒の基本 …… 210
    * One and Only Campaign …… 211

医療廃棄物のとり扱い …… 212
* 医療廃棄物とは …… 212
* 感染性廃棄物の判断フロー …… 213
* 廃棄物の分別・処理 …… 214
* 産業廃棄物管理票（マニフェスト）…… 215

ヒヤリハット事例 …… 216

索　引 …… 220

Advice
個人防護用具を身につけて …… 199
洗浄・消毒の履歴管理 …… 202
点検と確認 …… 204
滅菌はオートクレーブで …… 205

Advice
心して感染予防対策を …… 207

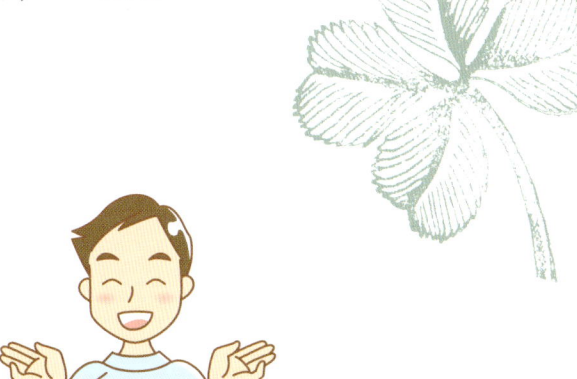

参考文献

* 『ステップアップ！ 消化器内視鏡トレーニング』（工藤進英総編集／中山書店）
* 『大腸内視鏡Q＆A』（工藤進英著／医薬ジャーナル社）
* 『大腸内視鏡挿入法 第2版―軸保持短縮法のすべて』（工藤進英著／医学書院）
* 『大腸がんでは死なせない―早期発見・治療で大腸がんは完治する！』（工藤進英著／土屋書店）
* 『消化管癌内視鏡治療 40の工夫とコツ』（桑山肇編集／ヴァン メディカル）
* 『技師＆ナースのための消化器内視鏡ガイド―検査・治療・看護』（田村君英編集／Gakken）
* 『消化器内視鏡技師のためのハンドブック 改訂第6版』（日本消化器内視鏡学会・消化器内視鏡技師制度委員会編集／医学図書出版）
* 『消化器内科ケア―エキスパートナース・ハンドブック』（宇佐美眞・白坂大輔編集／照林社）
* 『消化器内視鏡ハンドブック』（日本消化器内視鏡学会監修／日本メディカルセンター）
* 『手にとるようにわかる内視鏡室運営マニュアル―エキスパートがまとめる現場で使える虎の巻』（片山修監修、田村君英・並木薫編著／ベクトル・コア）
* 『カラー写真で必ずわかる！ 消化器内視鏡 改訂版―適切な検査・治療のための手技とコツ』（中島寛隆・長浜隆司・幸田隆彦・浅原新吾・山本栄篤著／羊土社）
* 『技師とナースのための消化管内視鏡ハンドブック 第3版』（長廻紘監修、屋代庫人・大圃研編集／文光堂）
* 『ハローキティの早引き―内視鏡検査・治療ハンドブック』（高橋信一・小山元一監修／ナツメ社）
* 『病気がみえるVol.1―消化管・腹膜疾患・肝・胆・膵疾患』（医療情報科学研究所編集／MEDIC MEDIA）
* 『看護記録・クリニカルパスQ＆A―看護記録を減らす！』（阿部敏子編著／照林社）
* 『消化器内視鏡ガイドライン 第3版』（日本消化器内視鏡学会監修／医学書院）
* 『抗血栓薬服用者に対する消化器内視鏡診療ガイドライン』（日本消化器内視鏡学会・日本循環器学会・日本神経学会・日本脳卒中学会・日本血栓止血学会・日本糖尿病学会）
* 『消化器内視鏡の感染制御に関するマルチソサエティガイドライン 第2版』（消化器内視鏡の感染制御に関するマルチソサエティガイドライン作成委員会）
* 『内視鏡の洗浄・消毒に関するガイドライン 第2版』（日本消化器内視鏡技師会安全管理委員会）
* 『廃棄物処理法に基づく感染性廃棄物処理マニュアル』（環境省）
* 『医療事故情報収集等事業 平成23年年報』（日本医療機能評価機構）

第1章

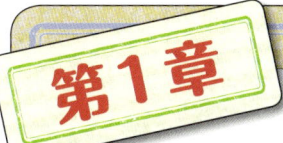

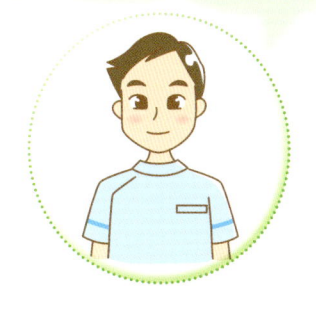

写真で見る

上部・下部消化管内視鏡検査と
声かけ・ケア

ポイントは**声かけ**と**タッチング**、くわえて**用手圧迫**や**体位変換**の手技に習熟し、患者の不安や苦痛をできるだけとり除きましょう。

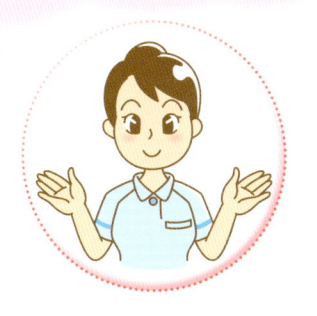

まずはじめに、写真を見ながら、上部・下部消化管内視鏡検査の**全体像**を紹介します。

写真で見る 上部消化管内視鏡

声かけ

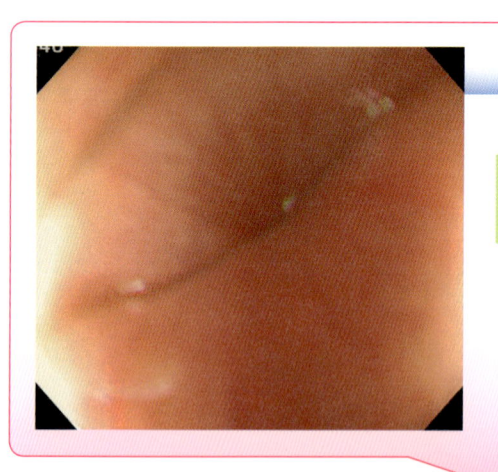

1 食道入口部

力を抜き、ため息をつくような
ゆっくりとした呼吸をしてください

- 力が入ると梨状窩（りじょうか）の通過が難しくなる。
- 食道入口部は嘔吐（おうと）反射が起こりやすいので注意深く観察する。

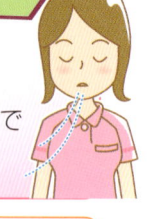

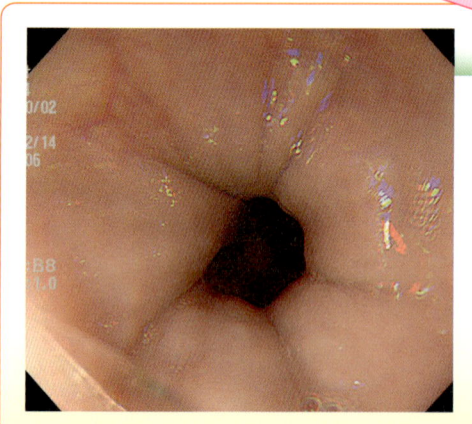

2 食道通過

食道に内視鏡を進めていきます。
胸元の重たい感じがしますよ

- 胸の重苦しさなどを感じることがある。背中をさするなどのタッチングで苦しさの感じ方が和らぐことが多い。

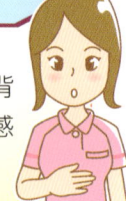

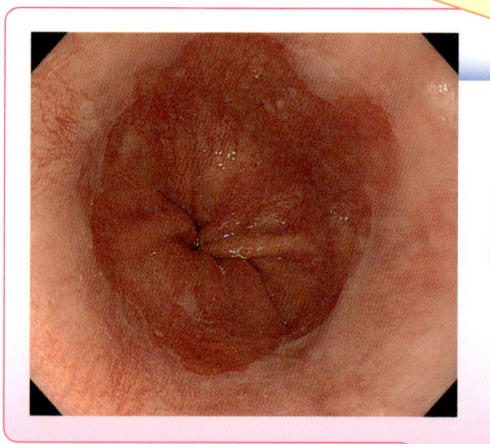

3 食道胃接合部（噴門部（ふんもん））

まもなく胃の中に入っていきます。
口の中に唾液がたまったら、飲まずに流してくださいね

- 唾液がたまってくることが多い。

検査と声かけ・ケア No.1

第1章

声かけ

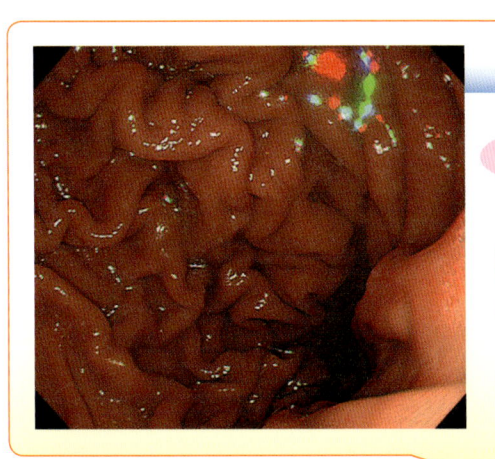

4 胃内通過

内視鏡が胃内に入る前に声かけ

> 胃の中に内視鏡が入ると、おなかや背中が押されるような感じがします。力を抜いてゆっくり呼吸してくださいね

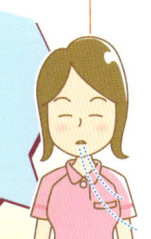

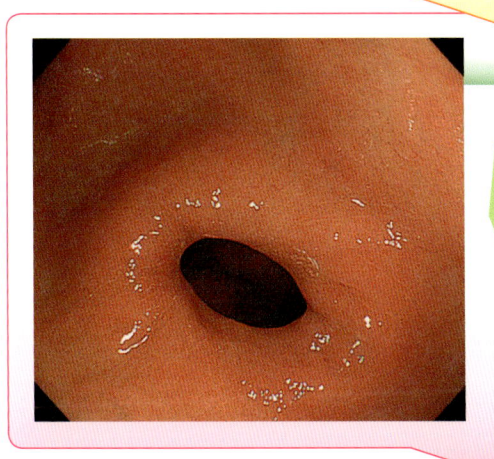

5 幽門通過(ゆうもん)

> これから十二指腸に入っていきます。吐き気が起こることがありますが、すぐになくなりますよ

● 嘔吐反射が起こりやすい。背中をさするなどのタッチングや声かけで苦痛を和らげる。

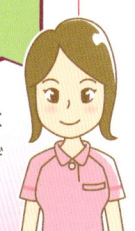

上部消化管とエア

「空気を入れて、しっかり観察していきます」

* 食道は往路・帰路ともにエアを注入して観察。
* 胃・十二指腸では、往路は通過しにくい部分（幽門など）のみエアを注入。帰路はエアを注入し、ひだを伸ばして細かく観察していく。
* エアを注入すると腹部が張ったりなどするため、注入する前にはひと言「声かけ」を。

・15・

写真で見る 上部消化管内視鏡

声かけ

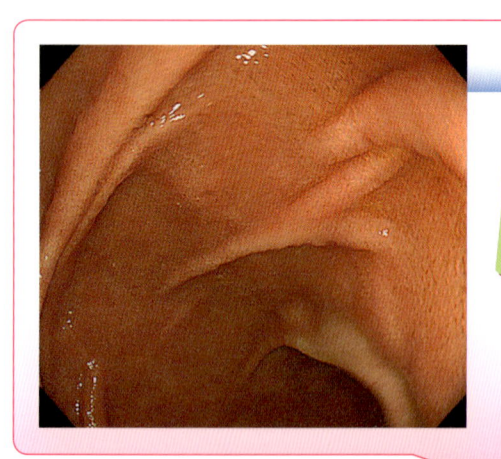

6 十二指腸観察

十二指腸に入りました。おなかの圧迫感がありますので、ゆっくり呼吸してください。ここから戻りながら観察していきますよ

- 十二指腸球部、乳頭部、下行脚まで挿入し観察。

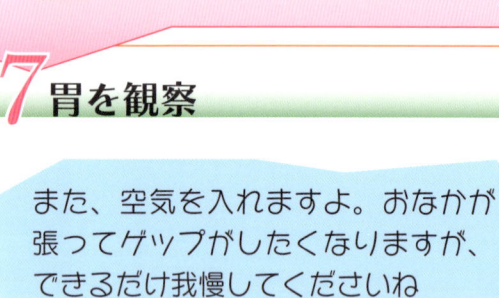

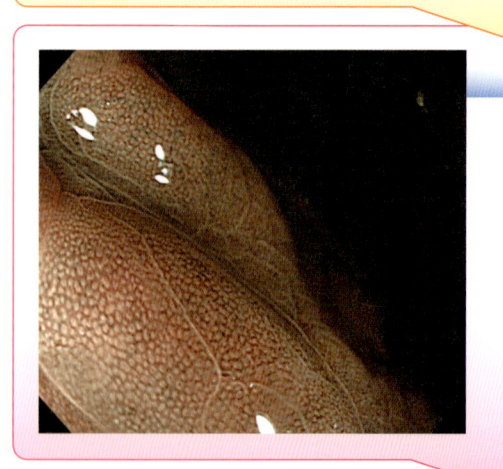

7 胃を観察

また、空気を入れますよ。おなかが張ってゲップがしたくなりますが、できるだけ我慢してくださいね

- 胃内をくまなく観察。患者を注意深く観察する。

8 NBI（狭帯域光観察）で胃を観察

特殊な光を使って観察します。痛くも何ともありませんよ

- NBI（95ページ）は、粘膜表面の血管や粘膜の微細模様を強調表示する検査。その有用性から、通常の検査に加えてよく行われるようになってきている。

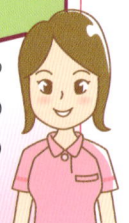

検査と声かけ・ケア No.2

声かけ

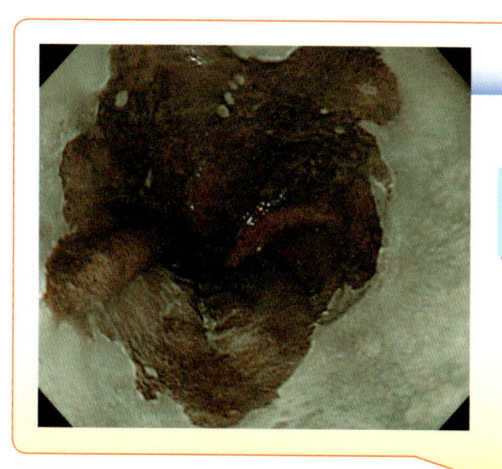

9 NBIで食道を観察

食道を観察していきます。もう少しで終わりますよ

● 食道は通常、ルゴール（ヨード）を散布して観察するが、近年では色素観察＋NBI、あるいはNBIのみの場合も少なくない。

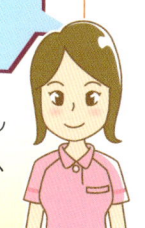

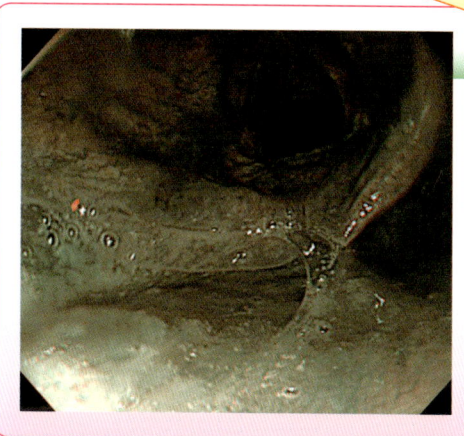

10 NBIで咽頭（いんとう）を観察

唾液がたまっていると思いますが、飲まないようにしてくださいね

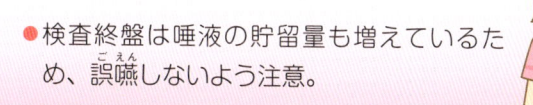

● 検査終盤は唾液の貯留量も増えているため、誤嚥（ごえん）しないよう注意。

スコープを抜去し、検査終了。

「お疲れさまでした。マウスピースを外しますから、唾液を出してくださいね」

＊速やかにマウスピースを外し、口腔内にたまっている唾液を出してもらう。
＊バイタルサインの測定を行い、状態の観察を行う。
＊1時間ほど回復室で安静にし、十分覚醒後、検査後の注意事項を説明する。

第1章

写真で見る 下部消化管内視鏡

声かけ

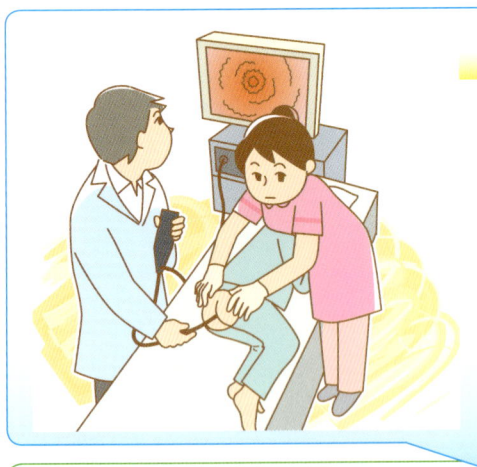

1 肛門からスコープを挿入

内視鏡を挿入しますよ。力を抜いて、口でフーフーと息をしてくださいね

- 力が入ると挿入が困難になる。
- 殿部を両手で軽く開くようにすると、術者は挿入しやすくなる。

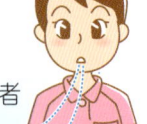

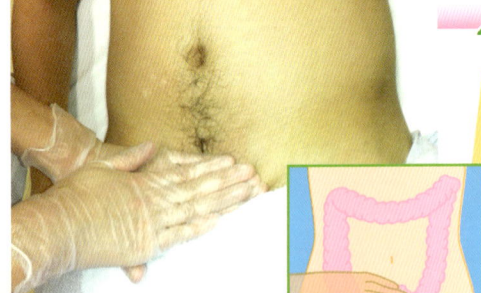

2 直腸からS状結腸通過

内視鏡が通りやすいように、軽くおなかを押しますよ。力を抜いて静かに呼吸してください。心配ありませんよ

- 必要に応じて用手圧迫。S状結腸を体の左側へ移動させるように、**恥骨の上あたりを骨盤腔側へ向けて**圧迫する。

用手圧迫

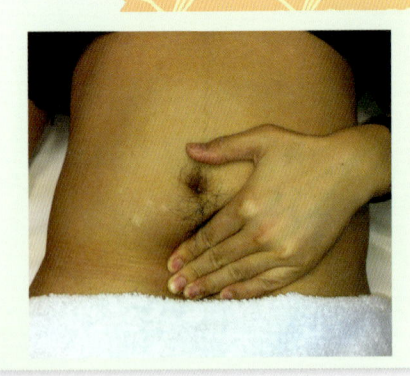

　大腸では、腸管が後腹膜に固定されずにたるみやすいS状結腸や横行結腸、大きく曲がっているSD屈曲部、脾弯曲部、肝弯曲部ではスコープの先端が進みにくいことがあります。
　先端が進みにくいようなら術者の指示に従い、速やかに**用手圧迫を行って補助**していきます。患者自身に圧迫してもらうこともあります。

検査と声かけ・ケア No.1

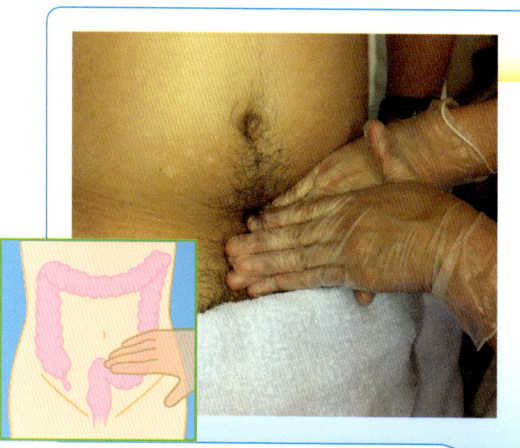

声かけ

3 SD屈曲部通過

> いちばんつらいところです。
> ここを過ぎればずっと楽になります。
> 頑張りましょうね

- 最も苦痛を感じる部位。患者の状態を注意深く観察する。
- 必要に応じて用手圧迫（S状結腸と同様）。

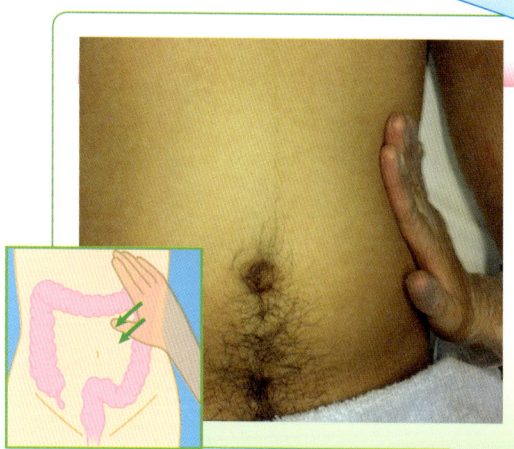

4 脾弯曲部通過

> これから横に通っていきます。何か感じたら声をかけてくださいね

- 必要に応じて用手圧迫。**肋骨の下あたりの左側腹部**を圧迫する。

体位変換（往路）

内視鏡の挿入時は**左側臥位**をとりますが、それ以降は術者によって異なります。

* スコープが直腸に入ったら**仰臥位**とし、そのまま回盲部まで**仰臥位**で行う
* 脾弯曲部までは**左側臥位**➡横行結腸中央部までは**仰臥位**➡上行結腸遠位部までは**左側臥位**
  ➡回盲部までは**仰臥位**
* 挿入時から回盲部まで**左側臥位**　など

どのような体位で行うか、**事前に術者と相談**し、画像をよく見ながらスコープの先端が進みにくいようなら**術者の指示**に従い、速やかに用手圧迫を行って補助します。

写真で見る 下部消化管内視鏡

声かけ

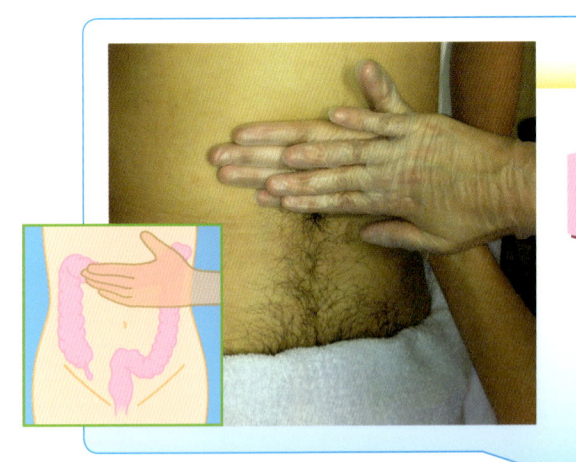

5 横行結腸通過

また、おなかを押しますよ。
力を抜いて静かに呼吸しましょうね

- 横行結腸は腸管がたるみやすい部位。必要に応じて用手圧迫。**横行結腸をもちあげるイメージ**で圧迫する。

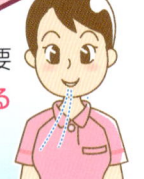

6 肝弯曲部通過

もう一息ですよ。
リラックスしてくださいね

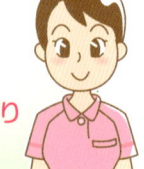

- 必要に応じて用手圧迫。**肋骨の下あたりの右側腹部**を圧迫する。

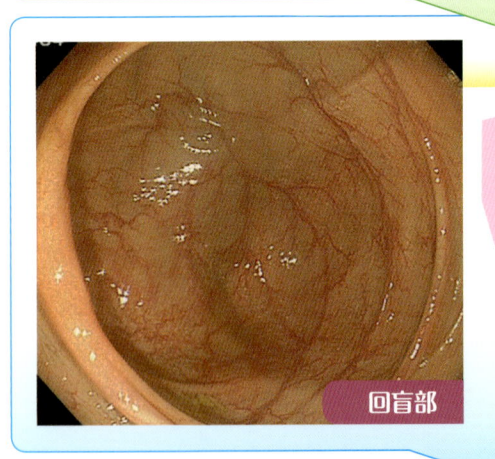

7 回盲部へ到着

盲腸へ着きましたよ。ここから戻りながら観察していきます。体の向きを変えます。左側を下にしましょうね

- 帰路は通常、左側臥位、仰臥位で始める。
- 患者は往路だけで、精神的にかなり疲れていることが多い。声かけやタッチングで「もうひと頑張り」を促す。

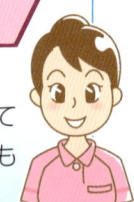

回盲部

検査と声かけ・ケア No.2

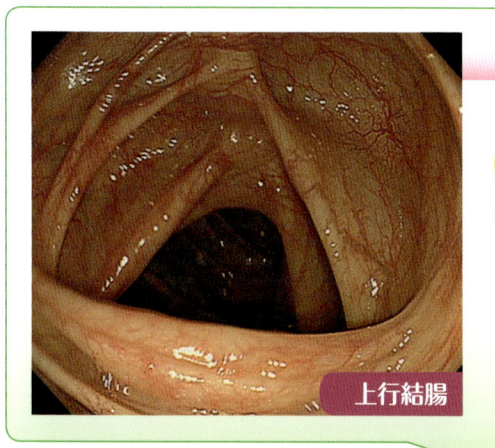

8 エアを注入して観察 　声かけ

上行結腸

腸の中に空気を入れて観察していきます。おなかが張りますよ。おならがしたくなったら出してくださいね

- 放屁(ほうひ)を恥ずかしがって我慢する患者が少なくない。前もって声かけをしておく。

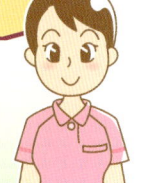

9 体位変換しながら観察

横行結腸

今度はあお向けになりましょうね。痛みなど、何かあったら声をかけてくださいね

- 適宜、体位を変えながらエアを移動させて観察。通常、横行結腸は仰臥位で観察する。

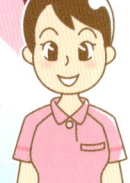

下部消化管とエア

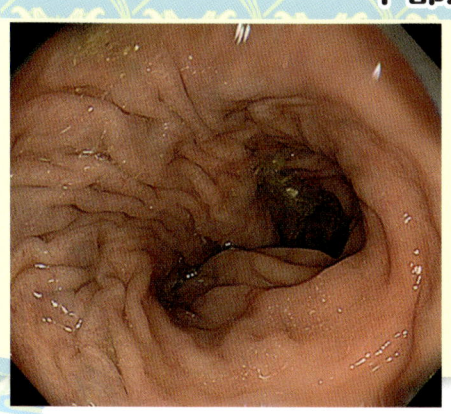

左の写真は通常の大腸内部。帰路はエアを注入して大腸のひだを伸ばし、また、ひだの間にまだ残っている便などを洗い流し、きれいにして細かく観察していきます。腹部の張りなど、患者の状態に十分注意しましょう。

写真で見る 下部消化管内視鏡

10 患者の異常❶
……患者から腹痛の訴えあり

声かけ

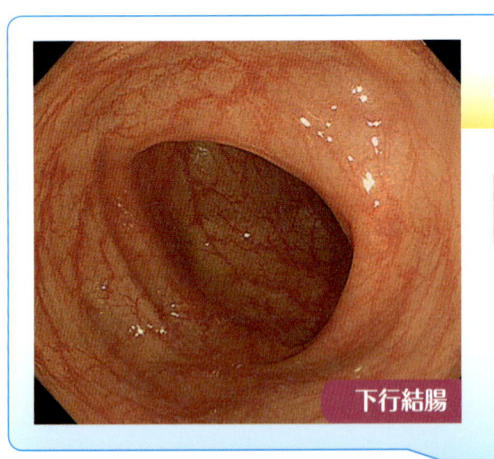

> どのあたりがどの程度痛みますか

- 痛みの部位、程度などを速やかにたずねる。
- 体位変換や深呼吸、腹部のタッチングなどで改善することが多い。改善しなければ、鎮静薬の追加など適切な処置を行う。

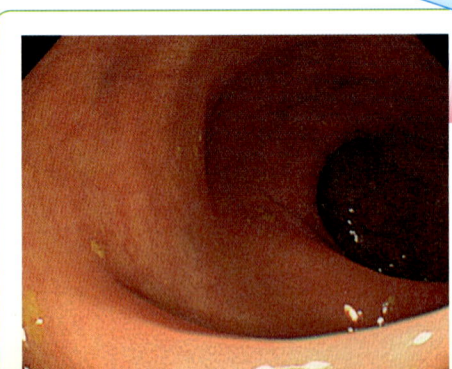

（下行結腸）

11 患者の異常❷
……酸素飽和度が低下している

> ○○さん、具合はいかがですか。深呼吸してくださいね

- 鎮静薬使用の場合、大きな声かけや深呼吸で改善することが多い。改善しなければ、酸素吸入や拮抗薬の投与など術者と相談する。

（S状結腸）

エアと体位変換（帰路）

　エアは上にたまろうとするため、**体位を変えながらエアを移動させて観察**していきます。

　例えば、上行結腸を観察するときは左側臥位、横行結腸は仰臥位、下行結腸やS状結腸は右側臥位にするなど、患者の苦痛が最も少なく、かつ最小のエアで効率よく観察・撮影できるよう適切な体位変換を行っていきます。

　術者との**阿吽（あうん）の呼吸**が大切。術者から体位変換の指示が出たら、速やかに**体位変換の声かけ**を行い、スムーズに変換できない場合は手をそえて補助します。

検査と声かけ・ケア No.3

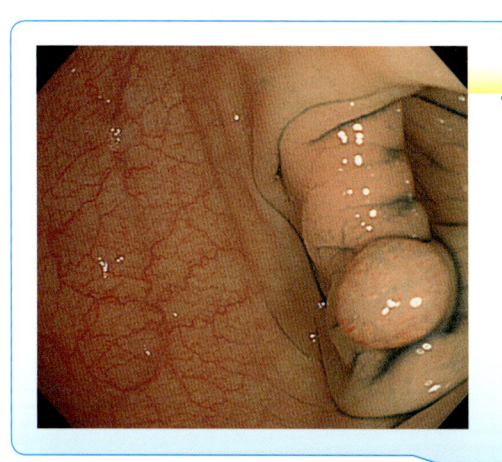

第1章

声かけ

12 S状結腸にポリープを発見

> ポリープがありますね。詳しく調べますね

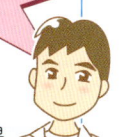

- ポリープはどこにも発生するが、特に直腸とS状結腸に多い。

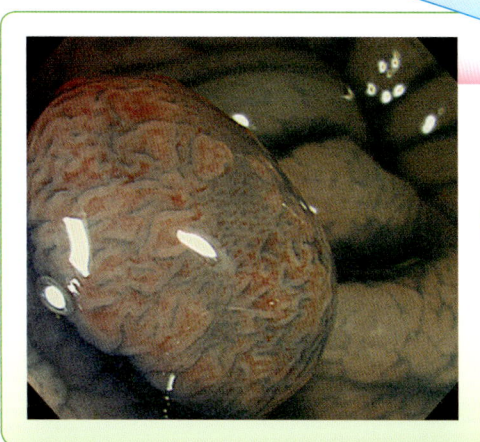

13 色素を散布

……インジゴカルミンを散布、拡大して観察

> これはとったほうがよいポリープと思います。切除しますか

> はい、お願いします

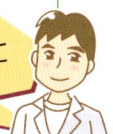

- 事前に確認した抗凝固薬の内服などを、さらにその場でも確認する。

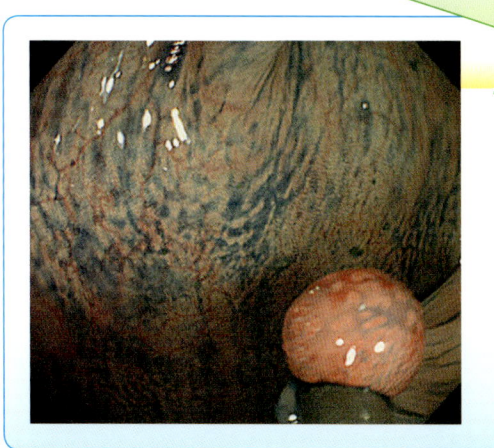

14 ポリープを切除（ポリペクトミー）

> では切除しますね。痛くないですか。心配ないですよ

- 術者がポリープの茎部にスネアをかけ、**介助者**がスネアを絞めていき、術者が通電、**介助者**が切除（108ページ）。

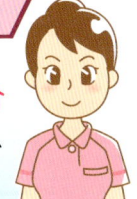

写真で見る 下部消化管内視鏡検査と声かけ・ケア No.4

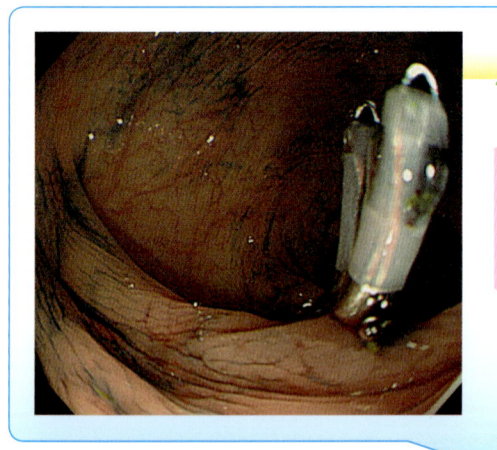

15 クリップで止血　声かけ

> 無事にとれましたよ。クリップをしますね。クリップはいずれ自然にとれて、便とともに排泄されるので心配ありませんよ

- **介助者**はクリップで創部をはさんで閉じる。クリップ部のみを体内に留置する。

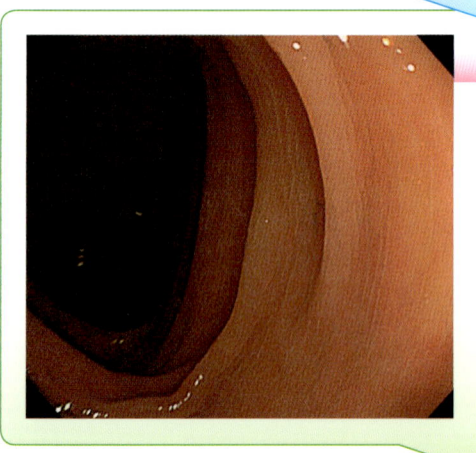

16 直腸観察

> 直腸まで戻ってきましたよ。さあ、もうひと息で終わりです

- 直腸観察後、痔核（じかく）の有無を観察するため、スコープの先端を反転し肛門を直腸粘膜側から観察することもある。反転時、違和感を感じることもあるため、事前に患者に声かけする。

スコープを抜去したら、肛門、肛門周囲の汚れを拭いて検査終了。

「お疲れさまでした。深呼吸しましょうね。あとでおならが出ると思いますが、遠慮しないで出してくださいね」

* 腸管に残ったエアが、腸の動きが戻るとガスとして出ることを伝える。終了時に、エアによる腹部膨満感が強い場合は、ガスブジーを行うなどでガス抜きを行う。
* バイタルサインの測定を行い、状態の観察。
* 1時間ほど回復室で安静にし、十分覚醒後、検査後の注意事項を説明する。

第2章

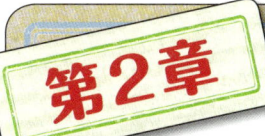

患者中心の内視鏡検査・治療・ケアのために

どんなに気を配っても、ときとして**異変**が起こることもあります。**偶発症**や**薬剤の副作用**などについて習熟し、緊急時には速やかに対処できるようにしましょう。

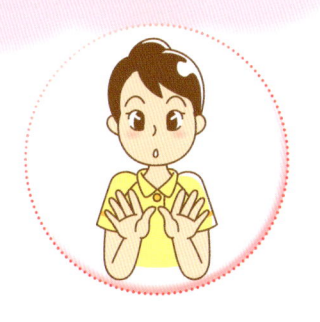

この章では、ケアの基本となる**クリニカルパス**や**インフォームド・コンセント**、さらに**偶発症**や**抗血栓療法**、**セデーション**について紹介します。

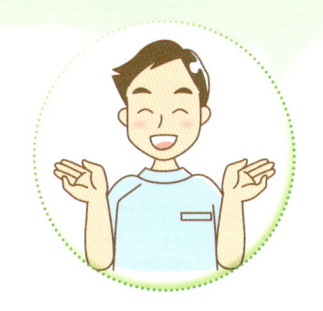

患者中心の内視鏡検査・治療・ケアのために①

クリニカルパス

ナースが中心になって作成する、患者中心の医療のための診療計画表。

クリニカルパスとは

クリニカルパス（またはクリティカルパス、以下パスと表記）は、簡潔にいうと時間軸と看護ケア介入の見取り図といえます。「良質な医療を効率的に、かつ安全・適正に提供するための手段として開発された診療計画表」（厚生労働省）です。

パスの生まれた背景・歴史

パスはもともとは工業の分野で使われていた手法で、作業開始から終了までの工程管理を効率よく行うための経路でした。この手法を応用して、米国の看護師Karen Zander（カレン・ザンダー）が1980年半ばに、多職種との連携の強化や在院日数の短縮などを目的として開発したのが医療用パスで、現在では世界中で広く用いられています。

医療主導型から患者中心へ

医療のあり方が、医師主導型で行われることが多かったなかで、近年は患者中心の医療へと変遷しています。患者を中心に、医療スタッフが存在し、スタッフが協力しあい、円を描く医療体制がつくられてきています。そのなかで、パスの導入は大きな変革をもたらし、患者中心のチーム医療が展開できるステップになったといえます。

米国で1980年代半ば、DRG（diagnosis related group）という「診断群別包括支払い制度」の導入を機に、いかに在院日数を短縮させて合併症を予防し、患者のための質の高い医療ケアのツールが求められるようになり、普及発展しました。

日本では、2003年4月よりDPC（diagnosis procedure combination：診断群分類）が特定機能病院で導入されています。医療費財源は無限ではなく、過剰な検査や処置、ケアを見直して、在院日数を短縮し、医療費の適正をはかることが目的です。

パスは、急性期だけでなく慢性期や在宅ケア領域での手法として、地域連携クリニカルパス

としても用いられています。外来から入院・退院、また転院などのように連携して使用できるパスが重要になります。

パスの目的とメリット

パスの目的

　パスを導入すると、患者に**良質な医療を効率的に、かつ安全・適正に提供**することが可能になります。病気の治療内容とタイムスケジュールを明確にしたことで、患者はその日どのような検査があり、いつ手術をして、いつ頃には退院できるのかということがわかるので、**入院生活の不安を軽減**できることになります。

　また、医療スタッフにとっても、どのような医療行為をいつ、誰が行うのか、患者への説明はどのようにするかということが明確になるため、**チームとしての医療サービスをスムーズに提供**できるようになります。パスは、**患者と医療スタッフ両者のための羅針盤（らしんばん）**のような役割を果たすといえます。さらに、過剰な検査や処置、ケアを標準化することで、患者の入院期間の短縮につながります。

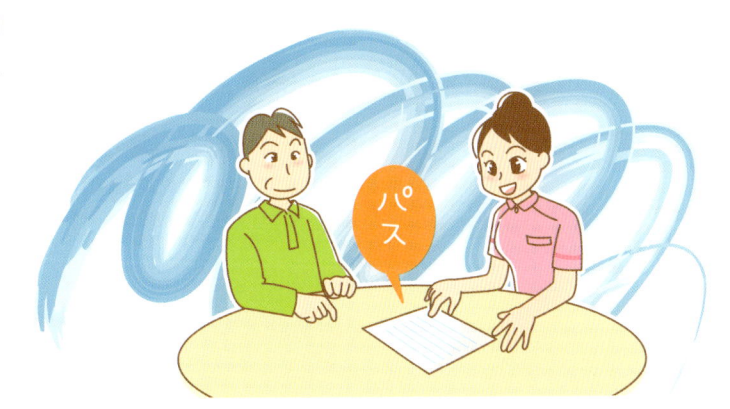

Advice　クリティカルパスとクリニカルパス

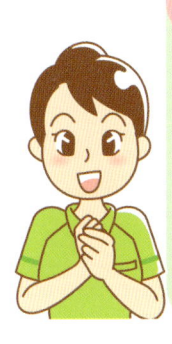

　パスが開発されてしばらくは「**クリティカルパス**」といっていましたが、critical（危機的な、臨界の、など）では医学用語としては語意が強すぎるためか、近年では「**クリニカル（臨床の）パス**」という言葉も生まれて使われるようになりました。どちらを使っているかは行政機関や学会、医療施設などによってまちまちですが、事実上、同じ意味で使われています。

パスのメリット

パスを導入することにより、多くのメリットがあります。

病院・医療従事者にとってのメリットは、医療ケアにかかわる全職種の代表がチームでパスを作成するため、**職種の役割が明確になり**、**不必要な業務が省かれ効率化を実現します**。そして、そのパスを使用し、チームが協力して治療やケアを行うことで、チーム医療を推進し、質の高い標準的な医療を提供できます。また、標準医療からの逸脱を発見しやすいため、早期に対応することが可能となります。**医療事故の回避だけでなく、入院期間が短縮されて経済効果も期待できます**。

患者や家族にとっても、治療経過がわかりやすく安心して医療を受けることができ、**自己管理能力の向上につながります**。

患者と医療従事者の両者にとってメリットがあるといえます。

- ◆ 医療行為を見直し、過剰な業務を省き効率化をはかる
- ◆ チーム医療の推進
- ◆ 質の高い標準的な医療の提供
- ◆ 継続的な医療が行える（スタッフが変更した場合でも、患者の受ける治療内容は同一のレベルが継続する）
- ◆ 医療事故の回避
- ◆ 患者の自己管理能力の向上
- ◆ 入院期間の短縮による経済効果

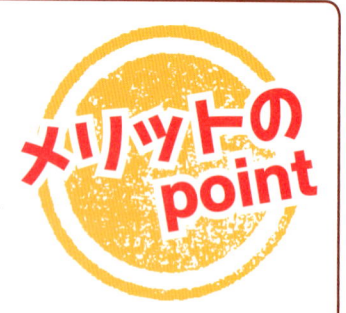

メリットの point

Advice　パスの固定化・画一化を避けよう

パスのデメリットの1つに、一度つくったら**ずっとそのまま**という固定化・画一化があります。常に**パスの見直しを行い、より優れたパスに改訂**していくことが大切です。近年ではインターネットに各医療機関の実際のパスが公開されています。例えば、日本医療マネジメント学会・医療情報システム開発センターによる「クリティカルパス・ライブラリー」もその1つ。これらを参考にするとよいでしょう。

パスにかかわるスタッフ

　パスが開発された当初は、医師とナースで作成されることが多かったのですが、現在では患者をとりまく**医療従事者すべてがかかわって**おり、チーム医療として推進しています。パス委員会の構成として、メンバーは医師、ナース、薬剤師、栄養士、検査治療にかかわる技師、社会福祉士、事務などから構成されます。

Advice　ナース中心でパスの作成を

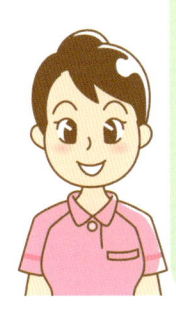

　パスの作成では**ナースの役割が特に重要**で、「消化器内視鏡ガイドライン第3版」では**リーダーナースが中心となってパスを作成**することが推奨されています。

　内視鏡のパスの場合、内視鏡検査室のナースや内科病棟のナースが主導して進めたほうが、医師が中心になるより永続性があり、健全なパス活動になるとされています。

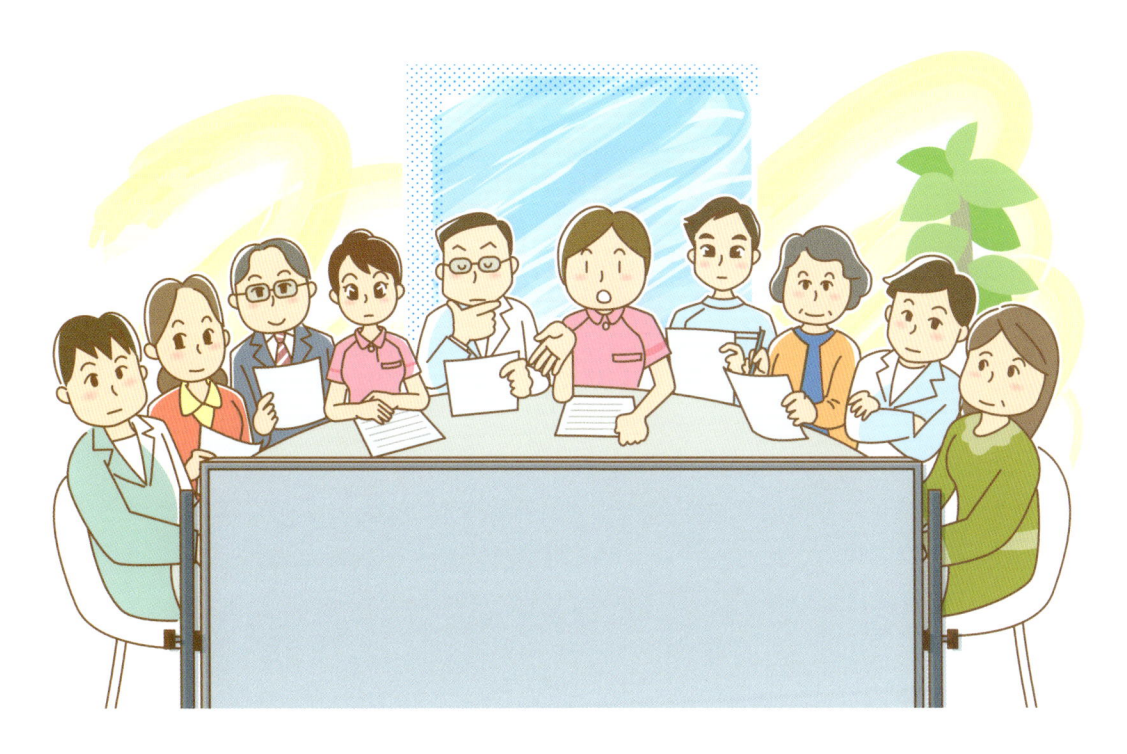

パスの主な種類と書式

書式の呼称	書式内容	メリット	デメリット
オーバービューパス	入院から退院までを1枚にまとめたもの	❶診療の内容が一覧できる ❷全体の流れがよくわかる ❸予定の医療行為や設定アウトカム評価が一目でわかる	❶記録（診療録、看護）機能が少ない ❷診療・看護記録をかねない場合はパス記録が1枚増えることになる
日めくりパス	原則1日1枚の形式で、タスク*やアウトカム*を組み込み、バリアンス*の記載を可能にした医療記録（詳細な医療行為の記録となる）	❶記録が1枚に収まる ❷職種を問わずチームとして活用	❶記録方法が複雑になりやすい ❷記入に慣れが必要
オールインパス	パスとカルテが一体化	❶記録の手間が軽減	❶カルテ機能を備える場合、医師法などの法的要件を満たす必要あり
患者用パス	入院から退院までの計画を、わかりやすい言葉遣いやイラストを利用してまとめたもの。医療費についての記載があると患者に好評	❶入院中の行動が把握できる ❷インフォームド・コンセントの補助	❶バリアンス発生によりパスから逸脱したとき

（片山修監修「手にとるようにわかる内視鏡室運営マニュアル」ベクトル・コア より一部改変）

＊ タスク……実施すべき処置・検査・看護などの項目
＊ アウトカム……臨床上の成果・目標
＊ バリアンス……達成できなかったアウトカム（変動、逸脱、脱落）

31～32ページに外来用検査のパスの一例を示しました。□には医師が、○にはナースがチェックを入れて使います。

外来用検査パスの例 ❶

クリニカルパス

上部消化管検査（外来用）クリニカルパス

検査担当医師 ＿＿＿＿＿　担当看護師 ＿＿＿＿＿

ID ＿＿＿＿　氏名 ＿＿＿＿殿　男 女　年齢 ＿＿歳　診断名 ＿＿＿＿　検査日 ＿＿/＿＿

アウトカム	到達/未到達	理由	月日/サイン
偶発症がなく上部消化管検査ができる			

	前処置	検査中	術後	退室時
アセスメント	□○検査に対しての理解 □○問診票 □○鎮静剤使用の希望 □○血圧 □○脈拍	□○咽頭痛 □○腹痛 □○SpO₂ □○血圧 □○脈拍 □○注射部位の血管炎 □○内視鏡画像	□○咽頭痛 □○腹痛 □○SpO₂ □○血圧 □○脈拍 □○鎮静効果 □○注射部位の血管炎	□○咽頭痛 □○腹痛 □○鎮静効果 □○注射部位の血管炎 □○生活指導の理解
検体検査	□○感染症			
生体検査		□　内視鏡画像		
処置オーダー	□○咽頭麻酔	□○血圧・脈拍・SpO₂測定（5分間隔） □○吸引		
処方／注射	□○ガスコンドロップ10mℓ＋重曹0.5g＋プロナーゼ1包 □○2％キシロカインビスカス5ccまたはキシロカインスプレー	□○ブスコパン □○グルカゴン □○ホリゾン □○オピスタン □○ドルミカム	□○アネキセート □○ナロキソン	
栄養	□○禁飲食			
ライン チューブ モニター		□○血管確保 □○自動血圧計装着 □○SpO₂モニター装着	□○抜針 □○自動血圧計除去 □○SpO₂モニター除去	
活動 セルフケア 安静		□○左側臥位	□○検査終了後1時間安静	□○安静解除
指導	○同意書 ○貴重品の保管 ○義歯の除去			□○生活指導
退院計画				
各勤務サイン				
患者が通過できたか	YES □　NO □	YES □　NO □	YES □　NO □	YES □　NO □
計画との違い分析				

□には医師が、○にはナースがチェックを入れて使います。

（昭和大学横浜市北部病院・内視鏡室より）

第2章　患者中心の内視鏡検査・治療・ケアのために

外来用検査パスの例❷

下部消化管検査（外来用）クリニカルパス

検査担当医師　　　　　　　担当看護師

ID　　　氏名　　　　　殿　男女　年齢　歳　診断名　　　　検査日　／

アウトカム	到達/未到達	理　由	月日/サイン
偶発症がなく下部消化管検査ができる			

	前処置	検査中	術後	退室時
アセスメント	○検査に対しての理解 ○身体情報用紙 □○前日の食事・排便表の確認 □○血圧 □○脈拍	□○腹痛 □○鼓腸 □○出血 □○呼吸状態 □○SpO₂ 　○血圧 　○脈拍 □○注射部位の血管炎 □○内視鏡画像	○腹痛 ○鼓腸 ○出血 ○呼吸状態 ○SpO₂ ○血圧 ○脈拍 □○注射部位の血管炎	○腹痛 ○鼓腸 ○注射部位の血管炎 □○覚醒状態 □○生活指導の理解
検体検査	□○感染症			
生体検査		□　内視鏡画像		
処置オーダー		□○血圧・脈拍・SpO₂測定（10分間隔）		
処方／注射		□○ポタコールR（500mℓ） □○ブスコパン □○グルカゴン □○オピスタン □○ドルミカム □○ホリゾン	□○アネキセート □○ナロキソン	
栄養	□○禁飲食			
ライン チューブ モニター		□○血管確保 □○自動血圧計装着 □○SpO₂モニター装着	□○自動血圧計除去 □○SpO₂モニター除去	□○末梢抜針
活動　セルフケア 安静		□○左側臥位	□○検査終了後1時間安静	□○安静解除
指導	○同意書 ○貴重品の保管 ○義歯の除去			□○生活指導
退院計画				
各勤務サイン				
患者が通過できたか	YES □　NO □	YES □　NO □	YES □　NO □	YES □　NO □
計画との違い分析				

□には医師が、○にはナースがチェックを入れて使います。　　　　（昭和大学横浜市北部病院・内視鏡室より）

患者中心の内視鏡検査・治療・ケアのために②

インフォームド・コンセント

患者の選択権・自由意思を最大限に尊重する理念。

患者の選択権・自由意思を最大限に尊重

　インフォームド・コンセントとは「**十分な説明を行い、理解と同意を得る**」ことです。「説明・理解」と、それを条件にした「合意・同意」の、いずれも欠けないことが重要です。

　また、ここでの「合意」とは、**双方の意見の一致・コンセンサス**という意味であり、必ずしも提案された治療方針を患者が受け入れるということを意味しません（医療従事者の提案を拒否することも含まれる）。インフォームド・コンセントは、**患者の選択権・自由意思を最大限に尊重するという理念**に基づいています。

ナースは患者と医師との橋渡しを

　説明する側は医療行為の利点だけでなく、予期される合併症や、代替方法についても十分な説明を行い、同意を得る必要があります。また、この**同意はいつでも撤回できることが条件**として重要です。こうすることではじめて、**自由意思で治療**を受けられることになります。

　特に**内視鏡の検査・治療**では、多くの場合、内視鏡画像を使用した説明が行われます。疾病や予後の不安から、医師の説明を十分に理解できない患者や家族、治療の決定に迷い即答できない患者もいます。ナースは、専門用語をよりかみくだいて話し、**患者や家族が今どのような思いでいるのかを確認しながら**、**医師との橋渡しをし、サポートする役割**を担っています。

インフォームド・コンセントとクリニカルパス

　28ページで述べたように、パスには患者と医療者の両者にメリットがあります。特に治療経過がわかりやすいという利点から、**インフォームド・コンセントの場でパスを活用**することで、患者の立場でわかりやすい説明となり、理解を得ることにつながります。

　患者は、パスの経過を確認しながら具体的な質問がしやすくなり、疑問の解決につながります。

説明書と同意書の例❶

患者ID：○○○○○○○○○○
平成　　　年　　　月　　　日
説明医師：消化器センター　○○　○○

食道・胃・十二指腸内視鏡検査の説明と同意書

1 検査目的：上部消化管（食道・胃・十二指腸）内視鏡検査
　　上部消化管内視鏡（いわゆる胃カメラ）を用いて、食道・胃・十二指腸の病気（炎症、潰瘍、ポリープ、癌など）を診断して、適切な治療方針を立てることが目的です。

2 検査方法：
　1）内視鏡（直径およそ1cm）を口から挿入して、食道・胃・十二指腸を観察します。
　2）必要な場合には病変部より小さな組織を採取して（生検）、顕微鏡で観察し良性か悪性かなどを病理組織診断します。（病理検査の結果は1週間から10日ほどかかります）
　3）検査時間は通常約10分前後ですが、必要であれば延長します。

3 検査当前日：
　　夜21時以降は食事をとらないようにし、早めに就寝してください。

4 検査当日：
　1）昨夜に引き続き、検査が終わるまで食事はとれません。
　2）検査予定時間の1時間前までは、水分（スポーツ飲料水、お茶など）は飲んでかまいません。ジュース、牛乳はおやめください。
　3）常用している内服薬がある方は、事前にご相談ください。抗凝固剤（血をサラサラにする薬）、糖尿病薬などは主治医に相談し、飲み方を決めてもらってください。
　4）検査後の食事については、1時間後にうがいをしてむせ込むことがないようでしたら普通に食事をしていただいてかまいません。組織を採取された方は、検査後2時間くらいあけてから、お粥やパン、うどんなど消化のよいものを食べてください。（詳細は検査後に説明いたします）
　5）当日のアルコールは控えてください。
　6）検査中、軽い麻酔剤を使用しますので、ご自分での自動車やバイク、自転車などの運転は控えてください。
　7）検査内容によって順番が前後することや、緊急検査のため予約時間どおりに検査がすすまない場合があり、待ち時間が発生することもございますが、ご了承ください。

5 注意点
　1）食事、薬などに対するアレルギー体質のある方は、予めお申し出ください。
　2）日本の全国集計によりますと、上部内視鏡検査による偶発症は、咽頭麻酔によるショックや出血、裂創、穿孔（食道・胃・十二指腸などに穴があくこと）などですが、その頻度は0.005％です。

3）死亡率は0.0002％で、万一これらの偶発症が生じた場合は外科手術を含めた最善の処置を行います。

6 鎮静剤（ねむり薬）について
　1）当院では、内視鏡検査を行う際、鎮静剤を使用しております。鎮静剤を使用する目的は、検査時の緊張を和らげ、検査を楽に受けられるようにするためです。しかし、鎮静剤の使用により、検査後に眠気が残ったり、判断力が低下することがあります。人によって効果は異なりますが、半日くらい眠気が続くこともあります。鎮静剤をご希望されない方は申し出てください。
　2）検査中、血管から薬を入れることにより、検査後静脈炎（腕の血管の周囲が赤く腫れたり、痛みが生じたりすること）となる場合があります。1週間から10日ほどで自然に治りますが、腫れや痛みが強く我慢ができない場合には、消化器センター外来を受診してください。
　3）鎮静剤を使用した場合には、1時間ほど休憩してからご帰宅としていただきます。
　4）ご高齢の場合は、ご家族の付き添いをお願いいたします。
　5）鎮静剤を使用した場合には、当日の車の運転はできません。車でご来院された方は、鎮静剤の使用をご希望されても、使用できませんのでご了承ください。
　6）検査時に、検査担当医が不適と判断した場合（血圧の数値など）も鎮静剤は使用できません。

7 酢酸製剤について
　1）検査中、病変部のコントラストを明確にして、確実な診断がたてられるように、単独あるいは染色液と併用して3％酢酸製剤を散布する場合があります。
　2）食用酢よりも濃度が低く、現在のところ内視鏡検査における副作用の報告例はありません。

私は、上記の内容について十分な説明を受け、了解しましたので実施に同意致します。

平成　　　年　　　月　　　日

〇〇〇〇〇〇病院　殿

患者氏名　　　　　　　　　　　　　　　印
保護者または
代理人氏名　　　　　　　　　　　　　　印
　　　　　（患者との続柄：　　　　　　）

説明書と同意書の例❷

患者ID：○○○○○○○○○○
平成　　年　　月　　日
説明医師：消化器センター　○○　○○

大腸内視鏡検査の説明と同意書

1 検査目的：大腸疾患の診断、ならびに治療を目的とした検査です。
2 検査方法：

　　内視鏡検査の前に、腸の動きを抑える注射をします。緑内障、前立腺肥大、重度の心臓疾患のある方は注射の前にその旨をお伝え下さい。その後、検査が始まります。大腸粘膜をよく観察するために、内視鏡機器より空気が入ります。おならが出そうな感じになりますが、我慢する必要はありません。また、痛みが強い場合は介助についている看護師、または医師に伝えて下さい。検査の時間は人により異なります。（腸の長さ、走行は人により異なるからです。）
　　また、検査前処置として胃内視鏡検査時における胃内有泡性粘液の除去に用いられるジメチコン（ガスコン）を使用しております。これは腸管内の有泡性粘液を除去することにより、内視鏡挿入と腸管粘膜の観察を容易にするためのものです。

3 注意点：

　　止血しにくい薬（ワーファリン、パナルジン、小児用バファリン等）を内服中の方は、これらの薬を処方している担当医師にその旨を伝え、検査の数日前より止めてもらうよう話して下さい。（腫瘍の切除、生検の際に血が止まらないことがあります。）担当医師の判断で薬が止められない場合は、薬を止めていないことを大腸内視鏡施行医師にお伝え下さい。

1）当日、腫瘍（ポリープ）を認めた場合：
　　大腸腫瘍の診断と治療を目的として内視鏡的大腸腫瘍摘除術（ポリペクトミー）、および大腸粘膜切除術などを施行する可能性があります。摘除後の1週間前後は出血の可能性があるため、①重い荷物を持つこと、②過度の仕事、スポーツ、運動、③アルコール、④遠方への旅行等は控えて下さい。用事等があって前述の事項が不可能な場合は、日を改めて内視鏡治療を行いますのでご了承下さい。大腸粘膜切除の際には、人工的にポリープ状隆起をつくる必要があり、このとき、生理食塩水の他、粘稠な液体としてヒアルロン酸ナトリウムや、グリセオールという薬剤を使用することがあります。
2）大腸内視鏡検査や治療に伴って0.1～0.2％の方に出血や大腸穿孔がみられたとの報告があります。したがいまして、治療当日に安全性を考慮して入院（原則として1日入院）していただく可能性がありますのでご了承下さい。
3）万一偶発症が生じましたら外科手術を含めて最善の処置を行います。また、帰宅時に腹痛や血便などが認められた場合は、消化器センターまでご連絡下さい。
4）当院は教育病院のため、教育・学術目的に検査の際に得られる画像や病理標本などの資料を

使用することがあります。これを用いた教育や研究は、医療や医学を進歩させるために、また医師や看護師などの医療従事者を育てるうえでかけがいのない貴重なものです。使用する際には個人を特定できる情報が一切明らかにならない方法で行うことをお約束いたします。これにより、教育や研究は、倫理面で十分に配慮をもってこれを行うことをお約束します。ここでいう配慮の中には、個人のプライバシーを完全に保護すること、個人の尊厳、人権、利益を完全な形で尊重すること、教育や研究の目的と手段が科学的に理にかなったものであることを病院として確認すること、などが含まれます。

5）検査内容によって順番が前後することや、緊急検査のため予約時間どおりに検査が進まない場合があり、待ち時間が発生することもございますが、ご了承下さい。

4 鎮静剤（ねむり薬）および点滴の使用について

1）当院では、内視鏡検査を行う際、通常、鎮静剤を使用しております。鎮静剤を使用する目的は、検査時の緊張を和らげ、検査を楽に受けられるようにするためです。しかし、鎮静剤の使用により、検査後に眠気が残ったり、判断力が低下することがあります。鎮静剤の効果は人によって違いますが、半日ぐらい眠気が続くこともあります。
2）静脈炎（腕の血管の周囲が赤く腫れたり、痛みが生じたりすること）となる場合があります。鎮静剤を使用した場合には、十分に休んでからご帰宅していただきます。
3）鎮静剤を使用した場合には、当日は車の運転はできません。車でご来院された方は、鎮静剤の使用をご希望されても、使用できませんのでご了承下さい。
4）検査時には検査担当医師が不適切と判断した場合（血圧が低すぎたり、呼吸状態が低下したり）も、鎮静剤は使用できません。

私は、上記の内容について十分な説明を受け、了解しましたので実施に同意致します。

平成　　　年　　　月　　　日

〇〇〇〇〇〇病院　殿

患者氏名　　　　　　　　　　　　　　　　　印

保護者または
代理人氏名　　　　　　　　　　　　　　　　印

（患者との続柄：　　　　　　　　）

患者中心の内視鏡検査・治療・ケアのために③

偶発症への対応

偶発症を起こさない準備とケア、緊急時の対処法を熟知する。

　消化器内視鏡機器が多様化し、治療内視鏡の進歩による手技の高度化などに伴い、偶発症もまれならず経験されています。日本消化器内視鏡学会では、5年ごとに消化器内視鏡関連の偶発症について全国調査を行っています。ここでは第5回の全国調査報告（2003〜2007年）をもとに、**前処置による偶発症、上部・下部消化管内視鏡検査による偶発症**についてみていきます。

前処置による偶発症

　第5回の全国調査報告によると、前処置による偶発症の発生件数は466件で0.0037％、死亡数11件で0.00009％、そのほとんどは鎮静薬をはじめとする薬剤によるものでした。

　局所麻酔薬は、**リドカイン塩酸塩（キシロカイン）**が一般的に使われていますが、重大な副作用として過量投与などによる**中毒症状**や**ショック**があります。キシロカインには種類や濃度が複数あるため、規定量を超えないで使用することが重要ですが、薬剤の特徴や副作用、処置の方法などを熟知したうえで使用することが前提で、また異常がみられた場合に備えて**救急処置具（50ページ）の準備**が必要です。

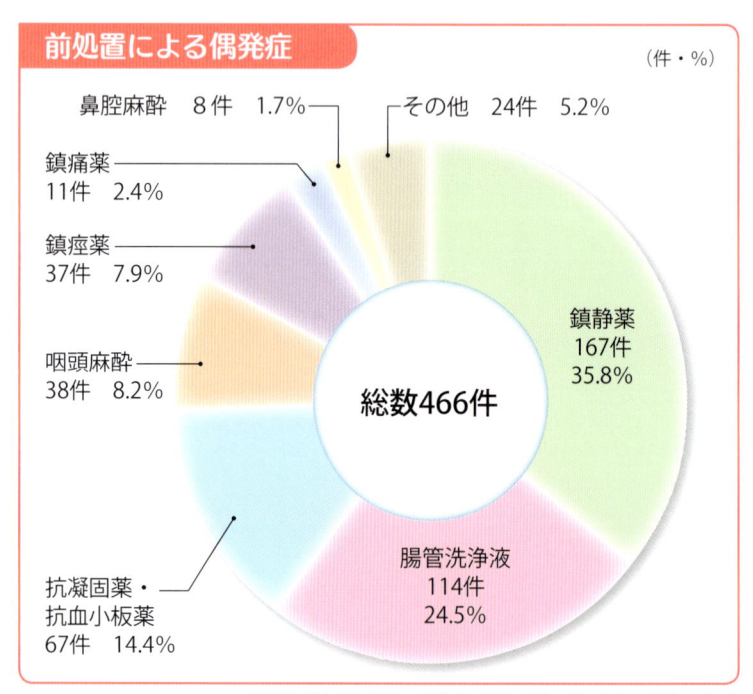

前処置による偶発症

（件・％）

- 鼻腔麻酔　8件　1.7％
- その他　24件　5.2％
- 鎮痛薬　11件　2.4％
- 鎮痙薬　37件　7.9％
- 咽頭麻酔　38件　8.2％
- 抗凝固薬・抗血小板薬　67件　14.4％
- 腸管洗浄液　114件　24.5％
- 鎮静薬　167件　35.8％

総数466件

（「消化器内視鏡関連の偶発症に関する第5回全国調査報告」より）

キシロカインの種類と特徴

薬剤	濃度	1回使用量	血中最高濃度到達時間
キシロカインビスカス	2%	100〜300mg（5〜15mL）	約30分
キシロカイン液	4%	80〜200mg（2〜5mL）	約10分
キシロカインポンプスプレー	8%	8〜40mg（1〜5回の噴霧） ＊1噴霧8mg、上限200mg（25噴霧）	5〜20分

キシロカインの副作用・原因・処置

重大な副作用

- ショック（アナフィラキシーショック）：徐脈、不整脈、血圧低下、呼吸抑制、チアノーゼ、意識障害、心停止など
- 中毒症状：主に中枢神経系・心血管系の症状

  中枢神経系症状……初期症状として不安、興奮、多弁、口周囲の知覚麻痺、舌のしびれ、ふらつき、聴覚過敏、耳鳴り、視覚障害、振戦など。進行すると意識消失、全身痙攣、低酸素血症、高炭酸ガス血症。より重篤な場合には呼吸停止をきたすこともある

  心血管系の症状……血圧低下、徐脈、心筋収縮力低下、心拍出量低下、刺激伝導系の抑制、心室性頻脈・心室細動などの心室性不整脈、循環虚脱、心停止など

主な原因

過量投与、高濃度液投与、鎮静薬・鎮痛薬の前投与など

処置（救急処置）

- 呼吸苦に対しては酸素を投与。必要に応じて人工呼吸
- 振戦や痙攣が著明であれば、ジアゼパムまたは超短時間作用型バルビツール酸製剤（チオペンタールナトリウムなど）を投与
- 心機能抑制に対しては、カテコールアミンなどの昇圧剤を投与
- アナフィラキシーショックと判断されれば、エピネフリン（アドレナリン）を筋注
- 心停止をきたした場合には心臓マッサージを開始

さらに、前処置による偶発症で注目したいのは**腸管洗浄液**によるものです。これは第5回から新たに調査対象となった薬剤ですが、114件と件数が多いことに加えて、死亡件数が11件中8件と突出しています（残り3件は鎮静薬）。

　腸管洗浄液を使用すると腸管内圧が急激に高まることがあり、腸管狭窄のある患者では**イレウス（腸閉塞）**や**腸管穿孔**などを起こし、死亡することがあります。事前に排便状態の確認や腹部診察、必要に応じて超音波やCT検査によって**腸管洗浄液の内服の可否を判断**することが重要です。

上部消化管内視鏡検査による偶発症

　第5回の全国調査報告によると、生検を含む観察を目的とした上部消化管内視鏡検査（経鼻内視鏡検査を含む）の件数は7,408,688件、そのうち偶発症の発生件数は372件で0.005%、死亡件数は14件で0.0002%でした。

　偶発症の内容としては**出血が最も多く**、次いで**裂創**、**前処置によるもの**、**穿孔**……と続き、穿孔部位では**食道が半数以上**を占めています。

　具体的には、長時間の検査や送気過多による検査後のAGML（急性胃粘膜病変）、送気過多による激しいゲップ、強い嘔吐反射などによるマロリーワイス症候群、生検後の出血などを起こすことがあります。出血のほとんどは湧出性の出血で、洗浄やトロンビン散布により止血し、不能な場合はクリップによる止血を行います。

　術者や介助者（ナース）は**検査時間に配慮するとともに、万が一偶発症が起きた際、速やかな対応策がとれる準備**をしておく必要があります。

下部消化管内視鏡検査による偶発症

　第5回の全国調査報告によると、生検を含む観察を目的とした下部消化管内視鏡検査の件数は2,548,400件、そのうち偶発症の発生件数は313件で0.012%、死亡件数は21件で0.00082%でした。**上部消化管に比べて、発生頻度、死亡頻度ともに高率です。**

　偶発症の内容としては**穿孔が最も多く**、穿孔部位は**S状結腸**が半数以上を占めています。その他の偶発症として**心筋梗塞**や**脳梗塞**などの例も報告されており、検査に関連した**脱水**が起因となる可能性も考えられます。特に高齢者は脱水傾向に陥りやすく、十分な全身状態の観察のもとに前処置から検査・治療までを進める必要があります。

偶発症への対応

上部消化管内視鏡検査による偶発症

(件・%)

総数384件

- 出血（輸血もしくは入院） 122件 31.8%
- 裂創 88件 22.9%
- 前処置によるもの 80件 20.8%
- 穿孔 25件 6.5%
- 皮下気腫 8件 2.1%
- 縦隔炎 7件 1.8%
- 気管支痙攣 3件 0.8%
- 頚部フレグモーネ 3件 0.8%
- その他 48件 12.5%

穿孔の内訳：
- 食道 13件
- 胃 5件
- 十二指腸球部 2件
- 十二指腸下行部 1件
- 小腸 2件
- 不明 2件

下部消化管内視鏡検査による偶発症

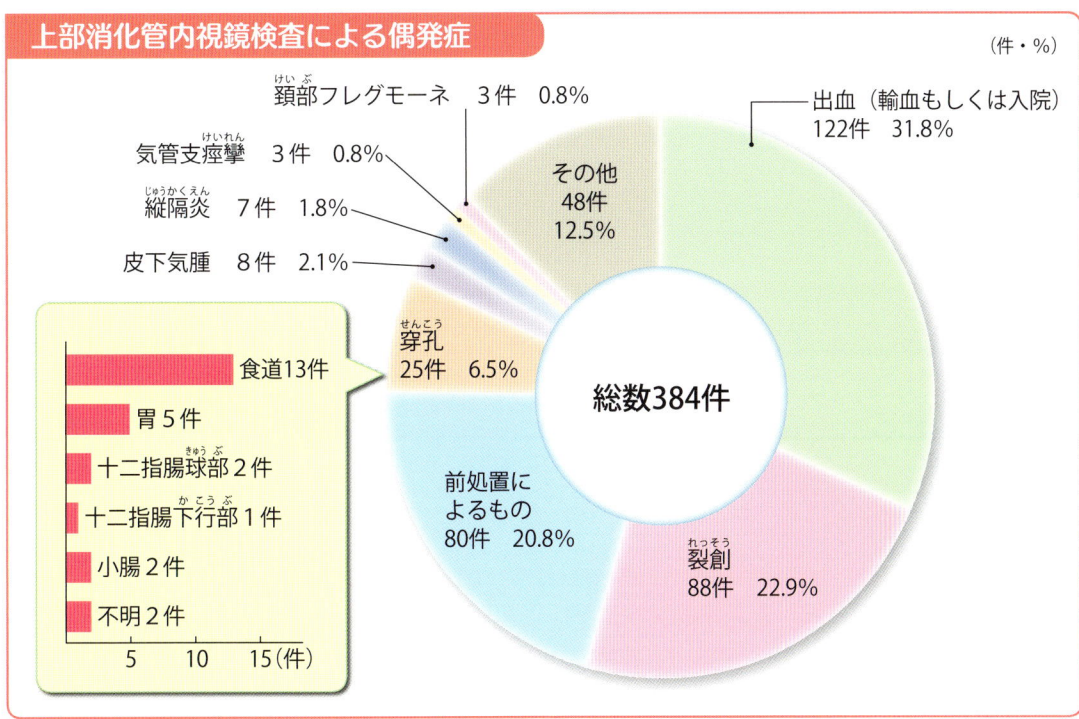

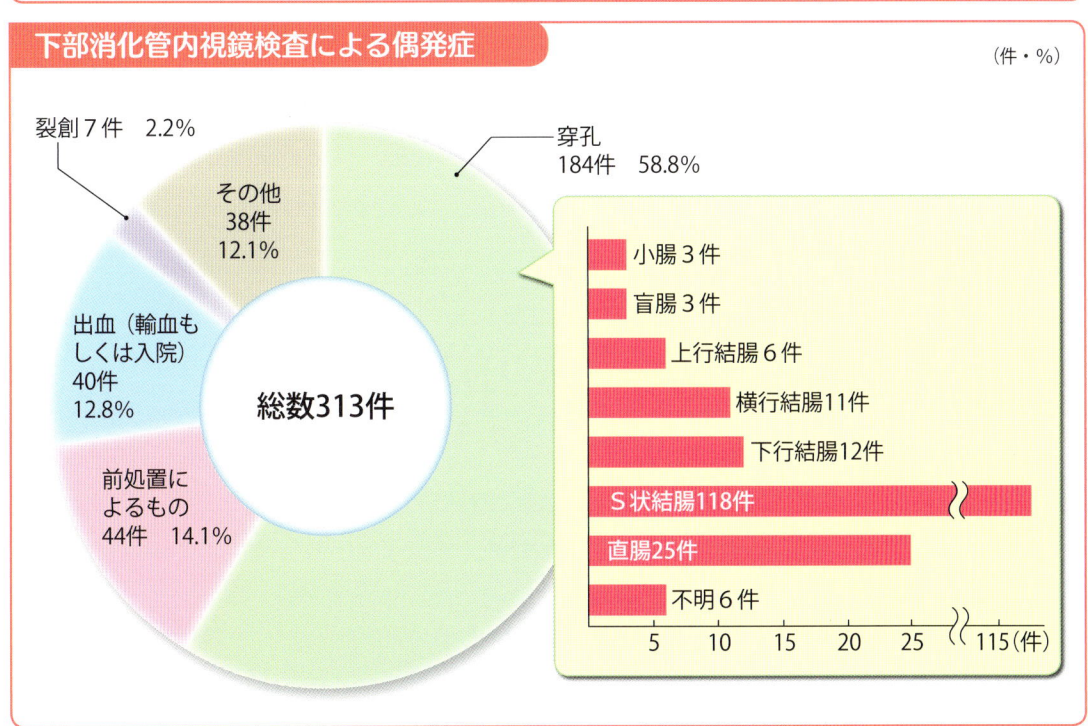

(件・%)

総数313件

- 穿孔 184件 58.8%
- 裂創 7件 2.2%
- その他 38件 12.1%
- 出血（輸血もしくは入院） 40件 12.8%
- 前処置によるもの 44件 14.1%

穿孔の内訳：
- 小腸 3件
- 盲腸 3件
- 上行結腸 6件
- 横行結腸 11件
- 下行結腸 12件
- S状結腸 118件
- 直腸 25件
- 不明 6件

（「消化器内視鏡関連の偶発症に関する第5回全国調査報告」より）

第2章 患者中心の内視鏡検査・治療・ケアのために

・41

患者中心の内視鏡検査・治療・ケアのために④

抗血栓療法への対応

事前に抗血栓療法の有無、休薬期間を必ず確認。

抗血栓療法（抗凝固療法、抗血小板療法）とは

　抗血栓療法は、**血栓性の心血管病変の予防、治療を目的とした治療法**で、現在のところ**抗凝固薬、抗血小板薬**が使われています。通常、抗凝固療法、抗血小板療法をあわせて抗血栓療法と呼んでいます。

■抗凝固薬
　血液の**凝固作用を阻害**して、血液が固まりにくくする薬剤。

　長らく内服の抗凝固薬はワルファリンカリウム（ワーファリンなど）のみでしたが、2011年にダビガトランエテキシラートメタンスルホン酸塩（プラザキサ）、エドキサバントシル酸塩水和物（リクシアナ）、2012年にリバーロキサバン（イグザレルト）が発売されました。

■抗血小板薬
　血小板の**凝集作用を阻害**して、血液が固まりにくくする薬剤。

　抗凝固薬に比べて、アスピリン（バイアスピリンなど）、チクロピジン塩酸塩（パナルジンなど）、シロスタゾール（プレタールなど）など数多くの抗血小板薬があります。

Advice　必ず抗血栓療法の有無を確認

　患者はさまざまな疾患をかかえていることが少なくなく、また複数の薬剤を服用していることがあります。高齢化が進み、患者自身が薬剤名や効能を十分把握していないケースもあるため、内視鏡検査を予約する際には、**現在の薬剤服用情報を十分に聴取**し、**抗血栓療法を行っていないかを必ず確認**する必要があります。

　また、抗血栓薬は数多くあるので、ナースはジェネリックを含めて、**薬剤名と効能などについて熟知**しておくようにしましょう（46ページ）。

抗血栓療法への対応方法

抗血栓療法を行っている患者に内視鏡検査・治療を行うと、以下のような**ジレンマ**が生じます。
- 服用しながら行うと→検査・治療中に**出血しやすく、止血しにくくなる**
- 服用を一時中止（休薬）して行うと→脳梗塞などの**血栓塞栓症のリスクが高まる**

そこで、このリスクを最小限にするために、薬剤ごとに検査・治療前に休薬期間を設けるなどして対処しています。

2012年7月、「抗血栓薬服用者に対する消化器内視鏡診療ガイドライン」が日本消化器内視鏡学会など6学会によって作成されました。その概略をみていきましょう。

ガイドラインでは、消化器内視鏡の検査・治療を、出血の危険度から「**通常消化器内視鏡（観血的処置を行わないもの）**」「**内視鏡的粘膜生検**」「**出血低危険度の消化器内視鏡**」「**出血高危険度の消化器内視鏡**」に分類し、それぞれの場合の対応策が示されています。

通常消化器内視鏡

* 上部消化管内視鏡（経鼻内視鏡を含む）
* 下部消化管内視鏡
* 超音波内視鏡
* カプセル内視鏡
* 内視鏡的逆行性膵胆管造影

↓

抗血小板薬、抗凝固薬のいずれも休薬なく施行可能。

内視鏡的粘膜生検（超音波内視鏡下穿刺吸引術を除く）

↓

- 抗血小板薬、抗凝固薬のいずれか**1剤を服用している場合には休薬なく施行**してもよい。ワルファリンの場合は、PT-INRが通常の治療域であることを確認して生検。
- **2剤以上を服用**している場合には、**症例に応じて慎重に対応**する。

出血低危険度の消化器内視鏡

* バルーン内視鏡
* マーキング（クリップ、高周波、点墨など）
* 消化管・膵管・胆管ステント留置法（事前の切開手技を伴わない）
* 内視鏡的乳頭バルーン拡張術

⬇

- 抗血小板薬、抗凝固薬のいずれも休薬なく施行してもよい。
- ワルファリンの場合は、PT-INRが通常の治療域であることを確認する。

出血高危険度の消化器内視鏡

* ポリペクトミー（ポリープ切除術）
* 内視鏡的粘膜下層剥離術
* 内視鏡的十二指腸乳頭切除術
* 経皮内視鏡的胃瘻造設術
* 内視鏡的消化管拡張術
* その他
* 内視鏡的粘膜切除術
* 内視鏡的乳頭括約筋切開術
* 超音波内視鏡下穿刺吸引術
* 内視鏡的食道・胃静脈瘤治療
* 内視鏡的粘膜焼灼術

Advice　休薬の可否を処方医と相談

　服用中の抗血栓薬のいずれかを**休薬する可能性がある場合**には、**事前に処方医と相談**し、休薬の可否を検討することが必要です。

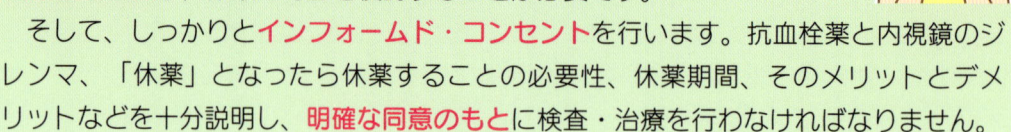

　そして、しっかりと**インフォームド・コンセント**を行います。抗血栓薬と内視鏡のジレンマ、「休薬」となったら休薬することの必要性、休薬期間、そのメリットとデメリットなどを十分説明し、**明確な同意のもと**に検査・治療を行わなければなりません。

休薬後の服薬は、内視鏡的に止血が確認できた時点で、内服の開始を検討。

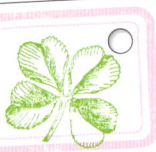

アスピリン単独服用	●血栓塞栓症の発症リスクが高い場合は休薬なく施行してもよい。 ●発症リスクが低い場合は3〜5日間の休薬を考慮する。
アスピリン以外の抗小板薬単独服用	●休薬が原則。休薬期間は、 　＊チエノピリジン誘導体（チクロピジン、クロピドグレル）は5〜7日間 　＊チエノピリジン誘導体以外の抗血小板薬は1日間 ●血栓塞栓症の発症リスクが高い場合は、アスピリンまたはシロスタゾールへの置換を考慮する。
ワルファリン単独服用またはダビガトラン単独服用	●ヘパリンに置換する。
アスピリンとアスピリン以外の抗血小板薬の2剤併用	●抗血小板薬の休薬が可能となるまで内視鏡の延期が好ましい。 ●延期が困難な場合は、アスピリンまたはシロスタゾールの単独服用とする。休薬期間は、 　＊チエノピリジン誘導体は5〜7日間 　＊チエノピリジン誘導体以外の抗血小板薬は1日間 　を原則として、個々の状態に応じて適時変更する。
アスピリンとワルファリンまたはダビガトランの2剤併用	●抗血小板薬の休薬が可能となるまで内視鏡の延期が好ましい。 ●延期が困難な場合は、 　＊アスピリンは継続またはシロシタゾールに置換 　＊ワルファリンまたはダビガトランはヘパリンに置換
アスピリン以外の抗血小板薬とワルファリンまたはダビガトラン2剤併用	●抗血小板薬の休薬が可能となるまで内視鏡の延期が好ましい。 ●延期が困難な場合は、 　＊アスピリン以外の抗血小板薬からアスピリンまたはシロスタゾールへの変更を考慮 　＊ワルファリンまたはダビガトランはヘパリンに置換
アスピリン、アスピリン以外の抗血小板薬、ワルファリンまたはダビガトランの3剤併用	●抗血栓薬の休薬が可能となるまで内視鏡の延期が好ましい。 ●延期が困難な場合は、 　＊アスピリンまたはシロスタゾールの投与にして、その他の抗血小板薬は休薬 　＊ワルファリンまたはダビガトランはヘパリンに置換

抗凝固薬・抗血小板薬の名称、効果・効能

（2012年10月現在）

	一般名	先発品名	ジェネリック名
抗凝固薬	ワルファリンカリウム	アレファリン、ワーファリン、ワルファリンK、ワルファリンカリウム、ワーリン	ワルファリンK
	ダビガトランエテキシラートメタンスルホン酸塩	プラザキサ	
	エドキサバントシル酸塩水和物	リクシアナ	
	リバーロキサバン	イグザレルト	
抗血小板薬	アスピリン		アスピリン、ゼンアスピリン、ニチアスピリン、バイアスピリン
	アスピリン・ダイアルミネート配合剤		アスファネート、ニトギス、バッサミン、バファリン、ファモター
	チクロピジン塩酸塩（チエノピリジン誘導体）	パナルジン	ジルベンダー、ソロゾリン、チクピロン、チクロピジン塩酸塩、ニチステート、パチュナ、パナピジン、パラクロジン、ビーチロン、ピエテネール、ヒシミドン、ファルロジン、マイトジン
	クロピドグレル硫酸塩（チエノピリジン誘導体）	プラビックス	
	シロスタゾール	プレタール	アイタント、エクバール、エジェンヌ、グロント、コートリズム、シロシナミン、シロスタゾール、シロスレット、ファンテゾール、プラテミール、プレスタゾール、プレトモール、フレニード、プレラジン、ホルダゾール、ラノミン
	ベラプロストナトリウム	ドルナー、プロサイリン	セナプロスト、ドルナリン、プロスタリン、プロスナー、プロドナー、プロルナー、ベストルナー、ベラストリン、ベラドルリン、ベラプロストナトリウム、ベラプロストNa、ベルナール、ベルラ
	サルポグレラート塩酸塩	アンプラーグ	サルポグレラート塩酸塩
	トラピジル	ロコルナール	アンギクロメン、エステリノール、カルナコール、セオアニン、トラピジル、ペルカラート
	ジラゼプ塩酸塩水和物	コメリアンコーワ	ジラゼプ塩酸塩、スプラン、スミドルミン、タンタリック、トルクシール
	ジピリダモール	ペルサンチン	アンギナール、グリオスチン、コロナモール、サンペル、ジピリダモール、ニチダモール、パムゼン、ピロアン、ペルチスタン、ペルミルチン、ヨウリダモール
	イコサペント酸エチル	エパデール	アテロパン、アンサチュール、イコサペント酸エチル、イコペント、エパキャップソフト、エパフィール、エパラ、エパロース、エパンド、エメラドール、クレスエパ、シスレコン、ソルミラン、ナサチーム、ノンソル、メタパス、メルブラール、ヤトリップ

効果・効能
血栓塞栓症（静脈血栓症、心筋梗塞症、肺塞栓症、脳塞栓症、緩徐に進行する脳血栓症など）の治療および予防
非弁膜症性心房細動患者における虚血性脳卒中および全身性塞栓症の発症抑制
次の下肢整形外科手術施行患者における静脈血栓塞栓症の発症抑制→膝関節全置換術、股関節全置換術、股関節骨折手術
非弁膜症性心房細動患者における虚血性脳卒中および全身性塞栓症の発症抑制
❶狭心症（慢性安定狭心症、不安定狭心症）、心筋梗塞、虚血性脳血管障害（一過性脳虚血発作（TIA）、脳梗塞）における血栓・塞栓形成の抑制 ❷冠動脈バイパス術（CABG）施行後あるいは経皮経管冠動脈形成術（PTCA）施行後における血栓・塞栓形成の抑制 ❸川崎病（川崎病による心血管後遺症を含む）
❶血管手術および血液体外循環に伴う血栓・塞栓の治療ならびに血流障害の改善 ❷慢性動脈閉塞症に伴う潰瘍、疼痛および冷感などの阻血性諸症状の改善 ❸虚血性脳血管障害（一過性脳虚血発作（TIA）、脳梗塞）に伴う血栓・塞栓の治療 ❹クモ膜下出血手術後の脳血管攣縮に伴う血流障害の改善
❶虚血性脳血管障害（心原性脳塞栓症を除く）後の再発抑制 ❷経皮的冠動脈形成術（PCI）が適用される次の虚血性心疾患→急性冠症候群（不安定狭心症、非ST上昇心筋梗塞）、安定狭心症、陳旧性心筋梗塞
❶慢性動脈閉塞症に伴う潰瘍、疼痛および冷感などの虚血性諸症状の改善 ❷脳梗塞（心原性脳塞栓症を除く）発症後の再発抑制
❶慢性動脈閉塞症に伴う潰瘍、疼痛および冷感の改善 ❷原発性肺高血圧症
慢性動脈閉塞症に伴う潰瘍，疼痛および冷感などの虚血性諸症状の改善
狭心症
❶狭心症、その他の虚血性心疾患（心筋梗塞を除く） ❷腎機能障害（軽度〜中等度）のIgA腎症における尿蛋白減少
❶狭心症、心筋梗塞(急性期を除く)、その他の虚血性心疾患、うっ血性心不全 ❷ワルファリンカリウムとの併用による心臓弁置換術後の血栓・塞栓の抑制 ❸次の疾患における尿蛋白減少→ステロイドに抵抗性を示すネフローゼ症候群
❶閉塞性動脈硬化症に伴う潰瘍、疼痛および冷感の改善 ❷高脂血症

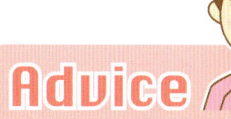

第2章 患者中心の内視鏡検査・治療・ケアのために

Advice 添付文書をチェック

近年では、薬剤の添付文書をインターネットで簡単にみることができます。

「禁忌」や「重大な副作用」などが新たに発覚すると添付文書の改訂版が出るので、ときどきチェックしておくようにしましょう。

患者中心の内視鏡検査・治療・ケアのために⑤

セデーションへの対応

鎮静薬の副作用、緊急時の対処法に熟知してケア。

セデーション（鎮静）の現状

　セデーション（sedation）とは「鎮静」という意味です。消化器内視鏡関連の偶発症に関する第5回全国調査報告（2003～2007年）によると、セデーションを行った患者の割合は、**上部消化管**で67.4％、**大腸**で69.3％、**膵・胆道**で96.9％、薬剤はジアゼパム、ミダゾラムが頻用されています。

　内視鏡器具の進歩や高度化が進むなかで、内視鏡の性能や軟らかさも進歩しています。とはいえ、いかに細く軟らかい内視鏡であっても人体にとって異物です。何の苦痛もなく咽頭反射を起こさずに挿入し、十分な観察や生検までを行うということは、個人の技術だけでは難しいといえます。また、十分な観察を行うためには安定したよい視野が必要であり、時間も要することがあります。

　技術の向上はもちろんですが、同時に鎮静薬を使用し、安全で苦痛の少ない検査・治療が展開できるよう、医師、ナースともに**鎮静薬についての十分な知識をもつことが重要**です。

部位別セデーションの施行割合と使用薬剤

(％)

一般名（商品名）	上部消化管	大腸	膵・胆道
ジアゼパム（セルシン、ホリゾン）	40.7	29.2	33.8
ミダゾラム（ドルミカム）	39.6	30.5	42.3
ペンタゾシン（ソセゴン、ペンタジン）	12.5	12.7	31.1
ペチジン塩酸塩（オピスタン、ペチジン塩酸塩）	11.4	27.8	17.8
フルニトラゼパム（サイレース、ロヒプノール）	12.7	10.6	13.5
ヒドロキシジン塩酸塩（アタラックス-P）	1.9	0.8	4.4
その他	6.4	5.0	8.3
使用せず	32.6	30.7	3.1

（「消化器内視鏡関連の偶発症に関する第5回全国調査報告」より）

主な鎮静薬

（2012年10月現在）

一般名（商品名）	初回使用量	禁忌	重大な副作用	拮抗薬
ジアゼパム（セルシン、ホリゾン）	5〜10mg	❶急性狭隅角緑内障のある患者 ❷重症筋無力症のある患者 ❸ショック、昏睡、バイタルサインの悪い急性アルコール中毒の患者 ❹リトナビル（HIVプロテアーゼ阻害剤）を投与中の患者	❶舌根の沈下による上気道閉塞、呼吸抑制（呼吸器疾患患者） ❷刺激興奮・錯乱（精神障害者） ❸循環性ショック ❹薬物依存（大量連用）	フルマニゼル（アネキセート）
ミダゾラム（ドルミカム）	0.02〜0.04mg/kg〈例〉体重50kg→1〜2mg	❶本剤の成分に対し過敏症の既往歴のある患者 ❷急性狭隅角緑内障のある患者 ❸重症筋無力症のある患者 ❹ショック、昏睡、バイタルサインの悪い急性アルコール中毒の患者 ❺HIVプロテアーゼ阻害剤（リトナビルなど）及びHIV逆転写酵素阻害剤（エファビレンツなど）を投与中の患者	❶無呼吸、呼吸抑制、舌根沈下 ❷アナフィラキシーショック ❸心停止 ❹心室頻拍・心室性頻脈（心疾患患者） ❺悪性症候群（syndromemalin） ❻薬物依存（連用）	フルマニゼル（アネキセート）
フルニトラゼパム（サイレース、ロヒプノール）	0.004〜0.03mg/kg〈例〉体重50kg→0.2〜1.5mg	❶本剤の成分に対し過敏症の既往歴のある患者 ❷急性狭隅角緑内障の患者 ❸重症筋無力症のある患者	❶無呼吸、呼吸抑制、舌根沈下 ❷錯乱	フルマニゼル（アネキセート）
ペンタゾシン（ソセゴン、ペンタジン）	30〜60mg	❶本剤の成分に対し過敏症の既往歴のある患者 ❷頭部傷害がある患者、頭蓋内圧が上昇している患者 ❸重篤な呼吸抑制状態にある患者、全身状態が著しく悪化している患者	❶ショック、アナフィラキシー様症状 ❷呼吸抑制 ❸薬物依存（連用） ❹中毒性表皮壊死融解症 ❺無顆粒球症 ❻痙攣 ❼神経原性筋障害（大量連用）	
ペチジン塩酸塩（オピスタン、ペチジン塩酸塩）	17.5〜35mg	❶重篤な呼吸抑制のある患者 ❷重篤な肝障害のある患者 ❸慢性肺疾患に続発する心不全のある患者 ❹痙攣状態（てんかん重積症、破傷風、ストリキニーネ中毒）にある患者 ❺急性アルコール中毒の患者 ❻既往に本剤に対する過敏症のある患者 ❼MAO阻害剤を投与中の患者	❶ショック、アナフィラキシー様症状 ❷呼吸抑制 ❸錯乱、せん妄 ❹痙攣 ❺無気肺、気管支痙攣、喉頭浮腫 ❻麻痺性イレウス・中毒性巨大結腸（炎症性腸疾患の患者） ❼薬物依存（連用）	ナロキソン塩酸塩（ナロキソン塩酸塩）
ヒドロキシジン塩酸塩（アタラックス-P）	25〜50mg、上限100mg以下	❶本剤の成分、セチリジン、ピペラジン誘導体、アミノフィリン、エチレンジアミンに対し過敏症の既往歴のある患者 ❷ポルフィリン症の患者 ❸妊婦または妊娠している可能性のある婦人	❶ショック、アナフィラキシー様症状 ❷肝機能障害、黄疸 ❸注射部位の壊死、皮膚潰瘍	

第2章 患者中心の内視鏡検査・治療・ケアのために

セデーション時のケア

鎮静薬を使用した場合、患者に**苦痛の少ない検査を提供**できるメリットがある反面、さまざまな**副作用が起こりやすい**というデメリットがあります。なかでも、**血中酸素飽和度（SpO₂）の低下、血圧の低下**が起こりやすいことが指摘されています。

消化器内視鏡関連の偶発症に関する第5回全国調査報告（2003〜2007年）によると、38ページで述べたように、前処置による偶発症の発生件数466件のうち鎮静薬によるものが167件あり、そのうち3件が呼吸抑制、呼吸停止、低酸素血症で死亡しています。

したがって、消化器内視鏡の検査・治療で鎮静薬を使用した患者には全例に、**呼吸動態、循環動態のモニタリング**が必要です。検査前には点滴を行い静脈路を確保しておき、また**拮抗薬**（49ページ）**の準備**、急変時に迅速な対応ができるよう**救急処置具**は近くに常備しておくようにします。

内視鏡室に救急処置具として常備しておくとよい機材と薬剤

機材	酸素	酸素配管または酸素ボンベ、酸素湿潤装置、酸素カニューラ、酸素マスク、アンビューバッグ
	挿管セット	喉頭鏡、エアウェイ、スタイレット、挿管チューブ
	点滴セット	静脈内留置針、輸液セット、三方活栓、延長チューブ
	縫合セット	メス、クーパー、鉗子、持針器、縫合針、縫合糸、滅菌手袋
	その他	血圧計、心電図、パルスオキシメーター、除細動装置
薬剤	輸液製剤	生理食塩液、乳酸加リンゲル液、開始液、ブドウ糖液
	心肺蘇生剤	エピネフリン、ノルエピネフリン、重炭酸ナトリウム
	抗不整脈薬	リドカイン塩酸塩、アトロピン硫酸塩、プロカインアミド、イソプロテレノール
	昇圧薬	ドパミン、ドブタミン
	気管支拡張薬	キサンチン系薬剤
	ステロイド薬	コハク酸ヒドロコルチゾンナトリウム

（日本消化器内視鏡学会監「消化器内視鏡ガイドライン 第3版」医学書院より一部改変）

セデーションへの対応

鎮静薬を投与

血中酸素飽和度（SpO₂）が低下しやすい（呼吸抑制、呼吸停止）
⬇
パルスオキシメーターを装着し、注意深く観察

血圧が低下しやすい
⬇
自動血圧計を装着し、注意深く観察

> SpO₂ は投与約3分後、血圧は約5分後に低下しやすい。この時間帯は、特に注意して患者の状態・モニターをチェック。

呼吸抑制が起こったら……
❶ 患者に大きな声をかける（改善することが多い）。
❷ 誤嚥・気道閉塞の有無を確認し、あれば処置する。
❸ 患者に腹式呼吸（深呼吸）を促す。
⬇
❹ 通常これらで改善するが、改善しなければ速やかに酸素吸入。
❺ それでも改善しなければ、拮抗薬のフルマゼニルやナロキソン塩酸塩を静注して覚醒させる。

血圧低下が起こったら……
❶ 急速な補液を行う。
❷ 改善しなければ、拮抗薬のフルマゼニルやナロキソン塩酸塩を静注して覚醒させる。
❸ それでも改善しなければ、ボスミン、ドーパミンを投与する。

> 鎮静薬を使用すると覚醒に時間がかかるため、検査後1〜2時間は安静にします。検査後も、呼吸抑制による低酸素血症、低血圧・不整脈、誤嚥、覚醒遅延による転倒などが起こりやすいので、しっかりと観察を。

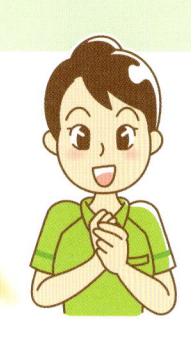

第2章 患者中心の内視鏡検査・治療・ケアのために

よりよいケアのための **コミュニケーション術**

　よりよい関係づくりの基本はコミュニケーションです。痛みや困難を抱えた患者さんに、ケアのプロとして、医療従事者として**寄り添うコミュニケーション術**を身につけましょう。

　コミュニケーションに関する研究で知られるアメリカの心理学者アルバート・メラビアン（Albert Mehrabian）によると、二者間のコミュニケーションにおいて、文字で表すことのできる言葉そのものから伝わるメッセージはわずか7％。38％は声の高低や抑揚、ピッチなどの準言語、55％は顔の表情や手振り、身振りなどによって伝えられるといいます。話している患者さんをよく観察するとともに、ナース自身も常に真摯な態度で接することが大切です。

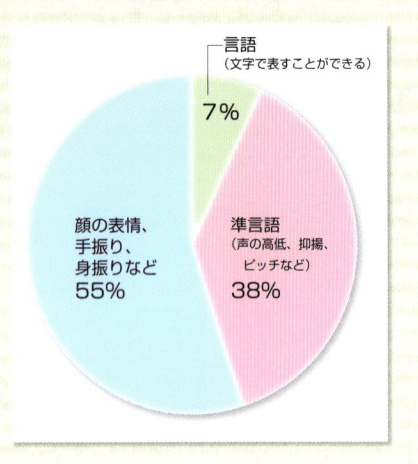

- 言語（文字で表すことができる） 7％
- 準言語（声の高低、抑揚、ピッチなど） 38％
- 顔の表情、手振り、身振りなど 55％

＊声かけのテクニック

開かれた質問　○
「どうなさいましたか？」
「どんな症状でお困りですか？」など
⇒患者さんが自由に話すことのできる質問。患者さんは、抱いているさまざまな疑問や悩みを話しやすく、コミュニケーションが展開しやすい。

焦点をしぼった質問　○
「どんなときに痛みますか？」
「どういう色の便が出ますか？」など
⇒特定のテーマについて、患者さんが自由に話すことができる質問。分野を特定してコミュニケーションが展開しやすい。

閉じられた質問　×
「痛いですか？」
「便が出ませんか？」など
⇒「はい」か「いいえ」で答える質問。1つの質問で1つの答えしか得られず、コミュニケーションが展開しにくい。

誘導的な質問　×
「かなり前からときどき痛んだと思いますが？」
「アルコールを多飲されたのではないですか？」など
⇒記憶が曖昧だったり、言葉が難解だったりして、患者さんが思わず肯定してしまうような質問。誤った情報を受け取りやすい。

＊受け答えのテクニック

要約　○
「つまり、……ということですか」
「今までのお話をまとめると……ということでしょうか」など
⇒患者さんの話の要点をまとめ、自分の理解が正しいか、たずねることで内容を明確にし、お互いの誤解を防ぐことができる。

反復　○
「そうですか、食後に痛むのですね」
「これまでに3回CT検査を受けているのですね」など
⇒患者さんの言葉を繰り返すことで、さらに話を続けるよう患者さんにバトンタッチ。会話がスムーズに進んでいく。

（松本守雄総監修「ナースのためのやさしくわかる整形外科」ナツメ社　より一部改変）

第3章

内視鏡検査とケアのポイント

検査室では**扇状の視野**が大切。患者の状態はもちろん、全体に眼を配ってケアをしましょう。「**Advice**」「**point**」「**ここに注意**」をたくさん載せてありますので、ぜひ活用してください。

この章では、**上部・下部内視鏡検査、超音波内視鏡検査、色素内視鏡検査、生検検査、ポリペクトミー**について紹介します。その他、**経鼻内視鏡検査、小腸内視鏡検査、狭帯域光観察（NBI）**についても簡潔に解説してあります。

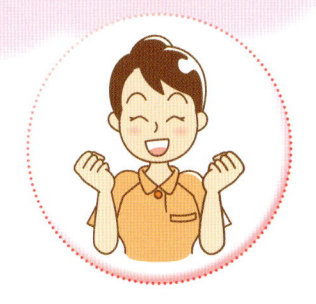

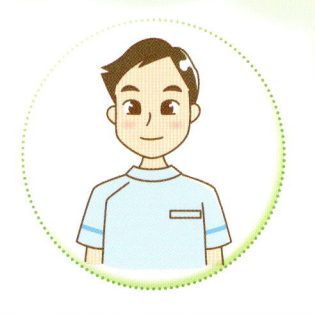

内視鏡検査とケアのポイント①

上部消化管内視鏡検査

食道、胃、十二指腸にスコープを挿入し、粘膜を観察してくる検査。

食道の構造

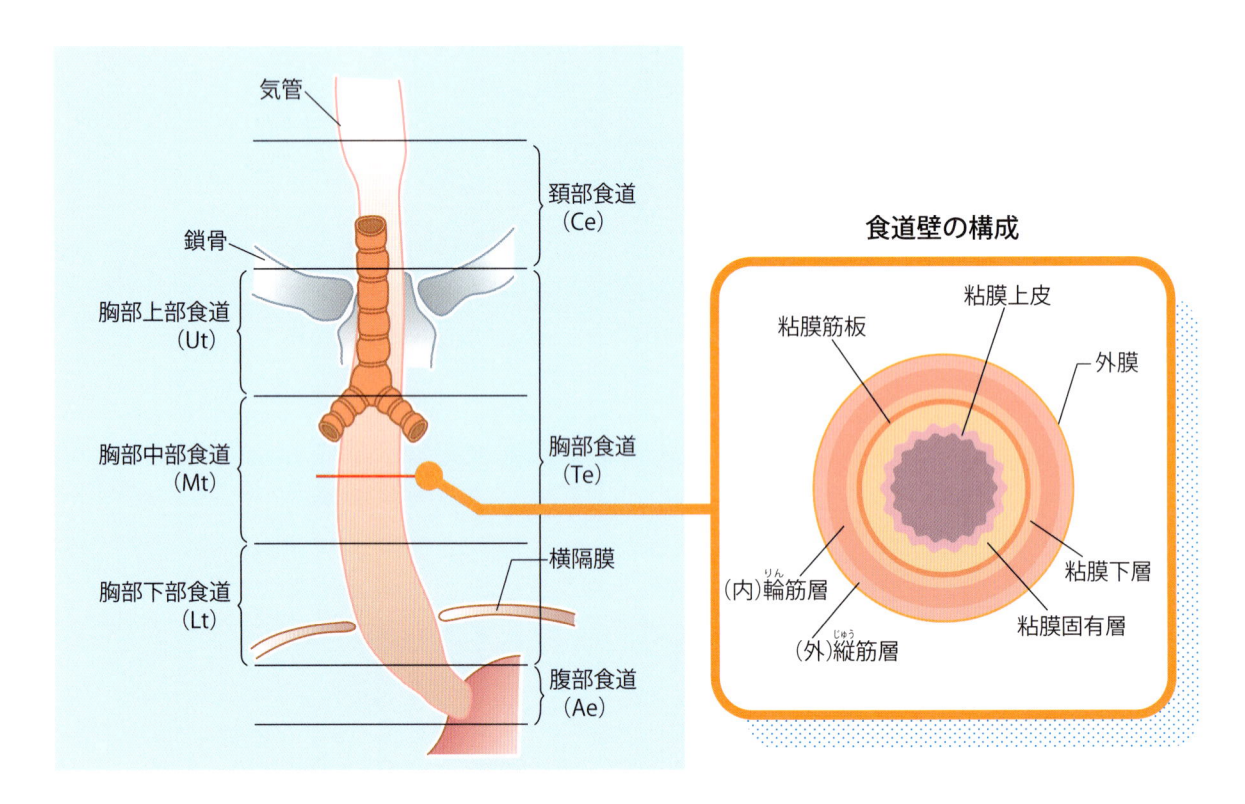

図：食道の構造

- 気管
- 鎖骨
- 頚部食道（Ce）
- 胸部上部食道（Ut）
- 胸部中部食道（Mt）
- 胸部食道（Te）
- 胸部下部食道（Lt）
- 横隔膜
- 腹部食道（Ae）

食道壁の構成
- 粘膜筋板
- 粘膜上皮
- 外膜
- 粘膜下層
- 粘膜固有層
- （内）輪筋層
- （外）縦筋層

- **食道**は、**咽頭と胃を連結する長さ約25cm、内径2cmほどの管**で、頚部食道、胸部食道、腹部食道からなる。胸部食道は上部、中部、下部に分けられる。

- **食道壁**の厚さは約4mm、**粘膜、筋層、外膜の3層からなっている**。粘膜上皮の細胞は重層扁平上皮で、胃に近い部分で単層扁平上皮に変化している。筋層は、食道上部3分の1が横紋筋、下部3分の1は平滑筋となっている。

上部消化管内視鏡検査

内視鏡検査を必要とする主な食道疾患と観察のポイント

食道癌
胸部中部食道に好発、ついで胸部下部食道に発生。男女比は3～6対1で男性に多い。

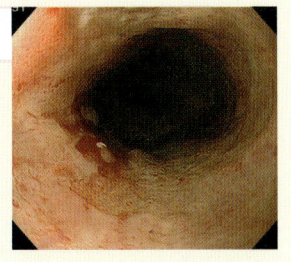

〈観察のポイント〉粘膜の色調・光沢の異なる局面、白色調の辺縁隆起の形成、樹枝状血管網の透見の消失など

GERD
胃食道逆流症。下部食道括約筋の頻回の弛緩などによって、胃酸などの内容物が逆流して起こる疾患。

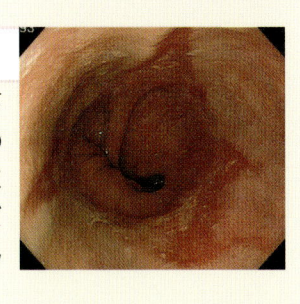

〈観察のポイント〉粘膜傷害の有無、粘膜の色調変化、びらん、潰瘍の有無など

食道アカラシア
食道の蠕動運動障害、下部食道括約筋の弛緩不全により、食物の通過障害、食道の異常拡張が起こる疾患。

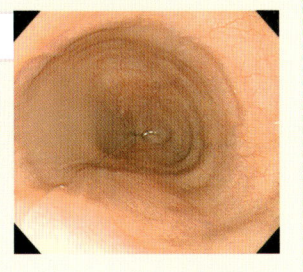

〈観察のポイント〉食道内腔の拡張の程度、長軸の屈曲の程度、噴門部の巻きつき像など

食道裂孔ヘルニア
食道裂孔が緩み、胃の一部が胸腔側へ脱出している状態。ヘルニアがあるとGERDを起こしやすくなる。

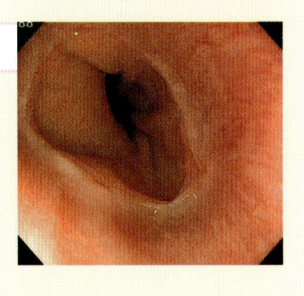

〈観察のポイント〉ヘルニアの有無、GERDの有無など

バレット食道
下部食道の扁平上皮の粘膜が円柱上皮化した病態。欧米ではバレット食道を起因とするバレット食道癌が食道癌の半数以上を占める。

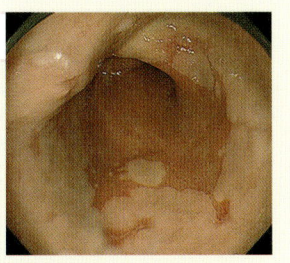

〈観察のポイント〉円柱上皮下の縦走血管、粘膜模様の変化など

食道静脈瘤
肝硬変などで門脈圧が亢進して門脈の血流が阻害され、次第に食道の粘膜下層の静脈が膨れて瘤のようになる疾患。

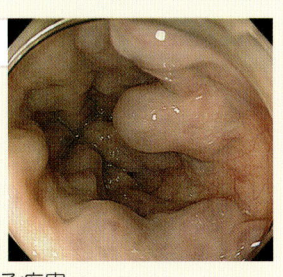

〈観察のポイント〉静脈瘤の有無、占拠部位・形態、発赤・出血の所見、色調など

第3章 内視鏡検査とケアのポイント

・55・

胃・十二指腸の構造

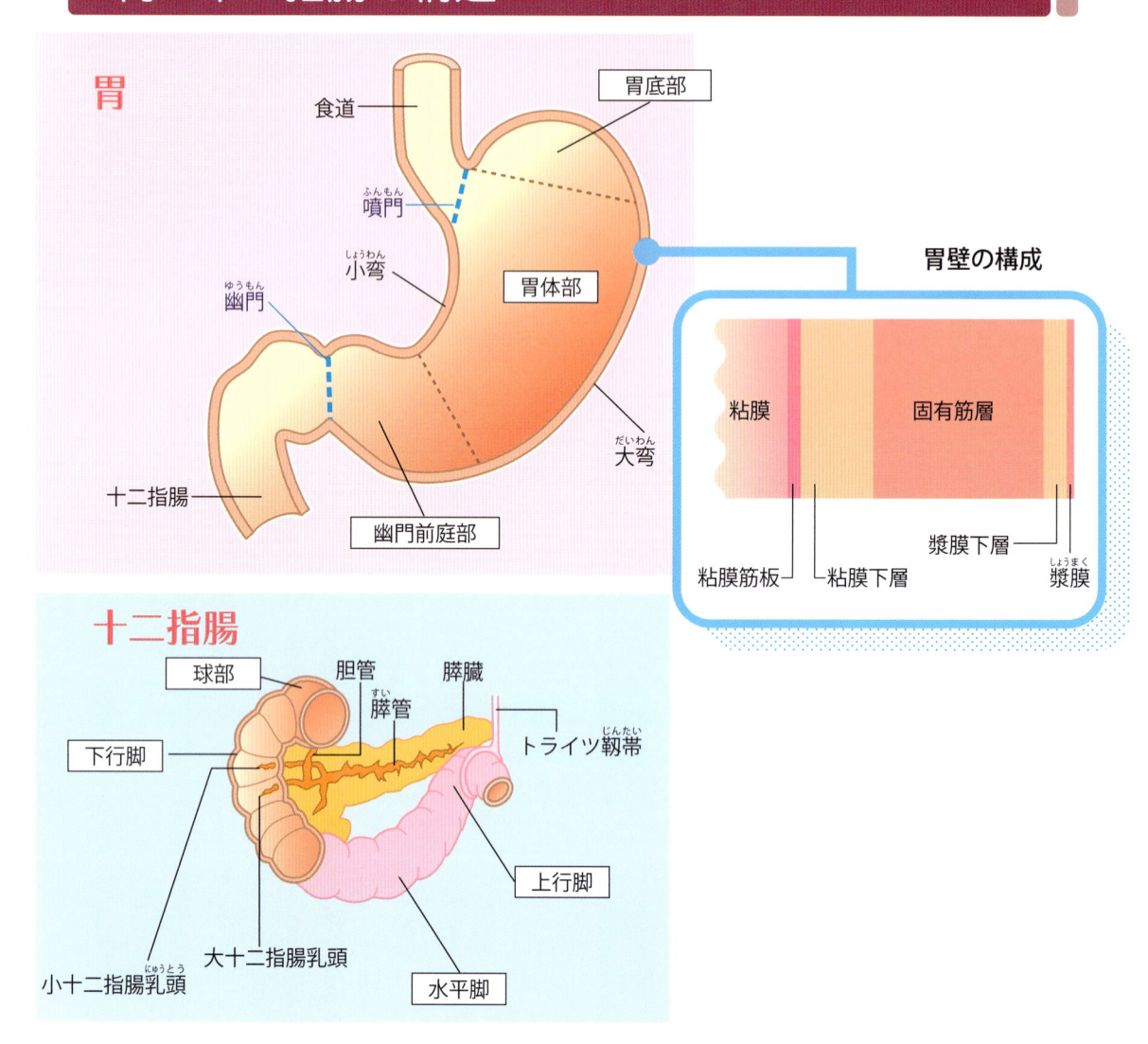

胃

- 食道
- 胃底部
- 噴門（ふんもん）
- 小弯（しょうわん）
- 胃体部
- 幽門（ゆうもん）
- 大弯（だいわん）
- 十二指腸
- 幽門前庭部

胃壁の構成

- 粘膜
- 固有筋層
- 粘膜筋板
- 粘膜下層
- 漿膜下層
- 漿膜（しょうまく）

十二指腸

- 球部
- 胆管
- 膵臓
- 膵管（すい）
- トライツ靭帯（じんたい）
- 下行脚
- 上行脚
- 小十二指腸乳頭（にゅうとう）
- 大十二指腸乳頭
- 水平脚

- ●**胃**の内腔は、**胃底部、胃体部、幽門前庭部**（ゆうもんぜんてい）からなり、入口を**噴門**、出口を**幽門**という。

- ●**胃壁**は、**内側から粘膜**（粘膜上皮と粘膜固有層）、**粘膜筋板、粘膜下層、固有筋層**からなり、固有筋層の外側は**漿膜**（しょうまく）（腹膜）で覆われている。

- ●**十二指腸**は、胃と小腸の間にあり、**球部、下行脚、水平脚、上行脚**からなる。

上部消化管内視鏡検査

内視鏡検査を必要とする主な胃・十二指腸疾患と観察のポイント

胃癌（がん）
胃粘膜上皮から発生した悪性腫瘍（しゅよう）。転移のない粘膜内の早期癌なら、内視鏡治療でほとんどが治癒する。男女比は2対1と男性に多い。

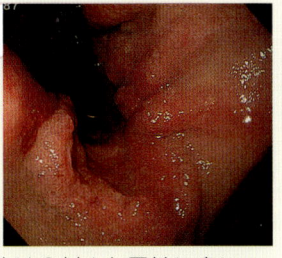

〈観察のポイント〉病変部全体の隆起、ひだのひきつれ、粘膜の色調の変化など

胃・十二指腸潰瘍（かいよう）
胃・十二指腸の粘膜に炎症が生じて、粘膜の一部が欠損する疾患。ピロリ菌（107ページ）が病因として重要視されている。

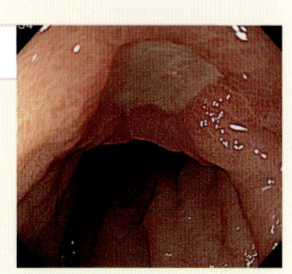

〈観察のポイント〉病期分類、露出血管の有無、白苔（はくたい）の厚さなど

AGML（エイジーエムエル）
急性胃粘膜病変。突然発症し、胃や十二指腸に多くの急性潰瘍、急性びらん、急性胃炎などが起こる疾患。

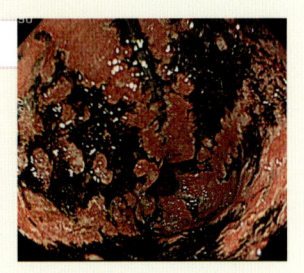

〈観察のポイント〉粘膜の発赤、浮腫、粘膜ひだの腫脹（しゅちょう）や点状・不整地図状のびらんなど

MALTリンパ腫（マルト）
粘膜とリンパ球の複合組織（MALT）から発生するB細胞性リンパ性腫瘍。本疾患の多くにピロリ菌を認める。

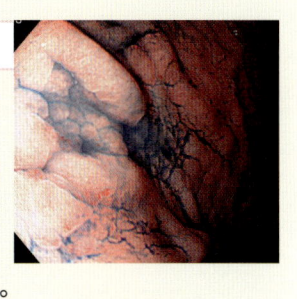

〈観察のポイント〉肉眼的分類、褪色（たいしょく）、発赤、生検などによる組織診断など

胃ポリープ
胃粘膜上皮の異常増殖に基づく胃内腔に突出した病変。過形成性ポリープ、胃底腺ポリープ、胃腺腫などがある。

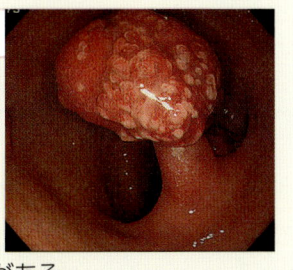

〈観察のポイント〉非腫瘍性か腫瘍性、形態、粘膜の色調の変化など

胃炎
胃の炎症性疾患の総称。急性胃炎と慢性胃炎に大別される。慢性胃炎の重要な病因の1つとしてピロリ菌があげられる。

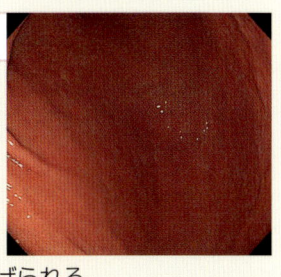

〈観察のポイント〉固有胃腺の萎縮（いしゅく）の程度、褪色、血管の透視性など

第3章 内視鏡検査とケアのポイント

・57・

適応と禁忌

上部消化管内視鏡検査の対象は、口腔から食道、胃、十二指腸(球部～下行脚)です。
上部消化管に病変の疑いがある場合の**ほとんどすべてが適応**となります。
ただし、以下のような場合は、内視鏡検査を行う有用性が、内視鏡検査で引き起こされる**危険性を上回る場合**にのみ行います。

* 全身状態がきわめて不良な場合
* イレウス(腸閉塞)がある場合
* 消化管穿孔がある場合
* 重篤な呼吸器疾患、循環器疾患がある場合

準備する機材・薬剤

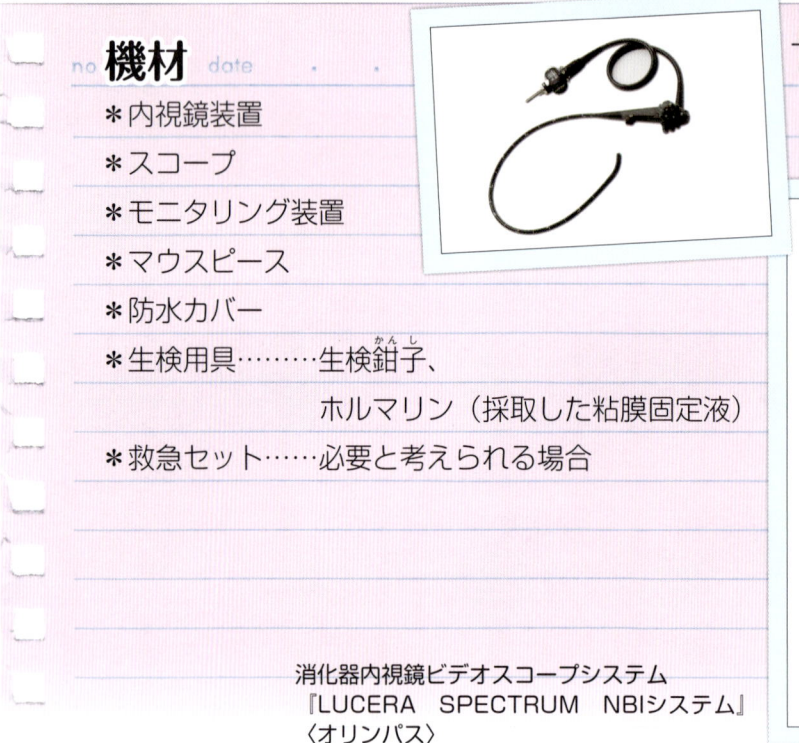

機材

* 内視鏡装置
* スコープ
* モニタリング装置
* マウスピース
* 防水カバー
* 生検用具………生検鉗子、ホルマリン(採取した粘膜固定液)
* 救急セット……必要と考えられる場合

上部消化管ビデオスコープ
GIF-H260〈オリンパス〉

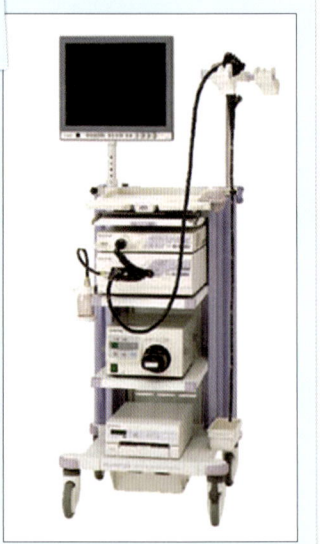

消化器内視鏡ビデオスコープシステム
『LUCERA SPECTRUM NBIシステム』
〈オリンパス〉

薬剤

* **胃粘膜の気泡・粘液除去薬**
  - 消泡液…………ジメチコン（ガスコンドロップ内用液）
  - 粘液除去剤……プロナーゼ（プロナーゼMS）、炭酸水素ナトリウム
* **咽頭麻酔薬**……リドカイン塩酸塩（キシロカインビスカス、キシロカインポンプスプレー）
* **消化管運動抑制薬（鎮痙薬）**……ブチルスコポラミン臭化物（ブスコパン）、グルカゴン（注射用グルカゴンG・ノボ）、l-メントール製剤（ミンクリア）
* **鎮静薬**……ジアゼパム（ホリゾン、セルシン）、フルニトラゼパム（サイレース、ロヒプノール）、ミダゾラム（ドルミカム）
* **色素内視鏡検査用色素**……インジゴカルミン、ルゴール（ヨード）、チオ硫酸ナトリウム（ヨード中和剤）、酢酸

鎮痙薬使用のpoint

　従来より、鎮痙薬は**ブスコパン**を筋注または静注、ブスコパンが禁忌の場合（出血性大腸炎、心疾患、緑内障、前立腺肥大による排尿障害のある患者など）には**グルカゴン**を筋注・静注、グルカゴンも禁忌（褐色細胞腫およびその疑いのある患者、糖尿病）の場合はやむを得ず鎮痙薬を使用せずに検査していました。

　胃蠕動運動抑制薬の**ミンクリア**は2011年に発売された内服薬で禁忌がなく、副作用も少なくブスコパン・グルカゴンが使えない患者にも使用できます。また、l-メントール製剤なので爽快感があり、リラックス効果もあります。なお、ミンクリアは下部消化管には適応となっていません。

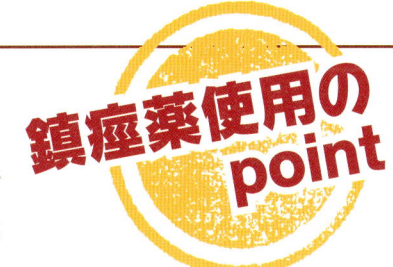

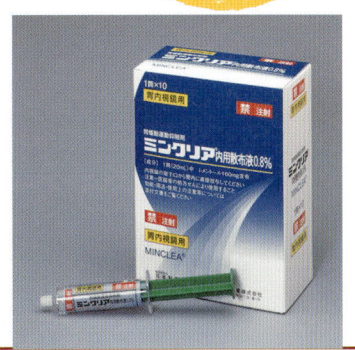

ミンクリア内用散布液〈日本製薬〉

予約決定時の患者指導

検査の予約が決定したら、パンフレット（説明書）を用いて検査の目的、検査前日～検査後の注意事項を患者が**納得するまでわかりやすく説明**し、患者の不安をとり除きます。
- **ポリープ**があった場合、切除するか否かをあらかじめ患者と相談しておく。
- **鎮静薬**の使用の有無をあらかじめ患者と相談しておく。

検査前日
- 夕食は**21時まで**、胃の手術を受けている人は18時頃までに摂取。
- 食事内容は、おかゆやうどんなど**消化のよいもの**を。
- 水分（牛乳、ジュース以外）は**適度**にとってかまわない。
- アルコールはできれば禁酒、飲む場合は**21時まで**。
- 常用薬は**いつもどおり**に服用。

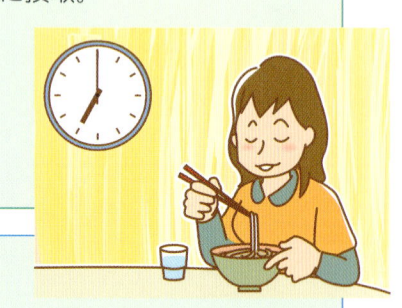

検査当日
- 朝食は**禁止**。
- 水、スポーツ飲料は**検査の2時間前までに少量**ならかまわない。
- 常用薬は、薬剤によって服用方法が異なる。
  - 血圧・心臓・喘息の薬、ステロイド薬、抗てんかん薬は、**検査の2時間前までに**服用。
  - 糖尿病の内服薬・注射薬は**使用せず**に、持参して来院してもらう。
- ニトログリセリンをもっている人は**必ず持参**してもらう。
- 原則として義歯や眼鏡は**外して**もらう。
- 指輪やヘアピン、イヤリングなどの装飾品は**外して**もらう。

前処置

前処置を行う際は必ず**問診票**、**薬剤アレルギーの有無**を再確認しておきます。

1 胃内の気泡・粘液を除去
- 消泡液……ガスコンドロップ内用液10mL
- 粘液除去剤……プロナーゼMS 1包、炭酸水素ナトリウム（重曹）0.5g

上部消化管内視鏡検査

- 水80mℓ

以上をミックスして使用。ただし、**プロナーゼ**は粘液の除去に伴って患部より出血することがあるので、**出血の可能性のある患者には禁忌**。また、水を80mℓにしている理由は十分な粘液除去を目的とし、胃内で服用した薬液が広がるようにするため。

2 咽頭麻酔

- 口腔の奥のほうにゼリー状の**キシロカインビスカス**を**シリンジで注入**し、**3分間**含んだ後、飲み込んでもらう。スプーンよりもシリンジのほうが口腔の奥に注ぎやすくなる。
- ビスカスで麻酔が不十分な場合は、**キシロカインポンプスプレー**を**2～3回噴霧**。

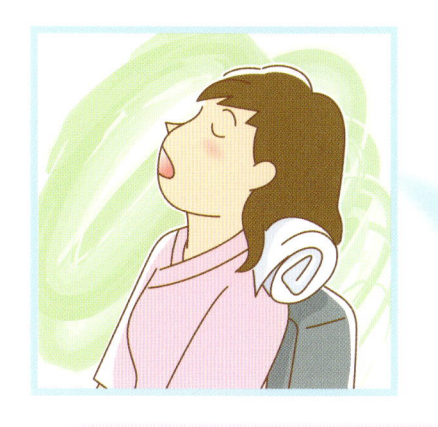

麻酔時の体位
* 口腔内に含んでもらうため、ゼリーをためていやすい体位にする。
* 首の後ろに**枕**や**タオル**を置くと、安楽な姿勢で効果的に麻酔がかけられる。

ゼリーを注ぐ位置
* **顎を少しあげて**ゼリーを注ぐと、奥のほうにたまりやすく、麻酔がかかりやすい。

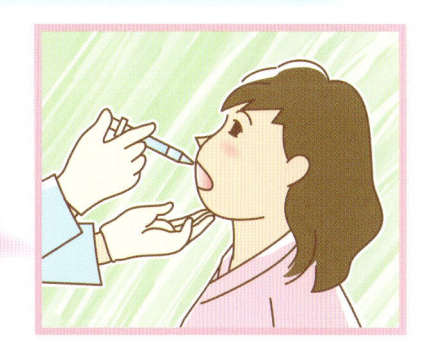

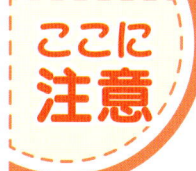

ここに注意
- キシロカインは**ショック**（徐脈、不整脈、血圧低下、呼吸抑制、チアノーゼなど）**を起こす可能性**に注意！救急カートの準備は大丈夫？！
- 麻酔が効いてくると口腔内の唾液を誤嚥し、**むせる**ことがあります。麻酔中の患者の近くを離れないように。

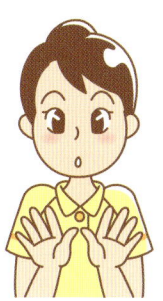

第3章 内視鏡検査とケアのポイント

検査の実際

検査室は、見渡せるセッティングが重要。
「扇状（おおぎじょう）の視野」が大切！

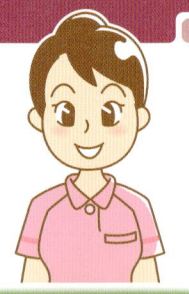

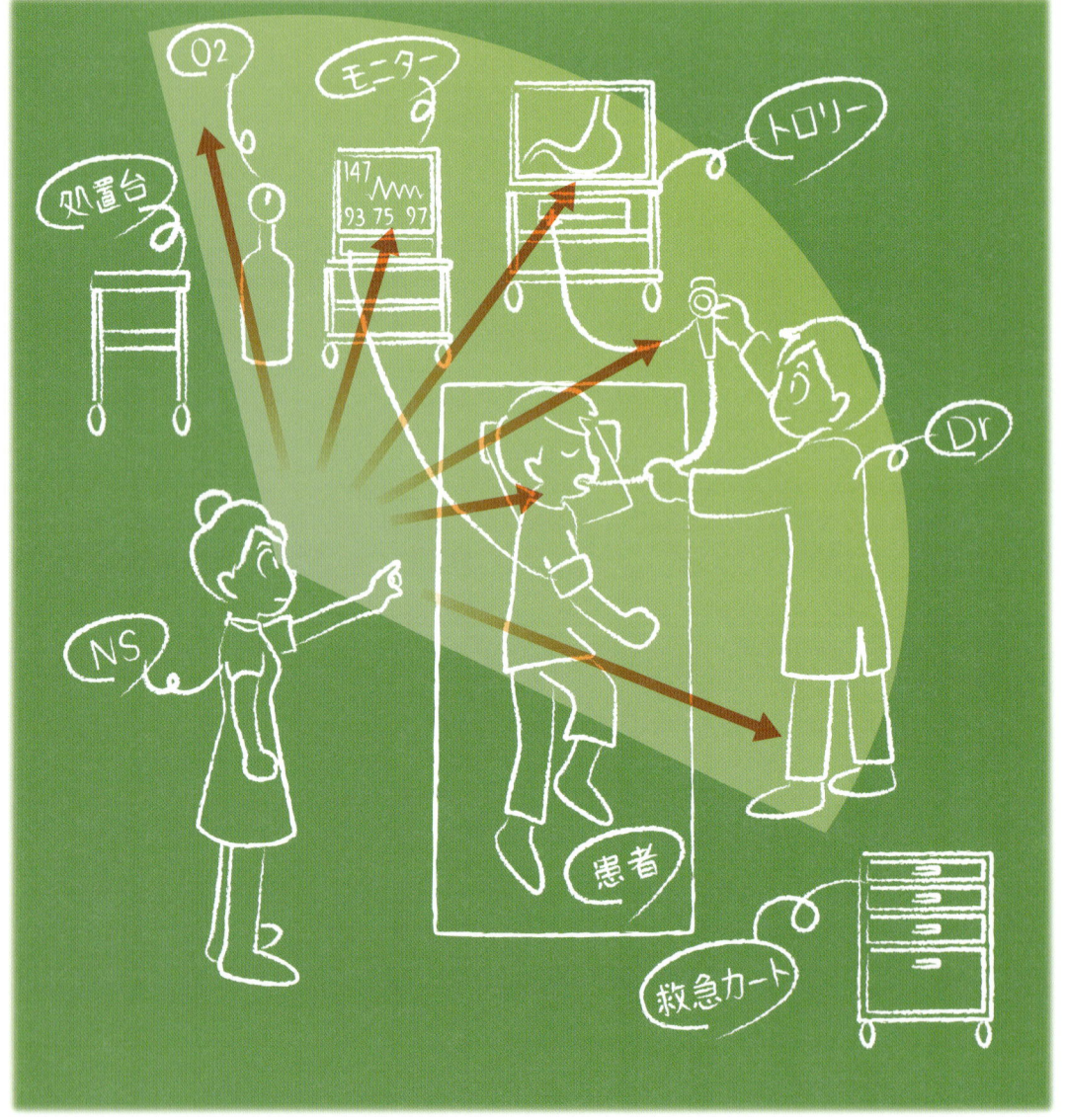

上部消化管内視鏡検査

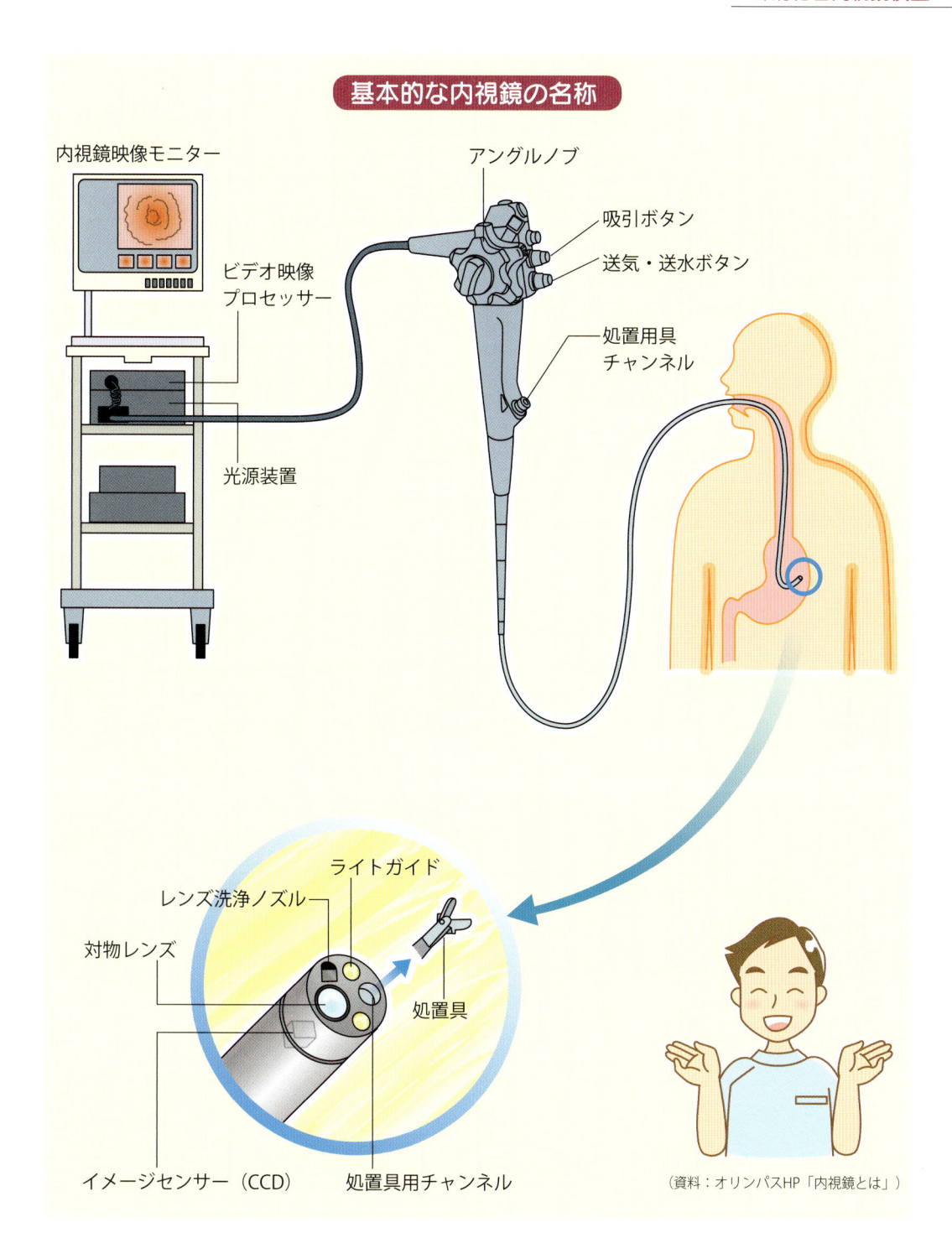

基本的な内視鏡の名称

- 内視鏡映像モニター
- ビデオ映像プロセッサー
- 光源装置
- アングルノブ
- 吸引ボタン
- 送気・送水ボタン
- 処置用具チャンネル

- ライトガイド
- レンズ洗浄ノズル
- 対物レンズ
- 処置具
- イメージセンサー（CCD）
- 処置具用チャンネル

（資料：オリンパスHP「内視鏡とは」）

第3章 内視鏡検査とケアのポイント

・63・

1 入室
患者の氏名、生年月日、問診票、薬剤を確認する。

2 体位をとる（左側臥位）
検査中、仰向けになることで誤嚥のリスクが高くなる。安定した**側臥位の保持**が大切！

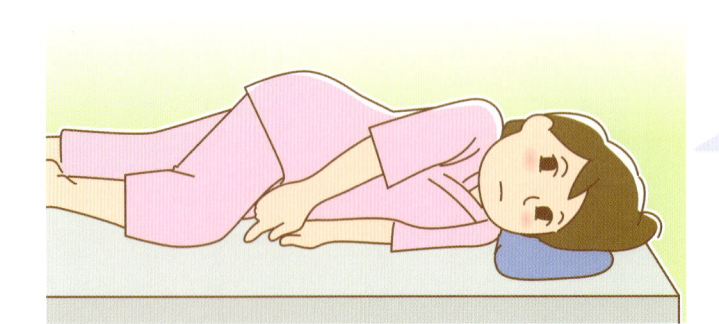

- 左手は自然な状態に
- 左肢を伸ばす
- 右肢を左肢にのせる
- 股関節と膝関節を軽く曲げる

Advice　緊張感をとり除く

体位をとるとき、患者は「いよいよ始まる」と緊張してきます。**患者の体にタッチしながら**力を抜くように声をかけます……「ゆっくり深呼吸して体を楽にしてください」

クッションなどの**抱き枕**を使うと安心することもあります。また、露出を最小限にするために**タオルケット**などをかけます。

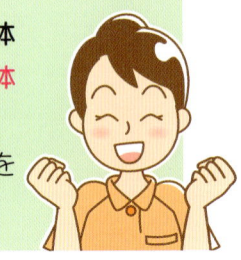

3 モニタリングを準備
検査中の循環動態や呼吸状態の変動に対して測定装置をセッティングし、モニタリングしていく。特に**鎮静薬を使用する患者は必ず**！

4 血管を確保
血管内留置しておくことで、追加の薬剤投与や拮抗薬の投与が速やかに行える。

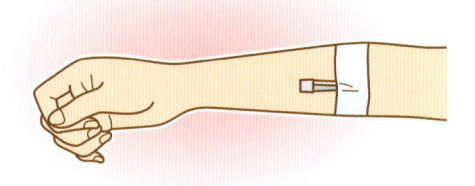

5 マウスピースを装着

- 口の中にたまっている**唾液を吐き出してから**装着。
- しっかりと**くわえていることを確認してから**固定。
  ➡ くわえ方が甘いとスコープをかまれてしまう。

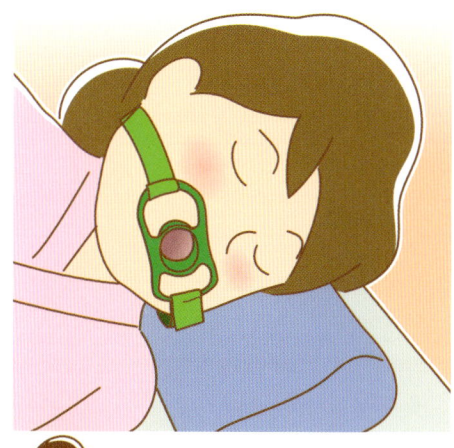

Advice 専用カバーを活用

義歯を外した患者はマウスピースを**くわえたとき不安定**になりやすく、また鎮静薬を使用すると無意識のうちにマウスピースを**吐き出そうとする**ことがあります。

このような場合は、マウスピースにゴム状の**専用カバーをかぶせてから**かんでもらうと安定します。

Advice 事前に患者の要望を

マウスピースをくわえると話ができなくなるため、**マウスピースをくわえる前**に患者の要望を伺っておきましょう。

6 鎮痙薬(ちんけい)を投与

ブスコパン1A20mg、グルカゴンG・ノボを筋注または静注する。

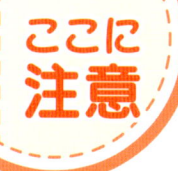

ここに注意

鎮痙薬を投与しない場合、あるいは投与しても口腔内が**唾液で充満**することがあります。咽頭麻酔(いんとう)もしているため、むせ込みやすく、**誤嚥(ごえん)の可能性**があるので注意。

⬇

吸引器は近くに準備されていますか？ 検査中に嘔吐(おうと)したり、唾液がたまっているときなど、**いつでも吸引できる準備が必要**!!

第3章 内視鏡検査とケアのポイント

上部消化管内視鏡検査

7 鎮静薬を投与

患者が希望した場合、ジアゼパム、フルニトラゼパム、ミダゾラムなどを投与する。以下のような場合、**患者の了解をとったうえで**鎮静薬を投与することがある。

- 患者が内視鏡検査に対して**強い不安を抱いている場合**
- 検査が通常よりも**長引きそうな場合**
- 径の**太いスコープを用いる場合** など

ここに注意

鎮静薬を投与した場合は、一般に検査終了後に**フルマゼニル**を静注し、**鎮静の解除**をはかります。ただし、鎮静薬の中には消失半減期がフルマゼニルの半減期（約50分）より長いものがあり、患者が帰宅してから**鎮静薬の作用が再出現する可能性**があるので注意。その旨を患者に説明し、具合が悪くなったら連絡するようにしてもらいます。

そのため、**フルマゼニルを使用せず**、検査後は十分に休んでもらって回復を待つ場合も少なくありません。

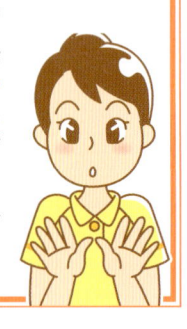

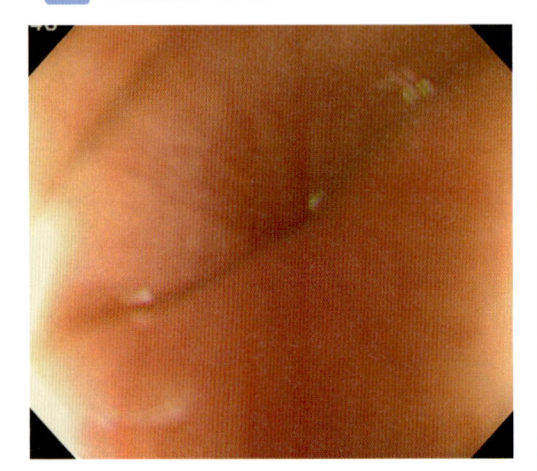

8 内視鏡を挿入

食道入口部

後頭部を支え**下顎を軽く挙上**する。咽頭〜食道入口部の**角度がゆるやかな**ほうがスコープが挿入しやすい。

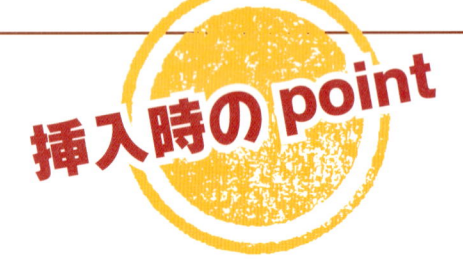

挿入時の point

患者が**苦痛ととらえる第1関門**です。入口部を通過するまで**嘔吐反射**が出やすく、患者自身も緊張するため力が入りやすくなります。スコープが通過するとき、頭を後ろに反らせようとしたり、反射による体動がある場合があります。

声かけ＆タッチングでリラックスできるように介助を……「（体をさすりながら）肩や首の力を抜いてみましょう」

9 観察・撮影

食道

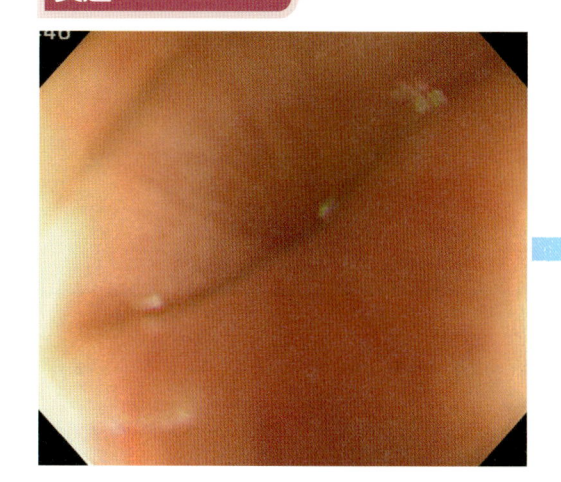

食道入口部通過

食道通過

スコープが食道入口部を通過するとき、最初の**嘔吐反射**が起こりやすい。力が入っていると梨状窩の通過が難しくなるため、力を抜き、**ため息を吐くようなゆっくりとした呼吸**をするよう促す。

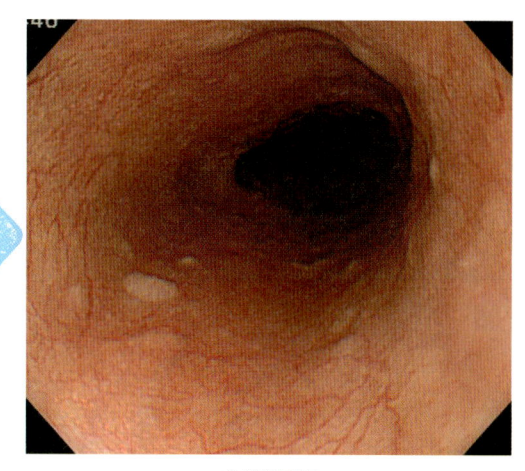

食道を通過するとき、患者は首を反らせたり、胸元の重苦しさを感じたりすることがある。後頭部の保持と背中をさするなどの**タッチングで苦しさの感じ方が和らぐことあり**。大事!!

挿入中のpoint

スコープが食道を通過するころ、鎮静薬の作用も効いてきます。

◆ **体位の崩れ**はないですか？
◆ **呼吸抑制**がきていませんか？
　……呼吸数の減少はないか？　SpO_2の低下はないか？
　　　チアノーゼの出現はないか？　呼吸停止はないか？
◆ **循環抑制**がきていませんか？
　……血圧の低下はないか？　不整脈や徐脈の出現はないか？

内視鏡の画像を見ながらも、患者の状態を常に観察しよう！

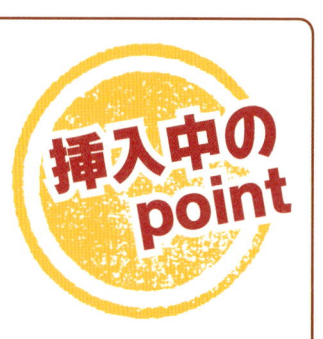

胃

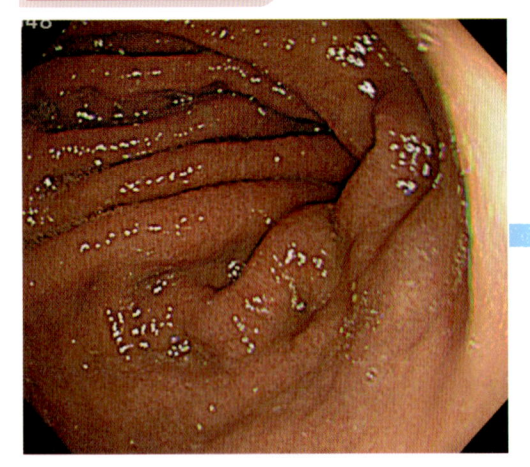

胃内通過

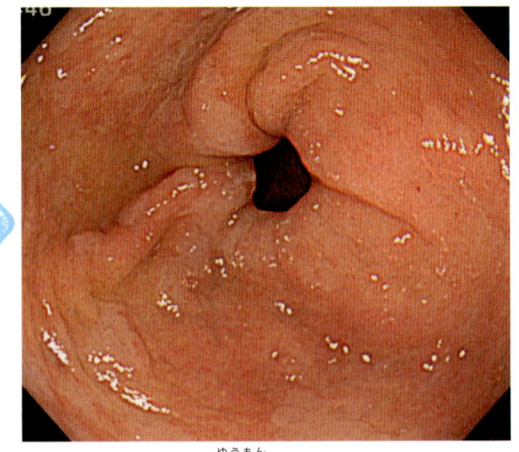

幽門通過

胃内に入ると、大彎のひだの走行に沿って前庭部まで挿入する。腹部や背中を**押されるような感覚**を生じるため、スコープの操作前に声かけしておくと安心。

胃内→幽門を通過する際、2回目の嘔吐反射を起こしやすい。スコープを押し進めていくため、少し腹部の重さや**押される感じ**がする。背中をさすったり、声かけすることで苦痛を和らげるように配慮！

十二指腸

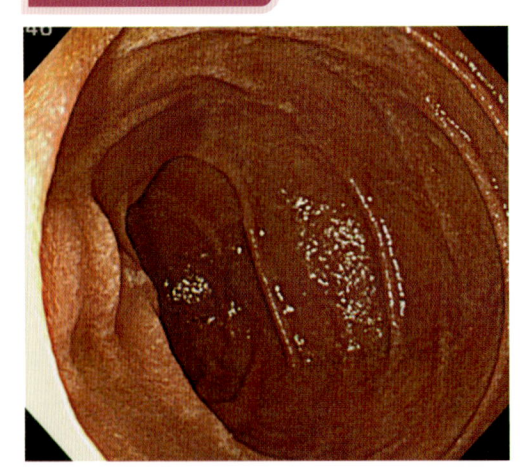

スコープを、十二指腸球部、乳頭部、下行脚まで挿入し観察を行う。

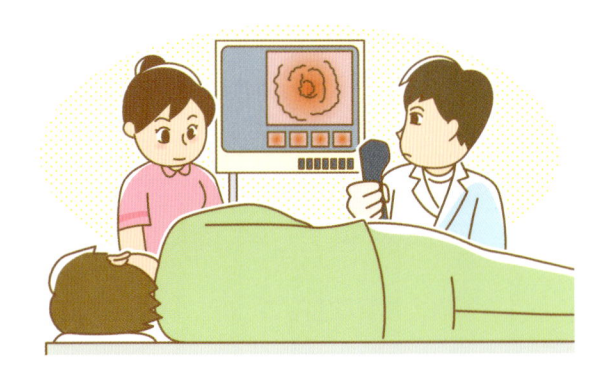

上部消化管内視鏡検査

胃・十二指腸

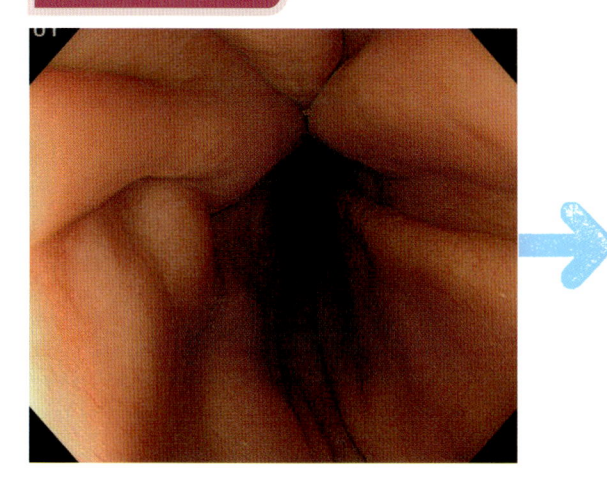

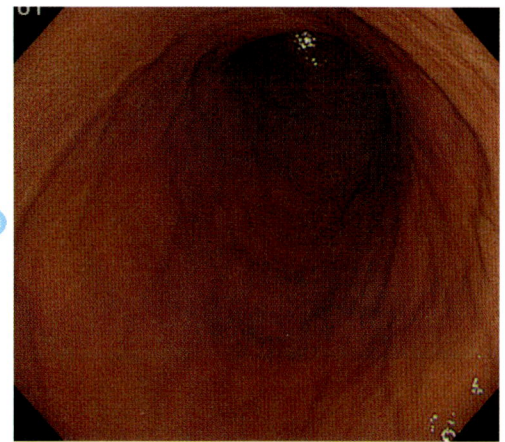

左：エアを抜いた胃内　　右：エアの入った胃内

胃および十二指腸に**エア**を入れ、粘膜のヒダの間もしっかり広げて観察。エアを入れると**腹部の張り感**を感じる。患者へ腹部の張り感について説明し、また**あごを引いてゲップをできるだけ我慢してもらう**よう声かけしていく。

10 色素観察を行う（96ページ参照）

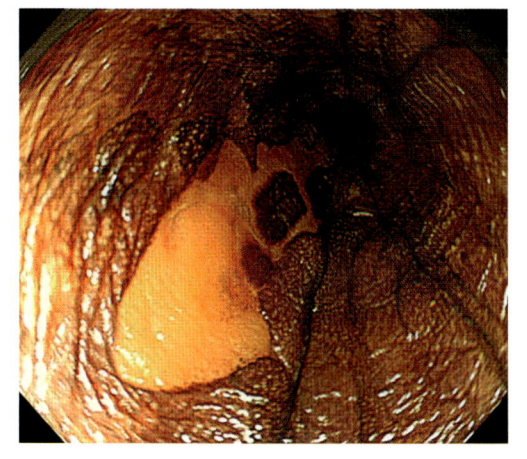

ルゴール（ヨード）散布（早期食道癌が不染）

Advice 食道の色素散布

食道の色素散布は**復路**に行います。往路で行うとルゴールによる刺激で**嘔吐**したり、**嘔吐反射を誘発**して十分な検査を行えなくなり、**患者の苦痛が増して**しまいます。

11 必要に応じて生検を行う（102ページ参照）

第3章 内視鏡検査とケアのポイント

12 スコープを抜去し、検査終了
- 速やかにマウスピースを外し、口腔内にたまっている**唾液を出してもらう**。
- **バイタルサインの測定**を行い、**状態の観察**を行う。

13 1時間ほど、回復室で安静にする
十分覚醒後、検査後の注意事項を説明する。

検査後、特に観察したい point

- ◆ 呼吸状態、覚醒状態、血圧、SpO₂
- ◆ 咽頭痛、腹痛の有無、色素による胸焼けや吐き気
- ◆ 血管痛はないか、血管炎を起こしていないか？　など

上部消化管内視鏡検査による**偶発症**としては**出血**が最も多く起こっています。万が一偶発症が起きた際には、速やかな対応策がとれる準備をしておきましょう。
詳しくは38ページをご覧ください。
その他、
　　＊**抗血栓療法**を行っている患者に対するケアについては42ページ
　　＊**セデーション**（鎮静）を行って検査した患者に対するケアについては48ページ
をご覧ください。

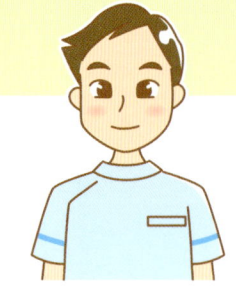

上部消化管内視鏡検査

検査後、特に伝えたい注意事項

薬剤・エアに関する注意

- **咽頭麻酔薬**……のどの麻酔がとれるまで1時間ほどかかります。それまでは水分や食事はとらないでください。のどがしびれているため、むせ込みやすくなるためです。水を少量飲んで、**むせないことを確認してから食事をとって**ください。
- **鎮痙薬**（ブスコパン、グルカゴン）……まれに目がチカチカする、のどが渇く、動悸がする、尿が出にくいなどの症状が出ることがありますが、しばらくするとよくなります。**目の症状が続いている間は車の運転は控えて**ください。
- **鎮静薬**……眠気が続いたり、判断力が低下することがあります。**今日は車の運転や大事な仕事はしないで**ください。
- **フルマゼニル**……66ページの「ここに注意」参照
- **エア**……検査中に空気を入れました。**おなかの張りや軽い痛みを感じることがあります**が、時間とともに治まります。ゲップやおならをすることでも解消します。

色素観察を行った場合

- 食道にルゴール液を散布しています。2〜3時間くらい、**軽い胸焼けや不快感があります**が、時間とともに軽くなりますので心配いりません。
- 青い色素を使っているので、**便や尿に色がつくことがあります**が心配いりません。

生検を行った場合

- 出血を予防するため、今日は、アルコールや刺激のあるもの、油分の多いものは避けて消化のよいものに、また入浴はシャワー程度に、運動も控えてください。
- 中止している薬は、○月○日から再開してください。

> **腹痛、下血、吐血、のどの痛みが続く、尿が出ない、発熱**といった症状があったら、**ただちに電話でご連絡**ください。また、その他の症状があったり、ご心配のある方もご連絡ください。

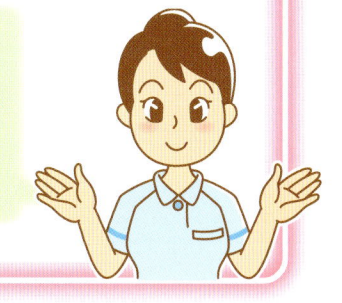

第3章 内視鏡検査とケアのポイント

経鼻内視鏡検査

　21世紀に入り、経口内視鏡のスコープの約半分の太さ（5mm前後）のスコープが開発されたことによって、鼻から通して行う経鼻内視鏡が登場し、経口内視鏡とともに行っている施設が増えてきています。

　適応は経口内視鏡とほぼ同じですが、以下のような場合が**よい適応**となります。

- 下顎脱臼を起こす（顎が外れる）ため経口内視鏡ができない患者
- 開口不能な患者（神経疾患患者など）
- 経口内視鏡では通過不能な狭窄病変のある患者
- 鎮静薬が使用できない　など

メリット

＊経口内視鏡よりスコープが細いため、検査中の**患者の苦痛が少ない**

＊舌の根元やのどの奥を刺激しないので、**吐き気（嘔吐反射）が起きにくい**

＊鎮痙薬、鎮静薬が不要になることが多い

＊検査中も会話が可能　など

デメリット

＊経口内視鏡より**画質が劣る**

＊内視鏡による**止血**などの治療ができない

＊鼻の不快感や圧迫感があり、鼻出血を起こすことがある　など

検査の方法

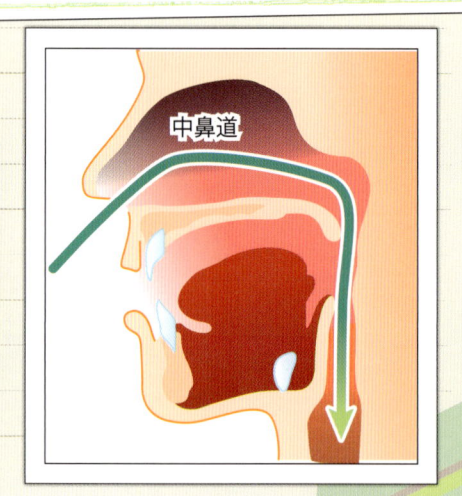

　経口内視鏡と異なる点は、❶鼻腔に鼻の通過をよくする局所血管収縮薬の**ナファゾリン硝酸塩**（プリビナなど）を点鼻・噴霧すること、❷鼻腔を**リドカイン塩酸塩**（キシロカインビスカス・スプレー・スティック）で麻酔すること、❸鎮痙薬、**鎮静薬を使用しない**ことで、その他は経口内視鏡と同様です。

中鼻道

小腸内視鏡検査

　小腸内視鏡検査には、従来からプッシュ式，ロープウエイ式，ゾンデ式の3つの方式がありましたが、患者の苦痛が大きいことや検査の不確実性から限られた場合以外には行われていませんでした。しかし、21世紀に入って**カプセル内視鏡**、**ダブルバルーン内視鏡**が開発され、大きな変革がもたらされました。

カプセル内視鏡

　少量の水で飲み込んだカプセル型の小さな内視鏡に内蔵されたカメラが1秒あたり2枚の画像を**6～8時間撮影**し、画像データを体外に送信します。撮影している間も**普通に生活することができます**。

　2012年11月現在、「事前に上部消化管内視鏡検査および下部消化管内視鏡検査を実施し、原因不明の消化管出血を伴う小腸疾患の診断を行うために使用した場合」に保険適応となっています。

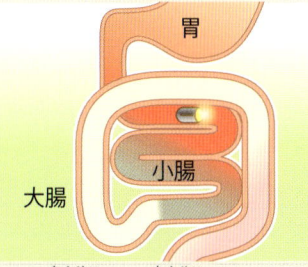

- 前投薬（鎮痙薬、鎮静薬）が不要
- 患者の苦痛なし
- 検査のみで生検や治療は不可能

ダブルバルーン内視鏡

　オーバーチューブに装着した2つのバルーンを交互に膨らませ・しぼませて、尺取り虫のように内視鏡を進ませる方法。**口からと肛門からの2回検査**を行って小腸全部を調べます。

　適応は、原因不明の消化管出血、原因不明の腹痛や下痢、小腸腫瘍・ポリープ、小腸狭窄、腸閉塞、小腸の炎症など多くの小腸疾患で、検査だけでなく**生検や治療も同時に行えます**。

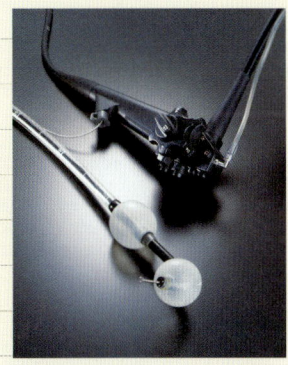

〈富士フイルムメディカル〉

- 前処置（咽頭麻酔、腸管洗浄）が必要
- 前投薬（鎮痙薬、鎮静薬）が必要
- 患者の苦痛あり
- 生検や治療も可能

第3章　内視鏡検査とケアのポイント

内視鏡検査とケアのポイント②

下部消化管内視鏡検査

肛門から回腸の末端までスコープを挿入し、粘膜を観察してくる検査。

大腸の構造

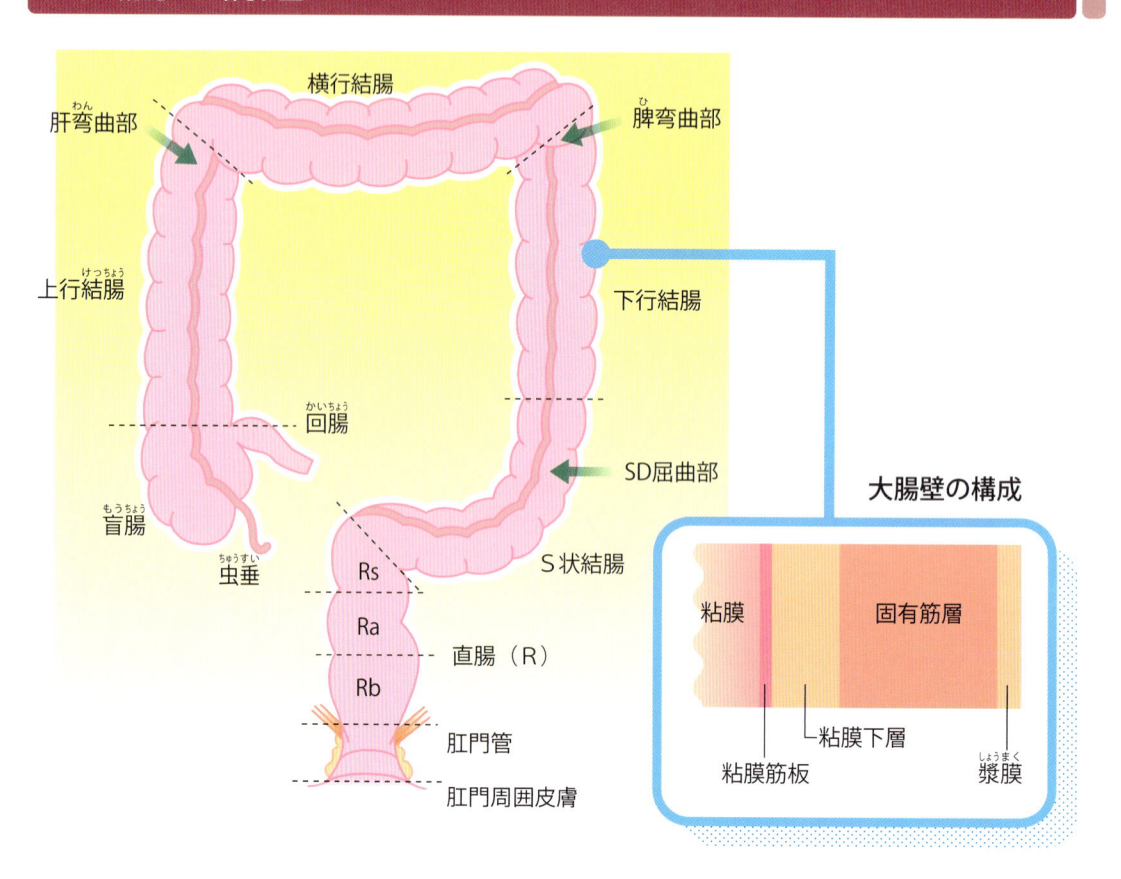

【図：大腸の構造】
- 横行結腸
- 肝弯曲部
- 脾弯曲部
- 上行結腸
- 下行結腸
- 回腸
- SD屈曲部
- 盲腸
- 虫垂
- S状結腸
- Rs
- Ra
- Rb
- 直腸（R）
- 肛門管
- 肛門周囲皮膚

大腸壁の構成
- 粘膜
- 固有筋層
- 粘膜筋板
- 粘膜下層
- 漿膜

- **大腸**は、虫垂、盲腸、結腸（上行結腸、横行結腸、下行結腸、S状結腸）、直腸からなる約1.5mの管腔の臓器。

- **大腸壁**は、内側から粘膜（粘膜上皮と粘膜固有層）、粘膜下層、固有筋層、漿膜の層で構成されている。

下部消化管内視鏡検査

内視鏡検査を必要とする主な大腸疾患と観察のポイント

大腸癌

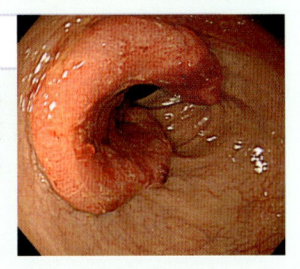

結腸・直腸に発生する上皮性悪性腫瘍。日本人では直腸とS状結腸に多く発生。

〈観察のポイント〉病変の大きさ・色調・形態・硬さ、ピットパターン（病変表面の模様）など

大腸ポリープ

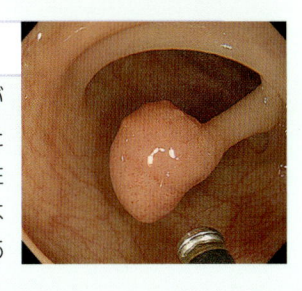

大腸粘膜の一部がいぼ状に隆起したもの。大部分は良性の腺腫だが、一部は癌になることがある。

〈観察のポイント〉ピットパターンなど大腸癌と同様

潰瘍性大腸炎

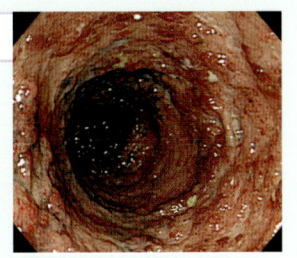

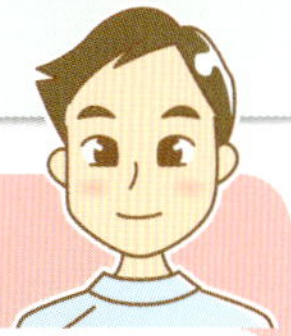

大腸粘膜が炎症を起こし、びらん、潰瘍などを生じる疾患。20～30代の若年者に多く発症。厚労省による難治性疾患の1つ。

〈観察のポイント〉直腸からの連続性、粘膜の浮腫、血管透見の消失、地図状の不整潰瘍など

クローン病

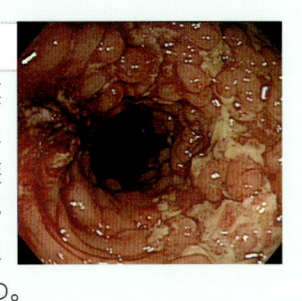

大腸・小腸の粘膜に慢性の炎症または潰瘍を起こす疾患。20代に最も多く発症。厚労省による難治性疾患の1つ。

〈観察のポイント〉縦走潰瘍、密集した玉石状の隆起、不整型潰瘍、アフタ性びらんなど

虚血性腸炎

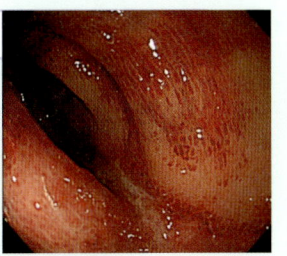

大腸への血液の循環が悪くなり、大腸粘膜が虚血状態となって炎症や潰瘍を生じ、突然の腹痛と下痢・下血をきたす疾患。

〈観察のポイント〉縦走潰瘍、粘膜の浮腫、暗赤色の膨隆など

Advice 表面の微細構造を観察

〈観察のポイント〉で共通していえることは、洗浄をしっかり行い、**通常観察、色素観察を行い、表面の微細構造を観察**し、淡い発赤、微妙な色調の違いや粘膜の違いに注意することです。

第3章　内視鏡検査とケアのポイント

適応と禁忌

あらゆる大腸の疾患が適応となります。ただし、下記の場合は**禁忌**となります。

* 検査自体が生命に危険を及ぼすような重篤な全身状態の場合
* 腹膜刺激症状がある場合
* 消化管穿孔、もしくはその疑いがあるもの
* イレウス（腸閉塞）、もしくはその疑いがあるもの
* 中毒性巨大結腸症（大腸が腫れ、毒素やガスがたまって膨らんでしまう状態）
* 患者の同意が得られない場合

下記の場合は、内視鏡検査を行う有用性が検査に伴う**危険性を上回る場合にのみ**行います。

- 腸管に高度な癒着（婦人科手術後など）があり、スコープの挿入によって疼痛を伴う場合
- 重篤な急性炎症や出血
- 全身状態がきわめて不良な状態

準備する機材・薬剤

大腸ビデオスコープ
CF-H260AI〈オリンパス〉

機材

* 内視鏡ビデオスコープシステム
* スコープ
* モニタリング装置
* 生検用具………生検鉗子、
　　　　　　　　ホルマリン（採取した粘膜の固定液）
* 救急セット……必要と考えられる場合

消化器内視鏡ビデオスコープシステム
『LUCERA　SPECTRUM　NBIシステム
〈オリンパス〉』

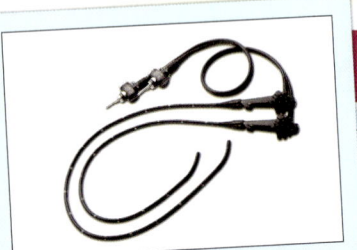

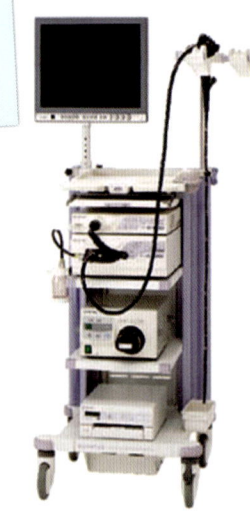

下部消化管内視鏡検査

薬剤

* 緩下剤……センノシド（プルゼニド）、ピコスルファートナトリウム水和物（ラキソベロンなど）➡検査前日の21時頃に服用
* 腸管洗浄液……ニフレック配合内用剤、クエン酸マグネシウム（マグコロールP）など➡検査当日に服用
* 消化管内ガス駆除剤……ジメチコン（ガスコン）➡ニフレック服用中に服用
* 潤滑剤……ヌルゼリー、リドカイン塩酸塩（キシロカインゼリー）➡肛門に使用
* 消化管運動抑制薬（鎮痙薬）……ブチルスコポラミン臭化物（ブスコパン）、グルカゴン（注射用グルカゴンG・ノボ）
* 鎮静薬……ジアゼパム（ホリゾン、セルシン）、フルニトラゼパム（サイレース、ロヒプノール）、ミダゾラム（ドルミカム）
* 鎮痛薬……ペチジン塩酸塩（オピスタン）、ペンタゾシン（ソセゴン）
* 拮抗薬……フルマゼニル（アネキセート）、ナロキソン塩酸塩（ナロキソン塩酸塩）
* 色素内視鏡検査用色素……インジゴカルミン、クリスタルバイオレット

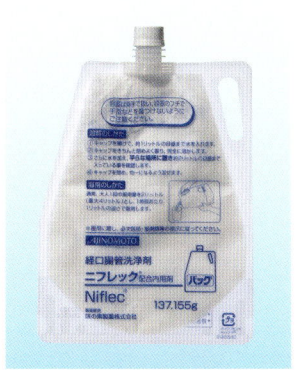

ニフレック配合内用剤
〈味の素製薬〉（2012年11月現在）

鎮痙薬を使用する場合は59ページの「鎮痙薬使用のpoint」を、鎮静薬を使用する場合は66ページの「ここに注意」を確認してください。

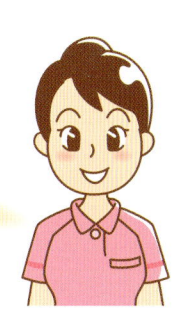

第3章 内視鏡検査とケアのポイント

前処置〜予約決定時の患者指導（在宅の場合）

検査の予約が決定したら、パンフレット（説明書）を用いて検査の目的、検査前日〜検査後の注意事項を患者が**納得するまでわかりやすく説明**し、患者の不安をとり除きます。
- **ポリープ**があった場合、切除するか否かを患者と相談しておく。
- **鎮静薬**の使用の有無を患者と相談しておく。

検査数日前〜前日の準備
- 毎日、**排便**があるように便通に気をつけてもらう。
- 便秘で**下剤**を服用している人は必ず飲み続けてもらう。
- 夕食は**20時まで**にとるようにする。油分や脂肪、食物繊維の多い食べ物は大腸内に残りやすいため避けてもらう。
- **検査食**があることを伝える。
  * 検査食→外来の場合は健康保険適応外、入院の場合は健康保険適応
- 水はできるだけ**たくさん飲む**。ジュースやアルコール類は20時までとする。
- 常用している薬は**いつもどおりに服用**。
- 検査前日の**21時頃**に、下剤のプルゼニドなどを服用してもらう。睡眠中に便意をもよおすことはないことを伝える。

Advice　検査前日の食事

「**検査前日は消化のよいものを食べてください**」　お勧めは例えば、
〈朝〉トースト1枚＋ポタージュスープ＋目玉焼きなどの卵料理
〈昼〉素うどん1杯（具なし）
〈おやつ〉プリン1個、ヨーグルト1個
〈夜〉おかゆ茶碗約1.5杯＋味噌汁1杯（野菜の具・薬味なし）＋冷ややっこ半丁＋梅干しペースト少量

検査当日
- 朝食はとらずに、指定した時間から**腸管洗浄液**（ニフレックなど）の服用を開始。2ℓを10〜13回ほどに分け、約1.5〜2時間かけて全部を飲んでもらう。
- 常用薬は、薬剤によって服用方法が異なる。
  - 血圧・心臓・喘息の薬、ステロイド薬、抗てんかん薬は、**検査の2時間前までに**服用。
  - 糖尿病の内服薬・注射薬は**使用せず**に、持参して来院してもらう。
- ニトログリセリンをもっている人は**必ず持参**してもらう。
- 来院後、排便の状態を確認。**検査可能な状態になってから検査**を行う。

避けてほしい主な食べ物

　野菜、きのこ、豆類、海藻などの食物繊維の多いものや、小さい種のある果物などは避ける。
〈野菜〉ネギ、ホウレンソウ、キャベツ、白菜、トマト、キュウリ、ピーマン、カボチャ、ゴボウ、ニンジン、サツマイモ、大根　など
〈キノコ〉エノキダケ、シイタケ、ナメコ　など
〈豆類〉サヤインゲン、大豆、小豆　など
〈果物〉イチゴ、パイナップル、干し柿、キウイ、干しぶどう、果肉入りジュース　など
〈海藻・ほか〉ワカメ、コンニャク、寒天　など

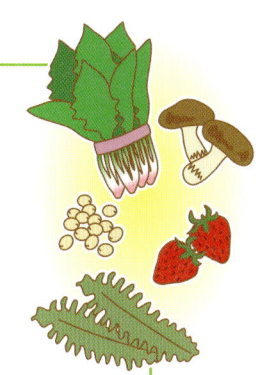

話し合いのpoint

　大腸内視鏡検査では、腸の内容物（便）が残っていると十分な観察ができず、また内視鏡の挿入手技が困難になります。そのため、**腸管を空にすることが大切**です。
　検査日が決まったら、ナースは患者と注意事項や腸管洗浄液の飲み方などについて話し合いますが、その際、最も大切なことは検査を受ける**患者さんの気持ちを知っておくこと**です。

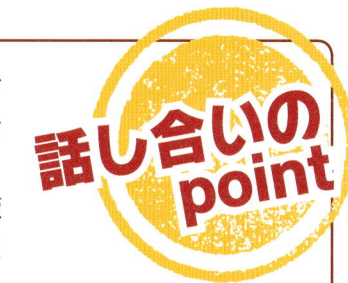

> 「腸管洗浄液2ℓ飲めるかな？　便はきれいになるのかな？」
> 「内視鏡検査は痛くないかな？」
> 「麻酔はどんなふうにするの？」
> 「ポリープがあったらどうしよう？」
> 「日帰りで帰れるの？　その後の生活はどうなるの？」
> 　……

　特に**在宅で腸管洗浄液を服用する人**には、より一層のきめ細かい配慮が必要になります。パンフレットを用いて1つずつ話し合いながらチェックすることで不安や疑問は軽減し、より理解を得て検査に望むことができるようになります。
　この「話し合い」がすべて看護につながります。

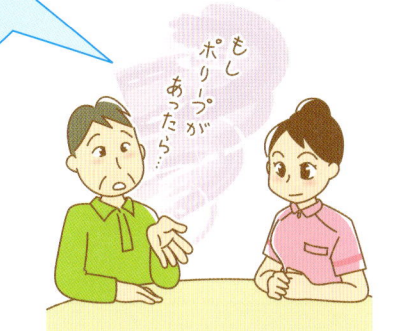

もしポリープがあったら…

> ○月○日○時○○分から飲み始めてください。
> 朝食は食べないでください。

ご自宅でニフレックを飲む方へ（一例）

〈飲み方〉

1 ニフレックのパックに水を1ℓ入れて、ふたをしてパックをよく振り、薬を溶かします。
溶けたら2ℓの目盛りまで水を入れ、2ℓの水で溶かします。

2 コップ1杯（約200cc）を10分おきに飲みます。1時間あたり1ℓの速さで服用します。
※飲み始めたら水やお茶など、ほかの水分はとらないでください。薬の効果が下がります。

3 飲み始めたら、簡単なストレッチや室内を歩くなどして積極的に動いてください。大腸の動きを活発にして、排便を促します。

4 10杯目で、ガスコン錠を一緒に服用してください。

5 排便が始まっても、最後まで飲みきります。

6 8〜15回ほど、液状の排便があります。便意がなくても1ℓ飲み終えたら、定期的にトイレに行ってください。一度便が出始めると、便意がなくても便座に座ると便意をもよおすことがあります。

7 ニフレックを服用中は、飴玉やガムなどを食べないでください。

※多少、吐き気が出ることがあります。服用時間の間隔を15〜20分おきにして様子をみながら飲んでください。
※1ℓ服用したあたりから寒気が起こることがあります。上着を足すなど体を温めながら飲んでください。
※次のような症状が現れたら、飲むのをやめて休んでください。
❶顔が青ざめる　❷顔のむくみ　❸息苦しさ　❹めまい　❺じんましん　❻お腹が痛い　❼吐く
➡このような症状が出た場合は、病院へ連絡してください。

下部消化管内視鏡検査

※服用時間をできるだけ記入してください。「飲み始め」と「飲み終わり」の時間は必ず記入してください。

服用時間			ニフレック	症状の有無	排便の有無
始め	時	分	☐ 1杯目（200ccを10分おき）		あり・なし
	時	分	☐ 2杯目		あり・なし
	時	分	☐ 3杯目		あり・なし
	時	分	☐ 4杯目		あり・なし
	時	分	☐ 5杯目		あり・なし
	時	分	☐ 6杯目		あり・なし
	時	分	☐ 7杯目		あり・なし
	時	分	☐ 8杯目		あり・なし
	時	分	☐ 9杯目		あり・なし
	時	分	☐ 10杯目（順調ですとここで2ℓです）ガスコン錠を一緒に飲んでください		あり・なし
	時	分	☐ 11杯目		あり・なし
	時	分	☐ 12杯目		あり・なし
	時	分	☐ 13杯目		あり・なし

〈ニフレック飲み終わり後の注意事項〉

※飲み終わってから1時間は、ほかの水分はとらないでください。
　1時間過ぎたら、コップ1～2杯の水は飲んでもかまいません。
※10回以上排便があったあと、便意は次第に落ちつきます。
※最終の排便チェックは、病院で看護師が確認いたします。
※この記入用紙は、検査のときにご持参ください。受付に提出をお願いいたします。

Advice　腸管洗浄の追加処置

便に固形物がなくなり、**透明感のある液体になれば前処置はOK**です。
便の性状がクリアにならなくても、飲み終わったら来院してもらい、最終の排便をチェック。検査が難しいなら、医師の指示のもとに**追加の処置**を行います。

- 腸管洗浄液を追加して服用
- グリセリン浣腸、高圧浣腸

第3章　内視鏡検査とケアのポイント

検査の実際

1 入室
患者の氏名、生年月日、問診票、薬剤を確認する。

2 体位をとる（左側臥位）
- 背中〜殿部のラインがまっすぐになるように。
- 膝を曲げる。

> 検査室は、見渡せるセッティングが重要。
> 「扇状の視野」が大切！（62ページ）

3 モニタリングを準備
検査中の循環動態や呼吸状態の変動に対して測定装置をセッティングし、モニタリングしていく。特に**鎮静薬を使用する患者は必ず**！

4 血管を確保
血管内留置しておくことで、追加の薬剤投与や拮抗薬の投与が速やかに行える。

5 鎮痙薬を投与
ブスコパン1A20mg、グルカゴンG・ノボを筋注または静注し、大腸の運動を抑制する。

6 鎮静薬を投与
患者が希望した場合、ジアゼパム、フルニトラゼパム、ミダゾラムなどを投与する。以下のような場合、**患者の了解をとったうえで**鎮静薬を投与することがある。
- 患者が内視鏡検査に対して**強い不安を抱いている場合**
- 検査が通常よりも**長引きそうな場合** など

Advice　投与後は授乳を中止

授乳婦に鎮静薬を投与すると母乳中に移行するため、投与後は**授乳の中止が必要**です。事前に**授乳の中止ができるか否か**を確認しておきます。

下部消化管内視鏡検査

7 **肛門、直腸を視診**
- 医師がスコープの挿入前に、潤滑剤（ヌルゼリーやキシロカインゼリーなど）を用いて行う。
- 肛門より示指（人差し指）の長さにわたり、全方向の粘膜面を触知できる。

8 **肛門からスコープを挿入する**
女性の場合、肛門と腟が隣接しているため、位置を確認して挿入する。

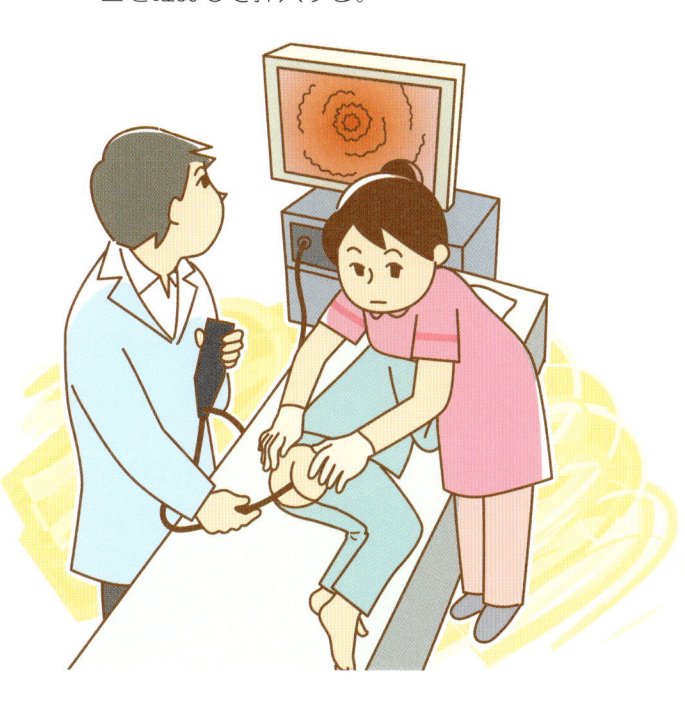

Advice アレルギーの有無

キシロカインゼリーを使うときは**キシロカインアレルギー**がないか、事前に確認を。

Advice 殿部を軽く開く

介助者が、殿部を**両手で軽く開く**ようにすることで肛門の位置がはっきりし、医師は挿入しやすくなります。

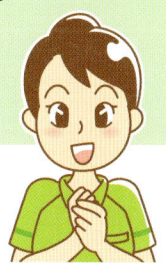

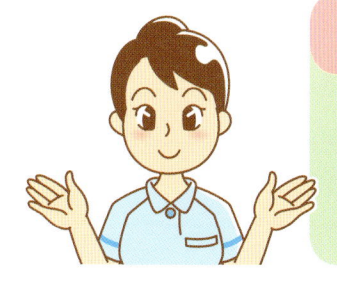

Advice 挿入時の声かけ

スコープ挿入時、**力が入ると**痛みを感じたり、挿入が困難になるため、患者に「**力を抜くように**」と伝えます。また、挿入時のみ、口で「**フーフー**」と息をしてもらうように声かけしましょう。

第3章 内視鏡検査とケアのポイント

内視鏡挿入に最も重要な軸保持短縮法、

軸保持短縮法

　大腸内視鏡の挿入法には大別して、**軸保持短縮法**、プッシュ法がありますが、患者の苦痛を最小限にする**軸保持短縮法**で行うのが基本です。

　軸保持短縮法とは、**内視鏡軸を大腸の軸に一致させる方法**です。大腸には、**直腸、SD屈曲部、脾弯曲部、肝弯曲部、盲腸**という5つの固定された部分があります。この5つの点を直線で結んだ経路が**直腸から盲腸までの最短経路**であり、この経路に沿って腸管を短縮しながら内視鏡を挿入していきます。

　内視鏡の軸を大腸の軸に近づけるようにしながら、腸管を折りたたんで短くすることで、**患者の苦痛が軽減**されます。**腸管を過伸展にすると患者の苦痛が強くなる**だけでなく、**腸管穿孔の危険**を伴うため、腸管を畳んで挿入する**軸保持短縮法がベスト**です。

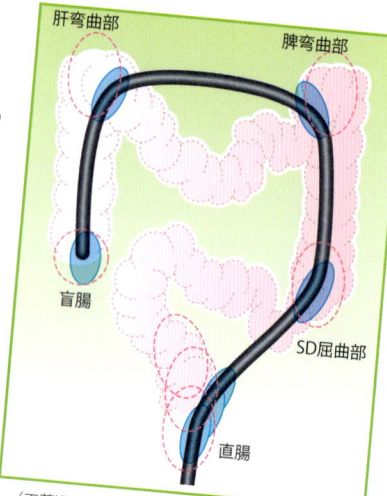

（工藤進英著「大腸内視鏡Q&A」医薬ジャーナル社より）

肝弯曲部　脾弯曲部　盲腸　SD屈曲部　直腸

体位変換

　内視鏡の挿入において、**体位変換は用手圧迫法と同様に有効**です。重力を利用して腸管の走行を変化させたり、腸の屈曲を和らげるなどによって挿入がスムーズに行えます。

　内視鏡の挿入時は**左側臥位**で行いますが、それ以降は術者によって異なります。❶スコープが直腸に入ったら**仰臥位**とし、回盲部まで**仰臥位**で行う、❷脾弯曲までは**左側臥位**➡横行結腸中央部までは**仰臥位**➡上行結腸遠位部までは**左側臥位**➡回盲部までは**仰臥位**、❸挿入時から回盲部まで**左側臥位**など。

　どのような体位で行うか、事前に術者と相談し、画像をよく見ながらスコープの先端が進みにくいようなら術者の指示に従い、**速やかに用手圧迫を行って補助**します。

体位変換、用手圧迫法（ようしゅあっぱくほう）

下部消化管内視鏡検査

用手圧迫法

　内視鏡挿入時に、**介助者**による腹壁の圧迫を効果的に行うことで、医師がスコープをプッシュ操作を行うことなくスムーズに挿入することが可能となります。**用手圧迫法の目的**を3つあげます。

❶ 局所的な圧迫を行うことで、これから挿入する腸の管腔を近づけて**スコープをプッシュせずに屈曲部を超えていく**ため

❷ 通過した**腸管が過進展するのを最小限にする**ため

❸ 局所的な圧迫を行うことで、**屈曲部を鈍角にする**ため

　用手圧迫では、**最も効果的なポイントを探し当てる**ことが重要です。圧迫のしかたは、指先を使用したり、手のひら全体でもち上げたり、力の強弱など、腸管の場所によってさまざまです。圧迫によって過度な痛みが生じていないか、**患者の苦痛や反応を確認しながら行う**ことが大切です。

　また、圧迫を行っている際は、圧迫している**介助者**自身も画面を観察し、腸管の管腔（かんくう）が近づいてくるのを確認します。効果的な圧迫を行うことで、**スムーズな挿入、苦痛の最小限な挿入につながる**といっても過言ではありません。

　用手圧迫は**優れた補助手段**であり、**介助者**の力に負うところが極めて大きいものです。理論と技術を習得し、**介助者**が患者の苦痛を最小限にする**内視鏡挿入の重要な存在**となってほしいと願います。

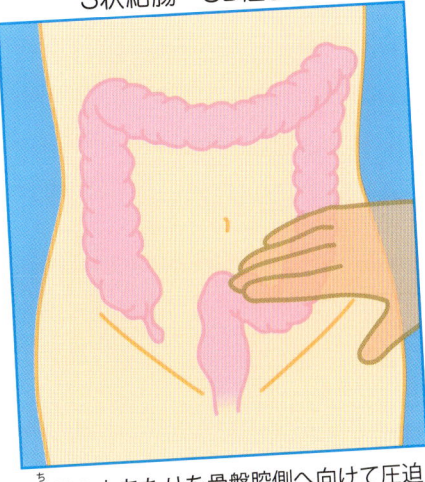

S状結腸・SD屈曲部

恥（ち）骨の上あたりを骨盤腔側へ向けて圧迫

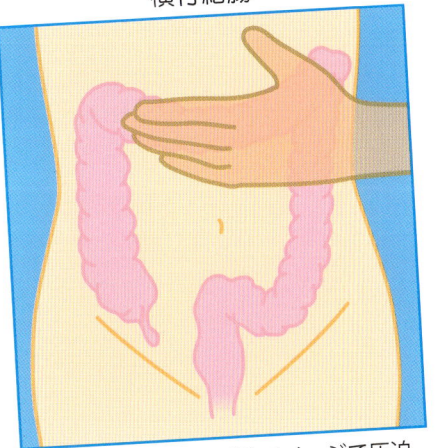

横行結腸

横行結腸をもちあげるイメージで圧迫

第3章　内視鏡検査とケアのポイント

9 観察・撮影

挿入中は腸を短縮するため、観察は主に帰り道に行う。カメラが回盲部(かいもう)に着いてから、スコープを抜きながら観察・撮影していく。

> 観察・撮影の全貌は18〜24ページをご覧ください。

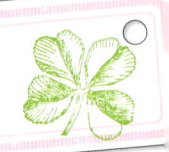

- **エアを入れて**腸管を広げ、死角を最小限にする。
- **体位を変えながら**、エアの移動を行いつつ観察する。

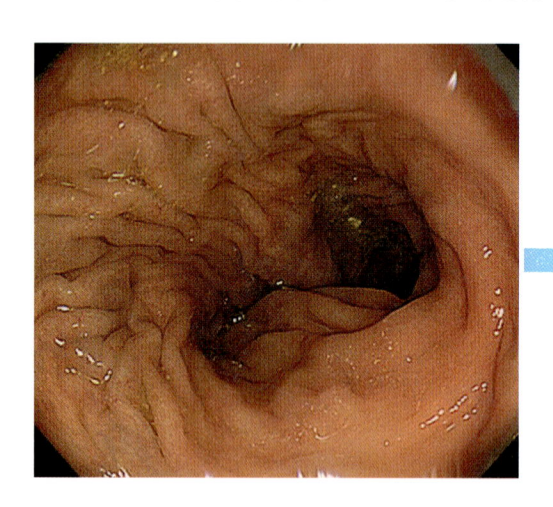

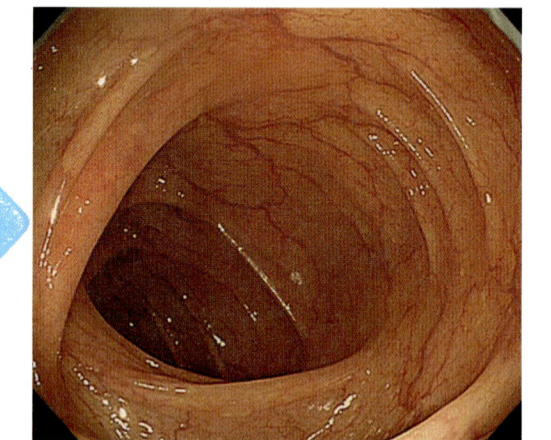

Advice 体位変換とエア

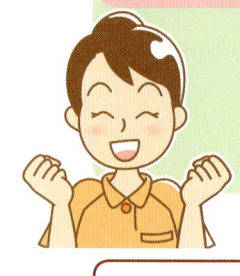

エアは上にたまろうとするため、術者によっては上行結腸を観察するときは**左側臥位**(そくがい)に、横行結腸は**仰臥位**(ぎょうがい)、下行結腸やS状結腸は**右側臥位**にするなど、体位変換を行いながら最小のエアで効率よく観察・撮影を行います。

挿入中の観察 point

- ◆ 痛みの有無と程度
- ◆ 腹部の張り、排ガスの有無 → 我慢せずに出すように伝える
- ◆ 吐き気の有無
- ◆ バイタルサインの変動　など

下部消化管内視鏡検査

10 色素観察をする（96ページ参照）

11 必要に応じて生検をする（102ページ参照）

12 必要に応じてポリープを切除（ポリペクトミー）する（108ページ参照）
観察と同時に治療を行う。

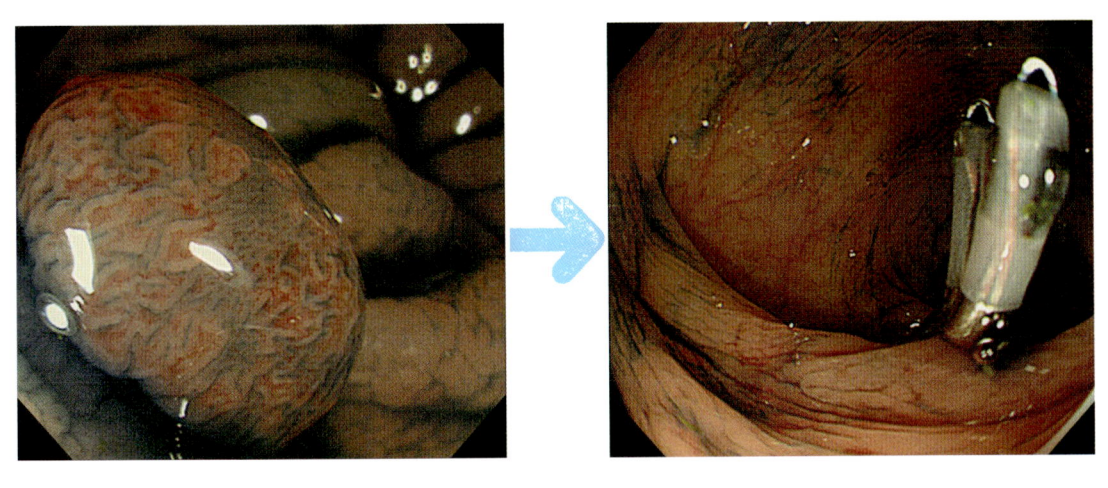

ポリープらしき病変がみられたら、色素（インジゴカルミン、クリスタルバイオレットなど）を散布。鎮静薬を使わない患者の場合は、ポリープの状態を患者に説明し、**あらためて切除の可否を聞き**、希望する場合は切除する。

13 スコープを抜去し、検査終了
- 肛門、肛門周囲の汚れを拭く。
- 腹部の状態を観察する➡吐き気、腹痛、腹部緊満はないか。
- 腸管に残ったエアが、腸の動きが戻ると**ガスとして出る**ことを伝える。
- 終了時に、エアによる腹部膨満感が強い場合は、**ガスブジー**を行うなどでガス抜きを行う。
- バイタルサインの変動のチェック。
- 意識状態のチェック。

14 1時間ほど、回復室で安静にする

- 上記⑬の点、およびポリペクトミーを行ったら**出血（下血）の有無を確認**。状態が安定していることを確認のうえ、点滴を終了し更衣を行う。
- 帰宅後の注意事項を説明する。

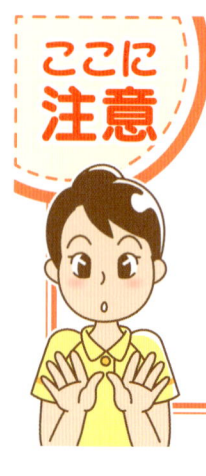

> **ここに注意**
>
> 　上部消化管内視鏡検査と同様に、鎮静薬を投与した場合は、一般に検査終了後に**フルマゼニル**を静注し、**鎮静の解除**をはかります。
> 　ただし、鎮静薬の中には消失半減期がフルマゼニルの半減期（約50分）より長いものがあり、患者が帰宅してから**鎮静薬の作用が再出現する可能性**があるので注意。その旨を患者に説明し、具合が悪くなったら連絡するようにしてもらいます。そのため、**フルマゼニルを使用せず**、検査後は十分に休んでもらって回復を待つ場合も少なくありません。

　下部消化管内視鏡検査による**偶発症**としては**穿孔**が最も多く起こっています。万が一偶発症が起きた際には、速やかな対応策がとれる準備をしておきましょう。
詳しくは38ページをご覧ください。
その他、
- **抗血栓療法**を行っている患者に対するケアについては42ページ
- **セデーション**（鎮静）を行って検査した患者に対するケアについては48ページ

をご覧ください。

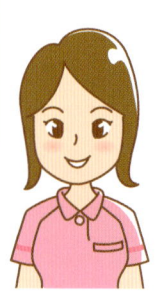

検査後、特に伝えたい注意事項

薬剤・エアに関する注意

- **鎮痙薬**……まれに、目がチカチカする、のどが渇く、動悸がする、尿が出にくいなどの症状が出ることがありますが、しばらくするとよくなります。目の症状が続いている間は車の運転は控えてください。
- **鎮静薬**……眠気が続いたり、判断力が低下することがあります。検査当日は車の運転や大事な仕事はしないでください。
- **フルマゼニル**……左ページの「**ここに注意**」参照
- **エア**……検査中に空気を入れました。おなかの張りや軽い痛みを感じることがありますが、時間とともに治まります。ゲップやおならをすることでも解消します。

色素観察を行った場合

- 青い色素を使っているので、便や尿に色がつくことがありますが心配いりません。

生検を行った場合

- 出血を予防するため、今日は、アルコールや刺激のあるもの、油分の多いものは避けて消化のよいものに、また入浴はシャワー程度に、運動も控えてください。
- 中止している薬は、〇月〇日から再開してください。

ポリペクトミーを行った場合……113ページ参照

水分・食事

- 検査後は脱水状態になっています。いつもより多めに水分をとってください。
- 消化のよいものから少しずつとり、具合が悪くならないことを確認しながらゆっくりと食べてください。

> **腹痛、血便、膨満感がとれない**といった症状があったら、**ただちに電話でご連絡**ください。また、その他の症状があったり、ご心配のある方もご連絡ください。

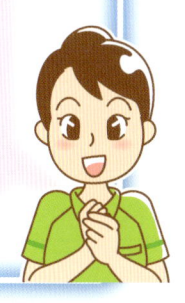

内視鏡検査とケアのポイント③

超音波内視鏡検査 EUS

超音波内視鏡専用機を消化管内に挿入して超音波像を得る検査。

　超音波内視鏡検査（endoscopic ultrasonography：EUS）には、内視鏡の先端に超音波発生装置を装着した**超音波内視鏡専用機**と、内視鏡の鉗子孔を通じて消化管内に挿入して超音波像を得る**プローブタイプ**（細径超音波プローブ、３D超音波プローブ）があります。

適応と禁忌

適応

消化管
* 消化管悪性腫瘍の深達度・他臓器への浸潤・リンパ節転移の診断、治療効果の判定
* 粘膜下腫瘍（SMT）の発生部位の診断や質的診断
* 食道胃静脈瘤の治療法の選択、再発予測、治療効果の判定
* 消化性潰瘍、食道アカラシア、炎症性腸炎などの診断
* 縦隔疾患や腹腔内腫瘍

胆膵の領域
* 胆道系悪性腫瘍の深達度・他臓器への浸潤・リンパ節転移の診断、治療効果の判定など
* 胆道系良性腫瘍の診断など➡胆石症、胆嚢ポリープ、胆嚢炎、総胆管結石、胆管炎、アデノミオマトーシスなど
* 膵悪性腫瘍の鑑別、進展度診断、治療効果の判定
* 膵良性疾患の診断➡膵胆管合流異常、慢性膵炎、膵管狭窄など

超音波内視鏡検査（EUS）

禁忌

EUSを行う危険性が、行うことの有用性を上回る場合に禁忌となります。

* イレウス（腸閉塞）
* 手術直後や消化管穿孔
* 重篤な循環器疾患や呼吸器疾患
* 検査に対するインフォームド・コンセントが得られない場合　など

EUSの方法

EUSの方法には、以下の3つがあります。

脱気水充満法
脱気水を消化管内に充満させ、病変を水没させて観察する方法。

バルーン法
内視鏡先端部の探触子にバルーンをかぶせ、その中に脱気水を注入して観察する方法。

併用法
上記の2つを併用する方法。

準備する機材・薬剤

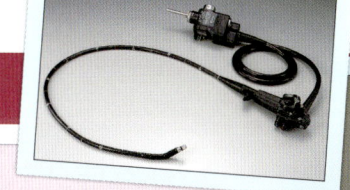

超音波ガストロビデオスコープ GF-UM2000〈オリンパス〉

機材
* 超音波内視鏡専用機
* 細径超音波プローブ、3D超音波プローブ
* 脱気水、脱気水注入装置
* バルーン……バルーン法で行う場合
* 記録装置
* モニタリング装置
* 救急セット……必要と考えられる場合

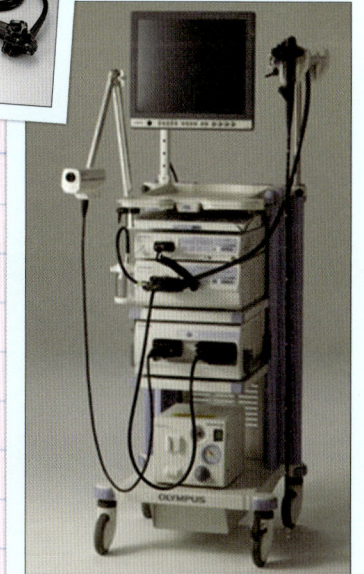

内視鏡用超音波観測装置 EU-ME1〈オリンパス〉

第3章　内視鏡検査とケアのポイント

薬剤

上部消化管（食道、胃、十二指腸）の場合
＊上部消化管内視鏡検査に準じる（59ページ）。

下部消化管（大腸）の場合
＊下部消化管内視鏡検査に準じる（77ページ）。

胆膵(たんすい)領域の場合
＊上部消化管内視鏡検査に準じる（59ページ）。

Advice 消泡液をしっかり服用

病変部に粘液が付着していると、EUS像の第1層が肥厚して抽出しにくいため、前処置で**消泡液をしっかり服用**してもらいます。

ただし、胆嚢(たんのう)を目的としたEUS時は消泡液を服用することで胆嚢が収縮し、観察しにくくなることもあるので、医師に**前処置の指示を必ず確認**しておきましょう。

前処置

上部消化管（食道、胃、十二指腸）の場合
● 上部消化管内視鏡検査に準じる（60ページ）。

下部消化管（大腸）の場合
● 下部消化管内視鏡検査に準じる（78ページ）。

胆膵(たんすい)領域の場合
● 上部消化管内視鏡検査に準じる（60ページ）。

Advice 音波を通す脱気水

「なぜ脱気水を用いるの？」
臓器内に気泡（ガス）がたまっていると、超音波が気泡によって妨げられて**抽出が難しくなる**ためです。
脱気水を注入しても簡単に流れ出してしまう臓器は、バルーンの中に脱気水を入れて抽出します。

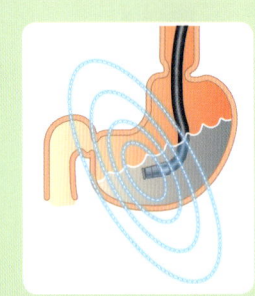

「脱気水はどうやってつくるの？」
水道水を煮沸(しゃふつ)して空気の部分を飛ばし、**冷ましたもの**を使用します。ボトルで販売されている蒸留水を使用している施設もあります。

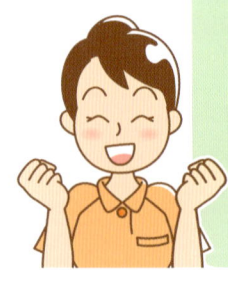

検査の実際

検査の手順・ケアの方法は、通常の内視鏡検査とほぼ同じです。**異なる点**は、

- **脱気水**を注入して超音波画像を抽出すること
- 通常の内視鏡検査より**時間がかかる**こと
- スコープが通常の内視鏡より太いため、挿入する際に**不快感が強くなる**こと
- 下部消化管の病変の検査の際に、病変全体が脱気水に水没することでより観察しやすくなるため、一番描出しやすい**体位に変換**する場合もあること
- 胆膵領域の観察用のIDUSを挿入した場合は、通常のERCP（内視鏡的逆行性膵胆管造影法、140ページ）よりも胆管炎や膵炎発症のリスクが高くなるため、術後だけでなく**翌日の状態観察**も重要となること

などです。これらのことを患者に事前に説明し、できるだけ苦痛のない、安全なケアを心がけましょう。

食道癌

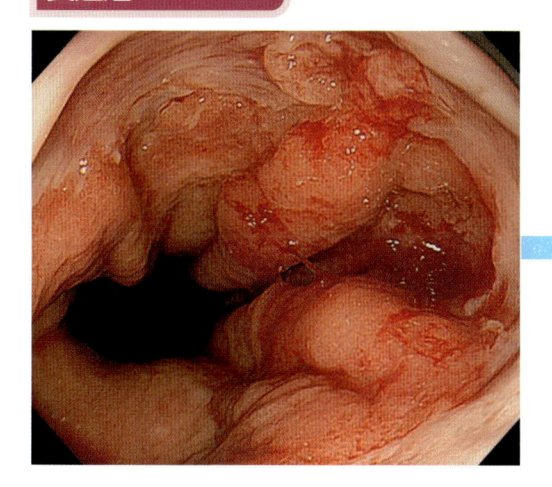

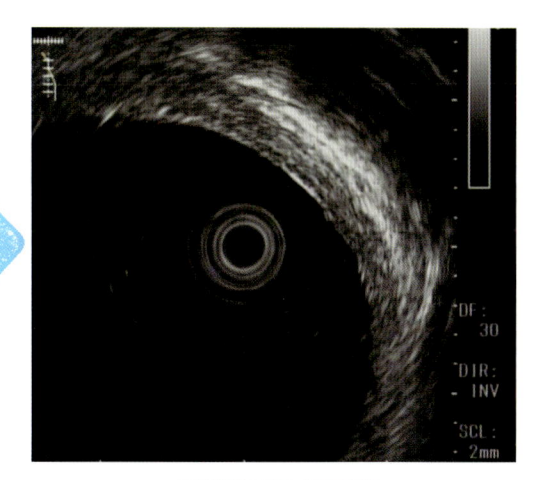

食道癌のEUS画像

Advice 適宜、速やかに吸引を

脱気水が胃内に**多量にたまる**と、**腹部膨満感**や**嘔吐**の原因ともなります。検査中、脱気水が**逆流する**ことがあります。**誤嚥**を予防するために、口腔内にたまった貯留物は適宜、吸引することが大切です。

胃癌

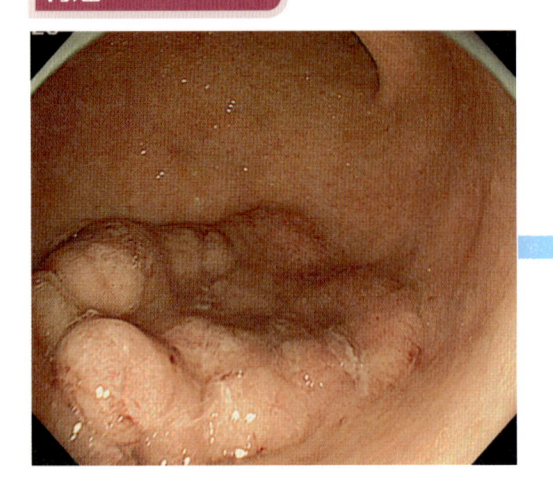

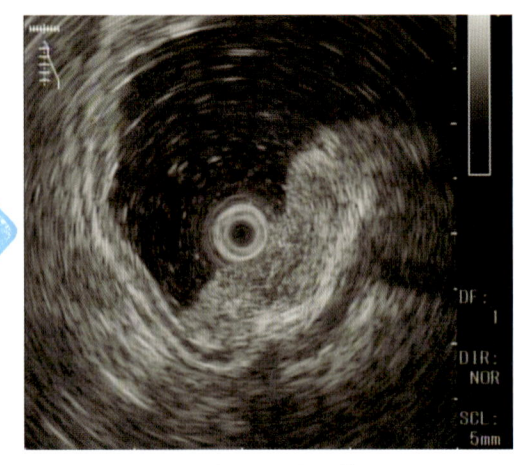

胃癌のEUS画像

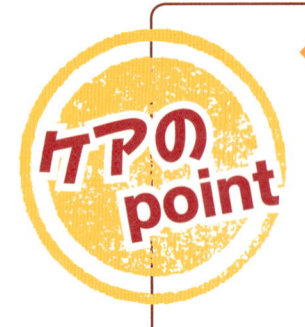

ケアのpoint

◆ 大腸のEUSでは、腸管内に脱気水を多量にため、**時間をかけて**観察する場合があります。場合によっては**体位変換**を行い、最も超音波画像が抽出される体位をとります。

◆ 寒さを訴える患者や、排ガスとともに**脱気水が漏れる**こともあります。あらかじめ、**タオルケット**などをかける配慮、殿部の下に**吸水パット**を敷き、不快感を最小限に努める配慮が必要です。

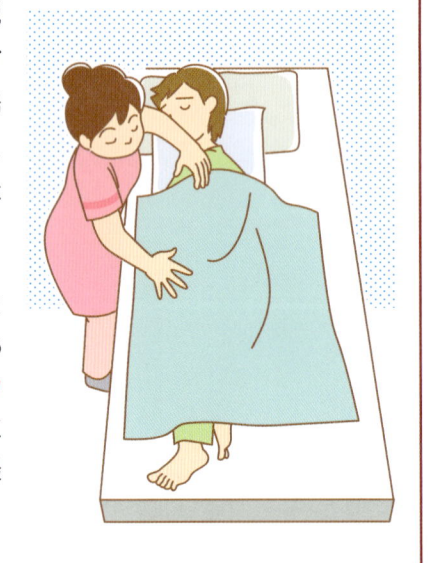

狭帯域光観察（NBI）

狭帯域光観察（NBI：narrow band imaging）は、内視鏡観察光の分光特性によって、粘膜表面の血管や粘膜微細模様（サーフェイスパターン）を強調表示する検査です。

血液中のヘモグロビンは、415nmと540nmの光の波長を強く吸収します。そこで、ヘモグロビンを吸収するように狭帯域化された2つの波長の光を使用して、415nmで表層血管を抽出し（茶色パターン）、540nmで深部の血管を抽出して病変を診断します。

NBIのメリット

咽頭・喉頭・食道

ヨード散布による刺激や誤嚥の危険性がある咽頭や喉頭は、散布が不可能です。NBIを用いることで、血管（IPCL）パターンを観察でき診断に有用です。**早期食道癌**では、ヨード染色の範囲がNBIでの観察時よりも広範囲に及ぶ場合もあるため、NBIを用いた血管の形態変化とあわせて観察することで、範囲診断に役立ちます。

胃

早期胃癌では拡大内視鏡とNBIを組み合わせることで、癌の組織型の推定に有用です。腺管模様や毛細血管のパターンの認識をNBIで観察し、診断します。

大腸

大腸病変の表面構造を拡大観察し、腺管開口部の模様やサーフェイスパターンを観察し、その診断能をあげることに効果を発揮しています。

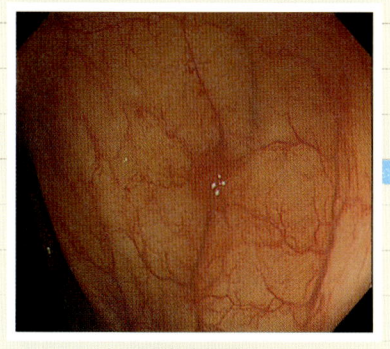

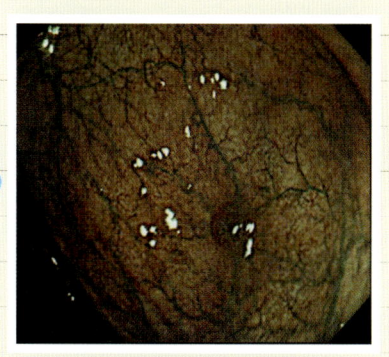

通常光観察 → NBI：腺管開口部の模様とサーフェイスパターンを観察

第3章 内視鏡検査とケアのポイント

内視鏡検査とケアのポイント④

色素内視鏡検査
（しきそないしきょうけんさ）

色素を散布・噴霧し、より詳しく病態を把握する検査。

色素内視鏡検査の種類と主な色素

コントラスト法

粘膜表面の凹凸の凹に**色素液がたまる**ことを利用して強調する方法。病変の形態や性状を観察。
- インジゴカルミン…………青色 ▶ 食道、胃、十二指腸、大腸

染色法

粘膜上皮への**色素液の浸潤や吸収**によって着色した状態を観察。正常組織の機能を観察する目的で行うこともある。
- メチレンブルー……………青色 ▶ 胃、十二指腸、小腸、大腸
- トルイジンブルー…………青紫色 ▶ 食道、胃
- クリスタルバイオレット……青ピンク、pHにより変色
  ▶ 胃、十二指腸、小腸、大腸

反応法

色素液が粘膜細胞の分泌物、粘膜内の特定物質と**化学反応を起こす**という性質を利用した方法。
- ルゴール（ヨード）…………赤褐色 ▶ 食道
- コンゴーレッド……………pH 3で青紫色、pH 5で赤色 ▶ 胃
- フェノールレッド……………pH 6で黄色、pH 8で赤色 ▶ 胃

その他

上記の方法を併用して、1回の検査で行うこともある。
- コンゴーレッド・メチレンブルー法
- トルイジンブルー・ヨード二重染色法　など

色素内視鏡検査では、上記の薬液を粘膜に散布し、コントラストを確認、染色・反応による粘膜構造などを観察します。

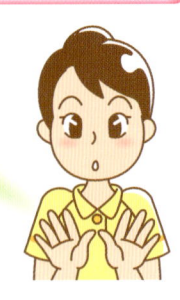

適応と禁忌・注意

色素内視鏡検査は、色素液を散布あるいは噴霧することで、通常の内視鏡検査では識別困難な消化管の病変を内視鏡的に観察する方法です。

適応
スクリーニング時に、あるいは精査による内視鏡検査を必要とする消化管疾患

禁忌・注意
* ルゴール（ヨード）……ヨード過敏症の患者には用いない。あるいは厳重な注意のもとに使用する。
* フェノールレッド………この色素液は尿素が分解されてアンモニアが発生するため、高アンモニア血症の患者に対しての適応には注意を要する。

色素の投与法

色素液の投与法には、❶直接法、❷間接法（検査前に色素を内服または注腸投与）、❸血管内投与法、❹粘膜下注入法があります。

直接法は、シリンジあるいは散布チューブを用いて、色素液を直接、散布する方法。色素液使用前の通常像と比較でき、また必要に応じて色素液を追加できるため、通常はこの方法が用いられます。

- **シリンジ**を直接鉗子口に接続し、散布する
- **散布チューブ**を挿入し、チューブを用いて噴霧する

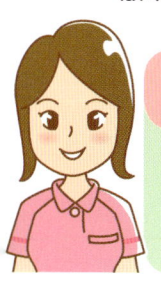

Advice 私服には防護カバーを

患者が検査着に着替えずに**私服のまま検査**する場合、色素が飛び散るなどして**衣類を汚染する場合**があります。**防護カバーのシーツ**でおおうなどの対策を。

色素内視鏡検査の流れ

1. 前処置……必要な場合は、上部消化管内視鏡検査（60ページ）、下部消化管内視鏡検査（78ページ）に準じた前処置を行う。

2. 色素の濃度を調節する……シリンジまたは散布チューブを用いて散布・噴霧する。

3. 染色法・反応法の場合は、余分な色素液を水で洗い流す。

4. 観察する。

5. 貯留した色素液を吸引・除去する。

6. 色素液によっては中和剤を散布する。

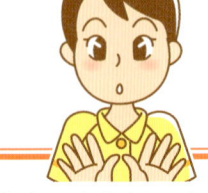

ここに注意　直接法で病変部に強く散布・噴霧すると、**出血することがある**ので十分に注意しましょう。

主な色素液の使用濃度

方法	色素液	使用濃度
コントラスト法	インジゴカルミン	0.04〜3.0%
染色法	メチレンブルー	0.2〜1.0%
	トルイジンブルー	1.0〜2.0%
	クリスタルバイオレット	0.05%
反応法	ルゴール（ヨード）	ヨードが1.2〜3.0%になるように調整
	コンゴーレッド	0.3%
	フェノールレッド	0.05%（尿素併用）

〈例〉クリスタルバイオレット0.25gを精製水500mLで溶解（0.05%）

主な色素内視鏡検査

インジゴカルミン

　インジゴカルミンは、粘膜に吸収されない青色系の色素です。**粘膜の陥凹部にたまる**ことで、**病変の形態**や**粘膜表面の微細な凹凸**を強調して観察します。

　対象となる臓器は、食道（バレット食道）、胃・十二指腸、大腸、小腸などです。

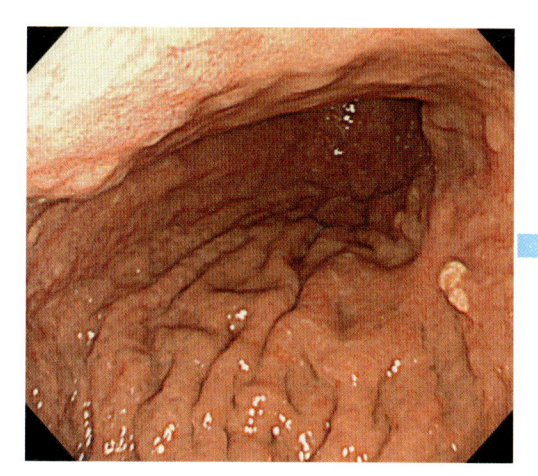

十分に洗浄して、粘液を落とした状態でインジゴカルミンを散布して観察

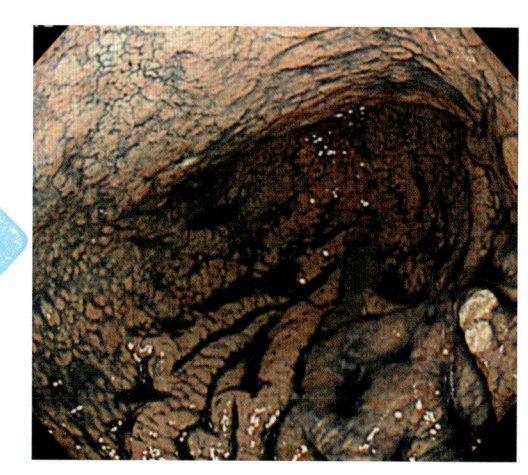

散布直後はたまりが多いが、10〜20秒ほどたつと凹凸が明瞭になる

酢酸＋インジゴカルミン

　酢酸とインジゴカルミンを散布して検査することもあります。通常、酢酸を先に散布します。**対象となる臓器は胃**です。

　まず、**1.5％の酢酸を散布し、細胞質の蛋白を可逆的に変性**させます。時間がたつと、胃粘膜は赤みのある本来の色に戻りますが、**癌部と非癌部では戻る時間が異なり**ます。非癌部は**まだ白い状態**であるのに対して、**癌部は戻りが早く赤みを帯びて**きます。この現象を応用した観察方法です。

　さらに、**インジゴカルミンを散布すると、非癌部には**インジゴカルミンが**付着して**いますが、**癌部では**インジゴカルミンが**消失して**いきます。この所見をもとに診断していきます。

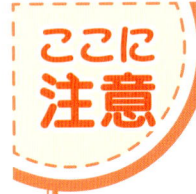

> **ここに注意**
>
> **酢酸**は通常1.5～3.0％の濃度の液を使用します。高濃度の酢酸を使用すると、**腸管壊死**などの重篤な状態になることがあるので十分に注意。酢酸を準備する際には**必ず濃度を確認**しておきましょう。

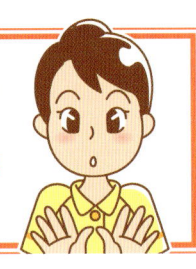

クリスタルバイオレット（ピオクタニン）

　病変に散布し、**病変そのものを染色**し、腺管開口部（いわゆるピット）を拡大内視鏡を用いて観察することで、腫瘍・非腫瘍の鑑別、腺腫・癌の鑑別、癌の場合はその深達度診断などが可能となります。インジゴカルミンより鮮明にピットを抽出した観察が可能となります。

　対象となる臓器は、大腸、胃、十二指腸、小腸です。

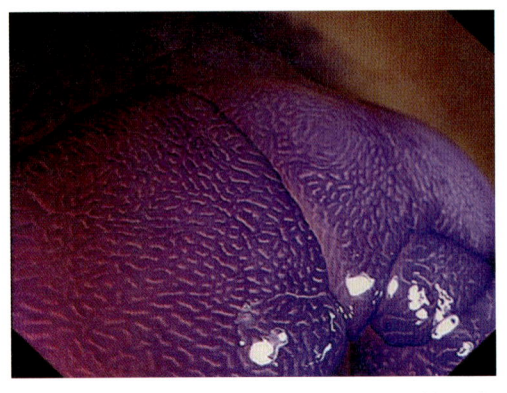

クリスタルバイオレット染色による拡大内視鏡像（大腸ポリープ）

> **Advice　散布のコツ**
>
> 　**クリスタルバイオレット**を散布する際は、散布チューブを用いて病変を出血させないよう**ゆっくりと散布し浸すように染色するのがコツ**！　出血するとピットの観察が難しくなることがあります。
>
> 　検査後、クリスタルバイオレットが吸収され、**青紫色の尿**が出ることがあります。検査薬のためである旨を患者に必ず説明しておきましょう。

ルゴール（ヨード）

　対象となる臓器は食道です。**正常な食道粘膜**は、扁平上皮の顆粒細胞層内にあるグリコーゲンとルゴールの反応によって**黒褐色に変色**します。**癌や異型上皮**は変色せずに染まらず、**黄白色の不染帯の状態**になります。この反応を生かし、癌の拾いあげや、病変の範囲を診断します。

色素内視鏡検査

1. 散布チューブを使用し、15～20ccを散布する。食道胃接合部から口側に向かって散布していく。

2. 余分なヨードを洗浄すると、徐々に不染部分がみえてくる。

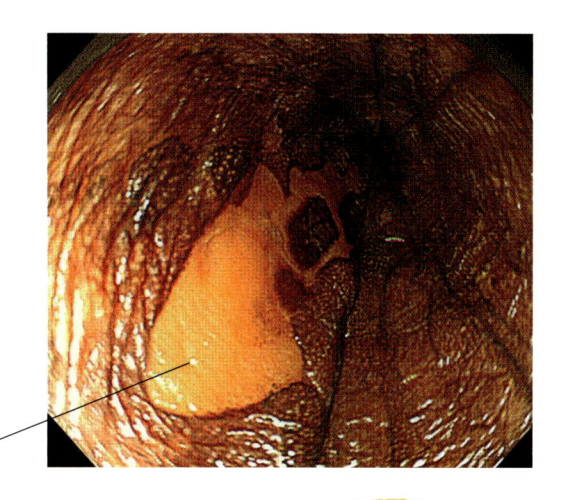

黄白色の不染帯を示す早期食道癌

ルゴール散布のpoint

- ◆ ルゴールは粘膜に刺激を与えることがあり、**びらんや粘膜損傷**が起こったり、**胸焼けや吐き気**などの症状が現れることがあります。そこで、検査終了時にはルゴールと同量の**チオ硫酸ナトリウム**を散布して中和します。
- ◆ 胃内にたまっているルゴールもしっかり**スコープで吸引**しておくことが、検査後の吐き気や嘔吐、胸焼け症状の軽減につながります。
- ◆ 検査後の安静時は、臥床させるよりも**ギャッジアップした状態**で休ませることもケアで重要です。

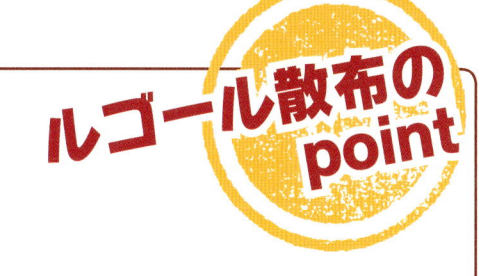

Advice　腹部の張り感

色素を散布したあとは**観察に時間を要する**ため、エアの注入による**腹部の張り感**を感じることがあります。患者には**その旨を事前に話し**ておき、患者の表情や体動の有無に注意し、状態の観察に努めましょう。

第3章　内視鏡検査とケアのポイント

内視鏡検査とケアのポイント⑤

生検検査
せいけんけんさ

病変部のごく一部を採取して顕微鏡などで調べる検査。

生検とは、**病変部の組織のごく一部を鉗子や細針などで採取して**顕微鏡などで調べる検査（バイオプシー）で、**病変の性質が良性か悪性かを診断**するうえで欠かすことのできない検査です。

採取した組織は、顕微鏡観察用の標本や細菌培養など、目的に応じて処理します。

準備する機材・薬剤

＊生検鉗子
＊ホルマリン容器
　（10倍希釈ホルマリン液の入ったもの）
＊カセット
＊濾紙
＊ピンセット（つまようじで代用可）

ハンドル部
スライダー
挿入部
カップ

生検鉗子にはリユーザブル・ディスポーザブルがあり、ハンドル部は開閉・押引タイプ、先端のカップの形状にもさまざまなものがあります。

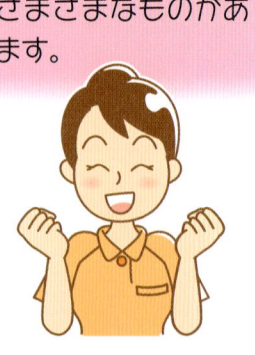

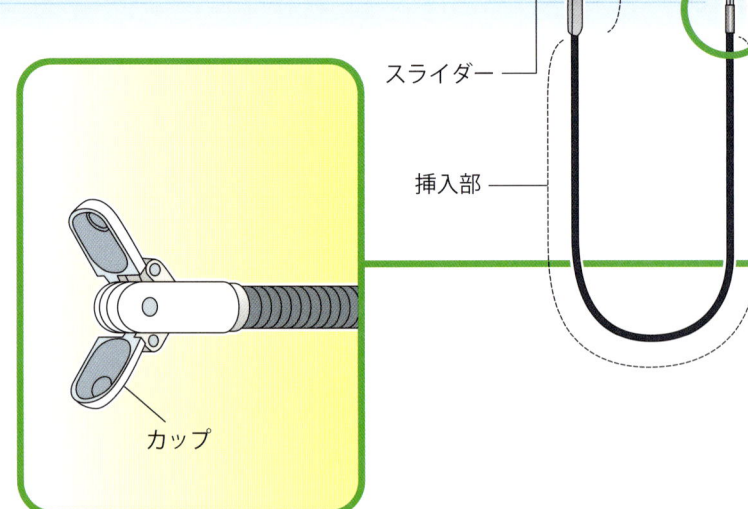

生検検査の流れ

1. 内視鏡検査の前に、あらかじめ生検鉗子を準備しておく。

2. 病変の観察後、場合によっては色素観察（96ページ）を行い、生検鉗子を使って組織を採取する。

3. 採取した標本は、濾紙上でコアを軽く伸展して濾紙に圧着させ、カセットに収めたのち、ホルマリン容器に入れ、固定する。

4. 使用済みのディスポーザブル鉗子を廃棄（はいき）する。リユーザブルの生検鉗子を用いた場合には洗浄、滅菌する。

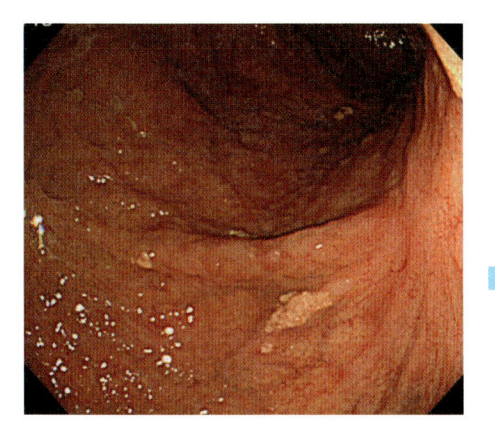

病変を発見 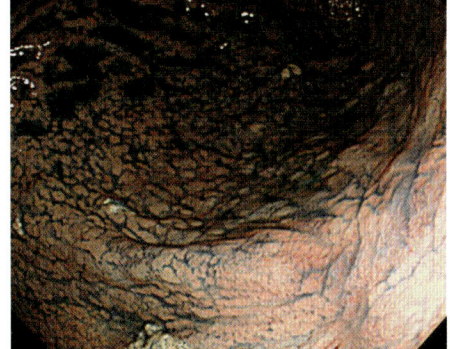 → 色素を散布・噴霧 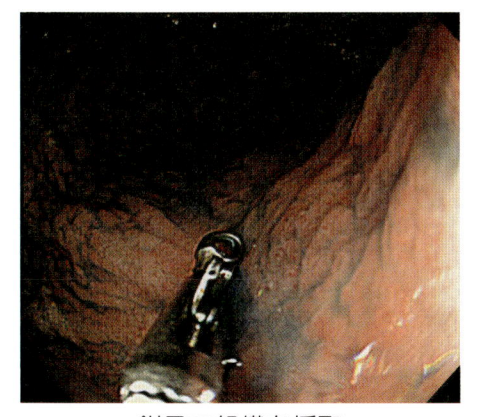 → 鉗子で組織を採取 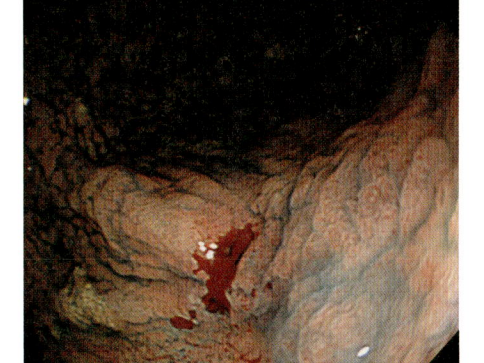 → 採取後

鉗子の操作方法

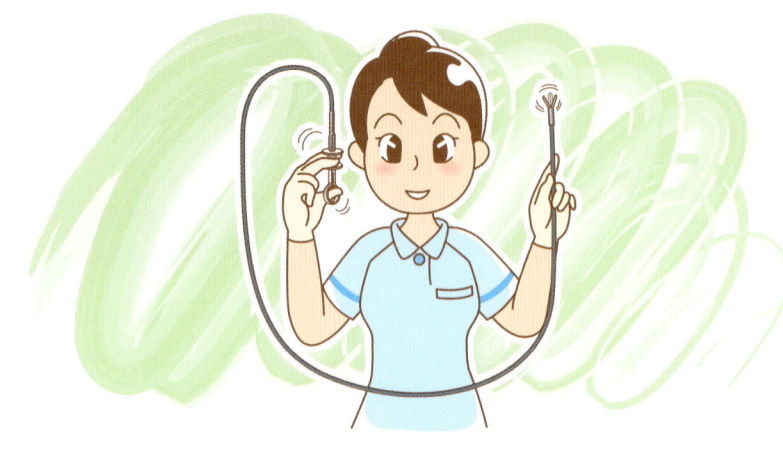

ハンドル部分の押引操作により、鉗子が開いたり、閉じたりする

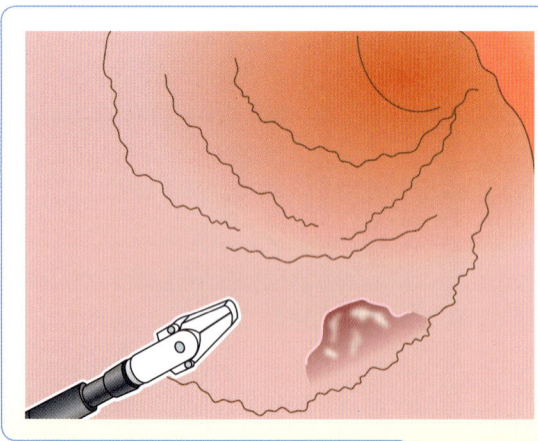

1

術者：鉗子を挿入し、病変を捉える

介助者：ハンドルを閉じたまま

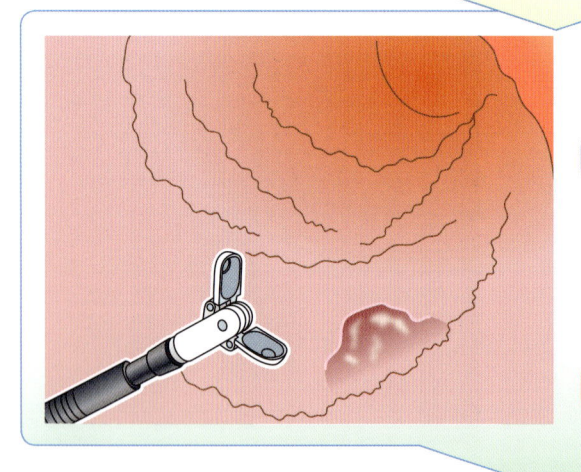

2

術者

「オープン」とか「開いて」

介助者：ハンドルを押す（開く）

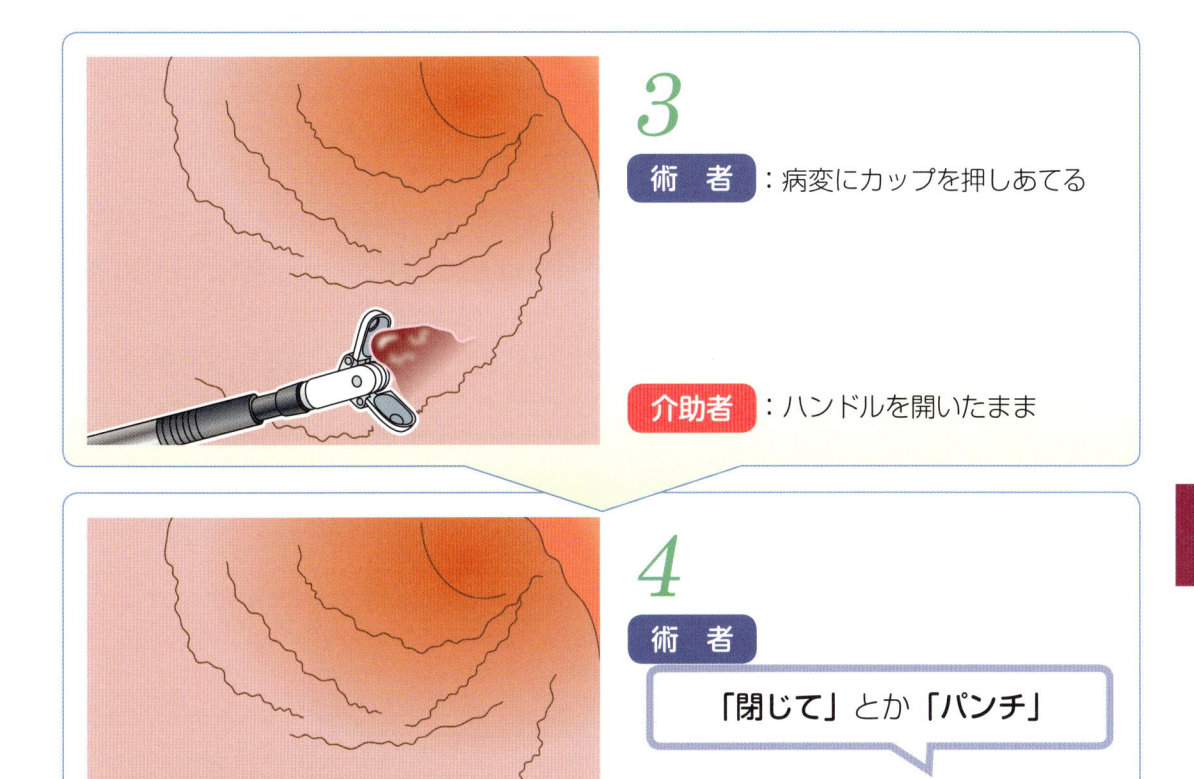

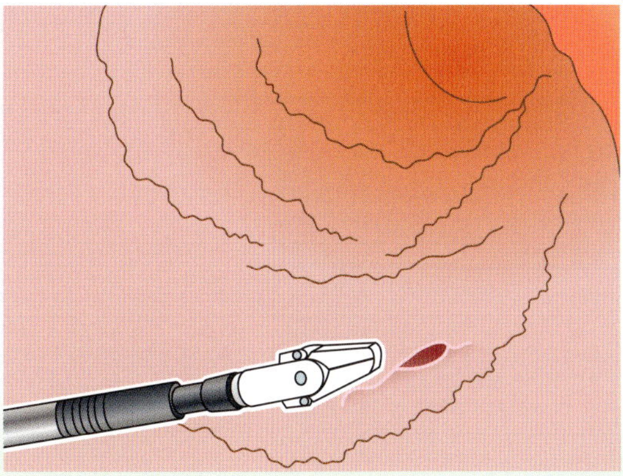

生検検査

3
術者：病変にカップを押しあてる

介助者：ハンドルを開いたまま

4
術者：「閉じて」とか「パンチ」

介助者：ハンドルを引く（閉じる）

4で術者が鉗子を引っ張ることで、つまんだ組織がカップ内に採取された状態になる。

第3章　内視鏡検査とケアのポイント

Advice　鉗子の使い方のコツ

左手で鉗子口にガーゼとともに軽く固定しながら、右手で鉗子を抜いていくと、**粘液などの飛び散りを防げます**。

また、鉗子の先端をつかみ、作業台で鉗子のカップを開くことで、**標本の紛失を防ぐコツ**になります。

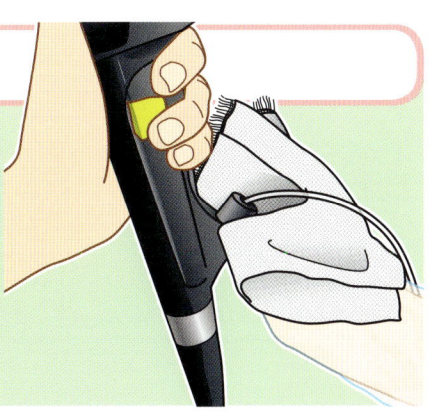

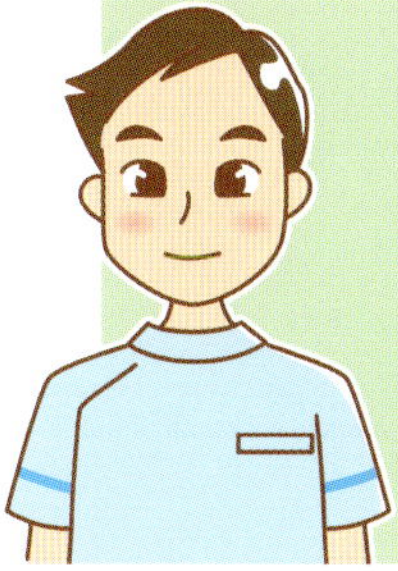

検体のとり扱い

検体のとり扱いは、患者の**治療方針をも左右すること**を念頭において行いましょう。

- 採取した標本は、ピンセットでつまんで、濾紙上で**コアを軽く伸展(ろし)**して慎重に濾紙に圧着させていく。
- 複数を採取する場合は、濾紙に1、2、3、4……と**事前に番号**を書いておき、採取した順番ごとにのせていく。
- 採取後、標本を**放置しておかないこと**。乾燥させないよう速やかにホルマリン容器に入れる。複数の場合は容器にも濾紙と同じ番号を記入する。

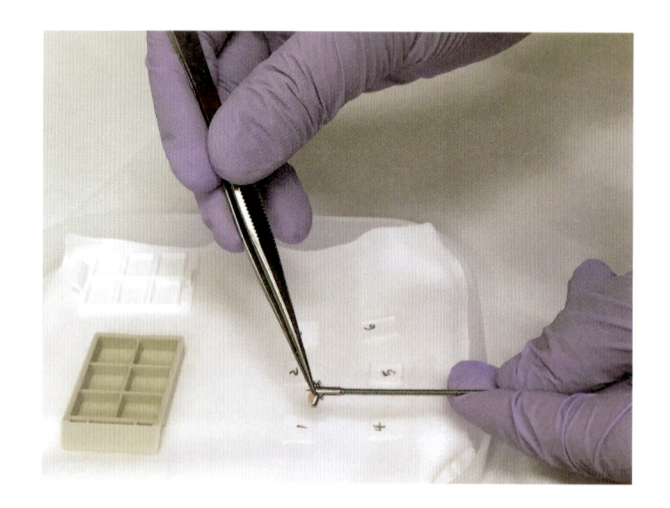

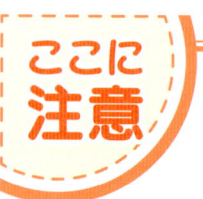

ここに注意

濾紙には**必ず鉛筆で番号を書いて**おきましょう。番号がないため、採取した標本の順番を間違えるという重大なミスが起こりやすくなります。

Advice 検査終了時に必ず確認

- 術者と採取した**個数を確認**しよう。
- 番号の記入間違いがないか、患者名の間違いはないか、**声出し確認**。

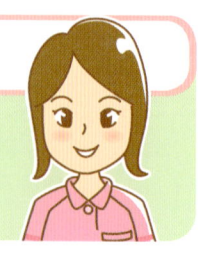

ヘリコバクター・ピロリと生検

　ヘリコバクター・ピロリ（Helicobacter pylori、以下ピロリ菌）は、胃の粘膜に感染する、鞭毛を有するらせん状のグラム陰性桿菌です。感染経路は、口-口感染、糞便-口感染、飲料水感染などが考えられており、健常な人にも感染しています。日本では、40歳以上では70%以上の人が感染していますが、年齢が若い人ほど感染率が低くなっています。

　このピロリ菌の感染は、急性胃炎、慢性胃炎、胃・十二指腸潰瘍、胃MALTリンパ腫、胃癌などの発症に大きく関係しています。WHO（国際保健機関）では、**ピロリ菌を確実な発癌物質と認定しています。**

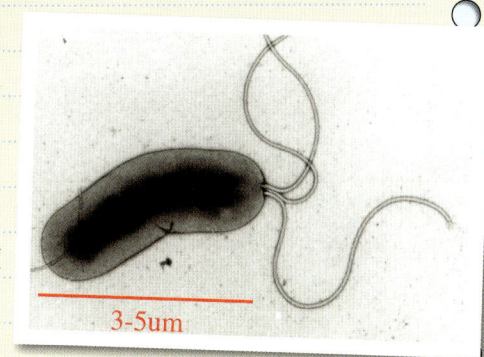

3-5um

*ピロリ菌の検査

　ピロリ菌感染の検査には、内視鏡による**生検組織を必要とする検査法**と、**必要としない検査法**があります。

　通常、**上部消化管内視鏡検査を行う際**には、いずれかの方法で感染の有無を調べます。複数の方法で行えば、感染診断の精度が高くなります。生検で調べるか否かは、事前に患者と相談して決めることになります。

　生検では、ピロリ菌が胃内に不均一に分布していることがあること、また幽門前庭部では腸上皮化生により偽陰性になりやすいため、**幽門前庭部大弯と胃体上部〜中部大弯の2カ所から採取**することが望ましいとされています。

　胃・十二指腸潰瘍や逆流性食道炎などの治療薬である**プロトンポンプ阻害薬**を服用している人では偽陰性になることがあるので、注意が必要です。

　ピロリ菌に感染していれば**除菌治療**が行われます。日本ヘリコバクター学会の「H. pylori 感染の診断と治療のガイドライン2009改訂版」では、ピロリ菌に感染していれば、合併疾患の有無にかかわらず**除菌治療を受けることを強く推奨しています。**

- ●生検組織を必要とする検査
  - *培養法
  - *鏡検法
  - *迅速ウレアーゼ試験
- ●生検組織を必要としない検査
  - *尿素呼気試験
  - *抗H.ピロリ抗体測定
  - *便中H.ピロリ抗原測定

内視鏡検査とケアのポイント⑥

内視鏡的ポリープ切除術（ポリペクトミー）

消化管のポリープを内視鏡下で切除する手技。

　内視鏡検査を行う前に、**ポリープ切除の可否をとり決めて**おきます。ポリープが発見されたら、下記の適応に照らし合わせて**切除が可能な場合**に引き続いて行います。切除した病変は病理学的検査によって詳しく調べます。
　内視鏡的粘膜切除術（EMR、160ページ）、**内視鏡的粘膜下層剥離術**（ESD、166ページ）は、ポリペクトミーの適応を拡大する目的で開発された術式です。

適応と禁忌

適応

* 上部消化管……**良性の隆起性ポリープ**。悪性ポリープではEMRやESDが主流。
* 大腸……**有茎性**、**亜有茎性**、**および無茎性の一部のポリープ**。ポリープが5mm以下の場合はホットバイオプシー（114ページ）が行われることが多い。それ以外の形態や大きなポリープにはEMRやESDなどを行う。

大腸ポリープの形態

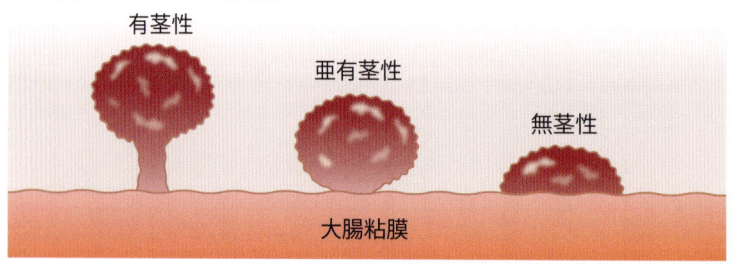

有茎性　　亜有茎性　　無茎性

大腸粘膜

禁忌
＊出血の危険が高い患者
＊抗凝固薬、抗血栓薬を服用している患者は、治療前に一定の期間、服用を休止する必要がある

安全にポリペクトミーを行う準備として

- 患者の**既往症の確認**
- **抗血栓薬・抗凝固薬の服用歴**、休薬期間の確認
- **ペースメーカー装着の有無**➡ペースメーカー装着の患者は専門家と相談のうえ、術中にすぐに対応できる体制を整えて治療を行う必要がある
- ポリープ切除後の患者の生活制限➡事前に注意事項が守れるか伝えておく
- 処置具や高周波装置の点検と準備
- 高周波の適正な出力設定を確認

Advice 休薬が必要か否か、処方医に相談

抗血栓薬を服用している患者がポリペクトミーを行う際には、休薬の可否などを**事前に処方医と相談し、そののち患者の同意を得る**ことが必要です。
2012年に発表されたガイドラインでは、ポリペクトミーは「**出血高危険度**」の内視鏡とされ、服用している薬によってさまざまな基準が示されています。例えば、

＊**アスピリン**の単独服用
　・血栓塞栓症のリスクが高い場合……**休薬なく施行**してもよい
　・血栓塞栓症の発症リスクが低い場合……**3～5日間**の休薬を考慮する
＊**アスピリン以外**の抗血小板薬の単独服用は**休薬が原則**
　・チエノピリジン誘導体（チクロピジン、クロピドグレル）……**5～7日間**
　・チエノピリジン誘導体以外の抗血小板薬……**1日間**
＊**ワルファリン**または**ダビガトラン**の単独服用……**ヘパリン**に置換

などです。詳しくは45ページをご覧ください。

ポリペクトミーの実際〜大腸ポリープの場合

前処置

下部消化管内視鏡検査に準じる（78ページ）。

処置具

- ポリペクトミースネア

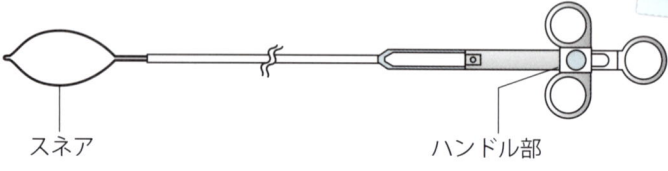

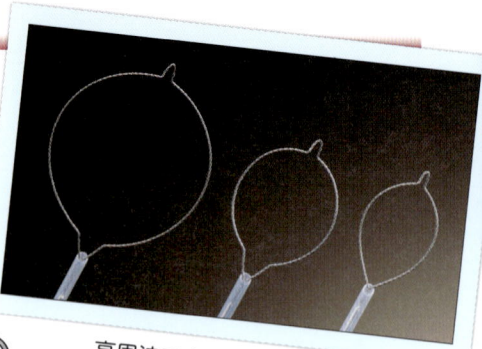

高周波スネア〈オリンパス〉

スネア　　ハンドル部

ポリペクトミーの手技

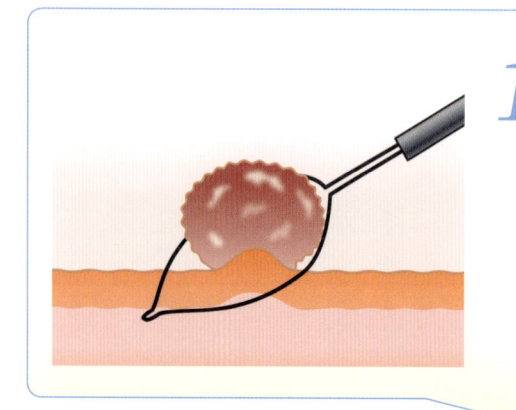

1

| 介助者 | ：ハンドルを先端側へ押すことでスネアが開く |
| 術 者 | ：茎部にスネアをかける |

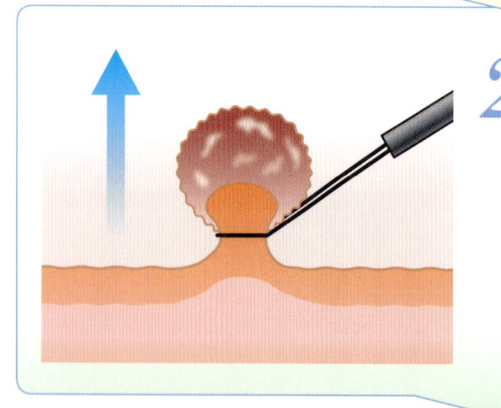

2

| 介助者 | ：ゆっくりハンドルを手前側へ引きながら、茎部を絞扼していく。強く絞めすぎると通電前に切れてしまうため、モニターを見ながらハンドルを引いていく |
| 術 者 | ：スネアで把持し、上に引き上げる |

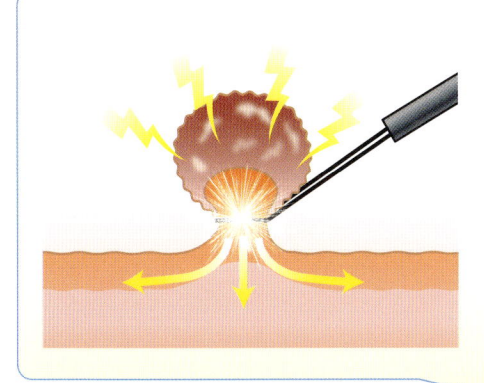

内視鏡的ポリープ切除術

3
術者：高周波電流を通電する

介助者：通電とともに、ハンドルを引いて絞めていく。**一気に絞めると出血の危険**がある

4
術者：クリップで縫縮(ほうしゅく)する

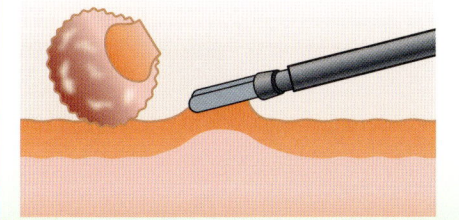

介助者：クリップのハンドルを引き、クリップを閉じる

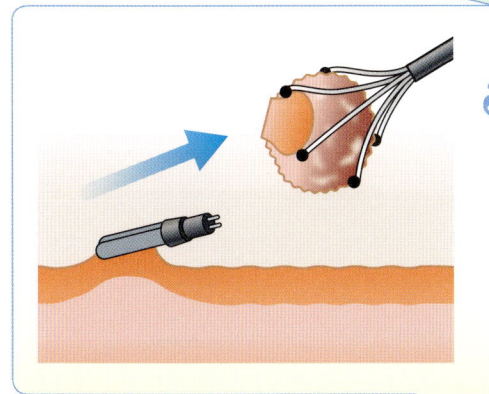

5
術者：切除したポリープを回収し、病理組織学的検索を行う
＊通常は、五脚または三脚で回収するが、大きさやポリープのもろさなどによっては回収ネットを使用することもある

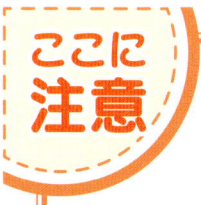

第3章 内視鏡検査とケアのポイント

ここに注意

通電時、通常は痛みを伴うことはありませんが、もし痛むときは筋層まで**深く絞扼している可能性**があり、そのまま通電して切除すると**穿孔(せんこう)の危険**があります。患者の様子に十分注意し、異常がみられたら速やかに術者に伝えます。

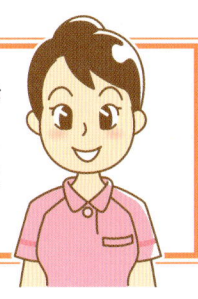

ポリペクトミーの偶発症

〈出血〉

ポリープに**太い血管が存在**した場合や、**凝固が不十分で切開**した場合にみられます。また、抗凝固薬・抗血栓薬の服用歴があり（休薬していても）、**出血傾向がある場合**でもみられます。

⬇

〈対策〉
- ポリープの切除前に、ポリープの茎に留置スネアやクリップで血管を絞扼し、**予防止血してから切除**する。
- ポリープ切除直後の出血に対しては、**クリップによる止血**が一般的に行われる。エタノール局注法（124ページ）やAPC（アルゴンプラズマ）凝固法（126ページ）などの組織凝固法が行われる場合もある。

〈穿孔〉

過度な通電により**凝固が作用しすぎた場合**や、筋層以下の深い組織をスネアで絞扼する際に**巻き込んで切除した場合**に生じます。

⬇

〈対策〉
- 過度な通電は行わない。
- 留置スネアのかけ方に注意する。
- 穿孔が生じた場合は、速やかに**クリップによる縫縮**を行い、**抗生物質の投与**を行う。腹膜炎症状が悪化した場合は原則として外科手術が必要。

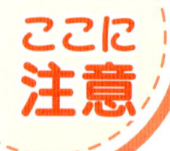

ここに注意

一度絞扼したポリープを少し動かすと、**筋層までつかんでいる**と動きが悪いことがあります。再度、スネアをかけ直す必要があるので、**スネアのかけ方には十分な注意が必要**です。偶発症が万が一起きても、**対応できる準備が必要**！

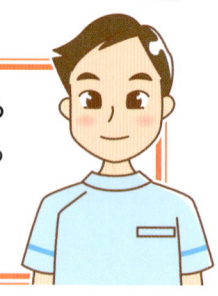

大腸ポリープを切除された方へ

運動と仕事について
- 切除した翌日までは自宅で静養してください。
- 翌日から、日常の家事やデスクワークなどの仕事は行って結構です。1週間は、重い物を持ったりする仕事は腹部に力が入るので避けてください。
- どのような運動も少なからず腹圧がかかります。1週間はゴルフや水泳、ジョギングなどといったスポーツは行わないようにしてください。また、散歩やラジオ体操、自転車もなるべく控えましょう。
- 1週間以内の海外出張（長時間の飛行機）や旅行などの遠出も避けてください。

食事について
- 1週間は消化のよいものを食べてください。辛いものや刺激物は避けましょう。
- アルコールは血行がよくなるため、傷からの出血の原因になります。切除後1週間ほどは飲酒しないでください。

入浴について
- 2日間はシャワー程度ですませてください。湯船につかると血行がよくなり、出血を促すことになります。

その他
- 検査終了後しばらくは、排便時の出血や便が黒かったりしますが、だんだんと出血の量が増えたりしなければ心配はいりません。
- 抗凝固薬を服用されている方は、〇月〇日から内服を再開してください。
- 青い色素液を散布したので、便や尿に色がつくことがありますが心配いりません。

万が一、次のような症状があった場合は緊急を要します。
ただちにご連絡ください。
❶がまんできないような腹痛が続くとき、また痛みが強くなっていくとき
❷排泄時の出血量が多い、または出血が増えているとき
❸38℃以上の発熱をしたとき

ホットバイオプシー

　現在、ポリープの切除の大部分は内視鏡で行われています。切除法には、ホットバイオプシー、ポリペクトミー（108ページ）、内視鏡的粘膜切除術（160ページ）があります。
　このうちホットバイオプシーは、ホットバイオプシー鉗子（絶縁被覆した生検鉗子）でポリープをつかみ、高周波電流を通電して切除する方法で、5mm以下のポリープが対象です。ただし、癌が疑われる場合はほかの方法で行います。

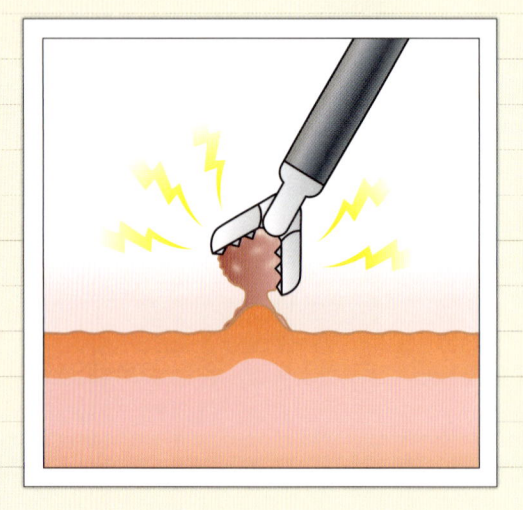

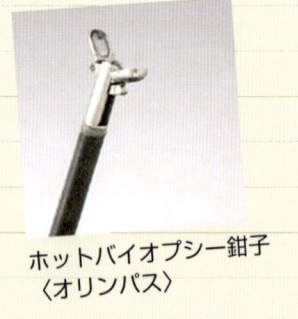

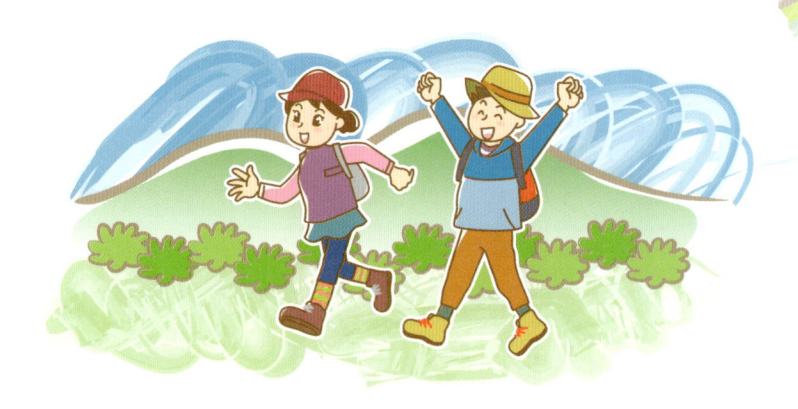

ホットバイオプシー鉗子
〈オリンパス〉

第4章

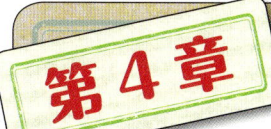

内視鏡治療とケアのポイント

ナースは、内視鏡を操作して止血や粘膜切除など、**術者とともに治療**も行います。それぞれの手技に習熟しておきましょう。「Advice」「point」「ここに注意」をぜひ活用してください。

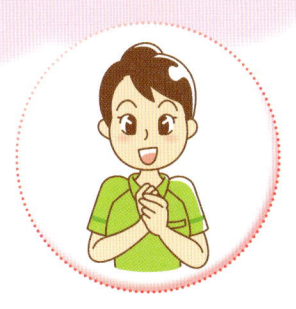

この章では、13の治療法を紹介します。略語でいえば**EIS、EVL、ERCP、EST、EPBD、EBD、ENBD、EMR、ESD、PEG**、それと**止血法、バルーン拡張術、異物摘出術**です。

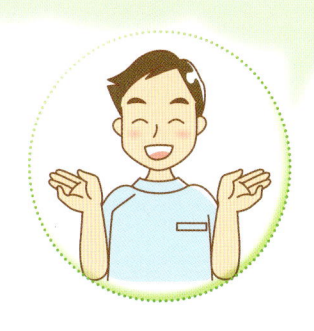

内視鏡治療とケアのポイント①

内視鏡的止血法

吐血や下血・血便を示す消化管出血に対して行われる治療法。

内視鏡的止血法の種類と適応となる出血源の性状

種類		適応となる出血源の性状
機械的止血法	クリップ止血法	噴出性（拍動性）出血、露出血管
	バルーン圧迫法	静脈瘤出血
	結紮法（留置スネア、内視鏡的静脈瘤結紮術）	静脈瘤出血
薬剤局注法	純エタノール局注法	噴出性（拍動性）出血、露出血管
	高張Naエピネフリン局注法	噴出性（拍動性）出血、露出血管
	エトキシスクレロール局注法	静脈瘤出血
	シアノアクリレート局注法	静脈瘤出血
	フィブリン接着剤局注法	噴出性（拍動性）出血、露出血管
熱凝固法	高周波凝固法	噴出性（拍動性）出血、露出血管
	ヒータープローブ法	噴出性（拍動性）出血、露出血管
	アルゴンプラズマ凝固法（APC）	湧出性出血（oozing）
	レーザー照射法	噴出性（拍動性）出血、露出血管
	マイクロ波凝固法	露出血管
薬剤散布法	トロンビン散布法	湧出性出血（oozing）、他の内視鏡的止血法の補助
	アルギン酸ナトリウム散布法	
	スクラルファート散布法	
	フィブリン糊散布法	

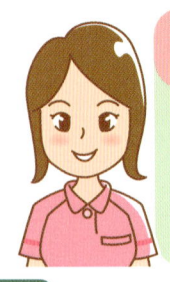

Advice　止血法は4種類

内視鏡的止血法には大別して**4種類**あり、出血源の性状によって選択されます。これらは単独で、また「クリップ止血法＋薬剤局注法」などのように**併用**されることもあります。

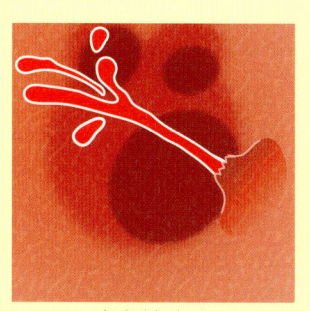

内視鏡的止血法

噴出性出血	湧出性出血	露出血管
現在、噴き出している出血	現在、滲んでいる出血	現在、出血のない露出血管

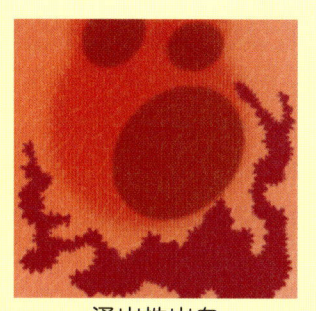

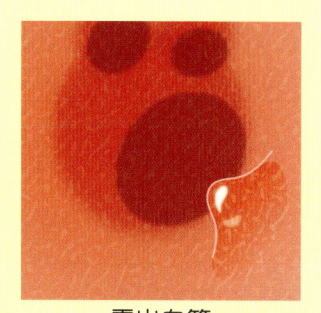

- **噴出性出血**、**湧出性出血**は、内視鏡的止血法を**積極的に**行います。
- 血管が露出していたり、先端に新鮮な凝血（ぎょうけつ）が付着している場合には、**再出血の危険が高い**ため内視鏡的止血法が必要です。

吐血、下血・血便をきたす主な消化器疾患

	主な疾患
吐血	●食道静脈瘤破裂、食道炎、食道潰瘍、良性・悪性腫瘍（しゅよう）、マロリー・ワイス症候群、特発性食道破裂、胸部大動脈瘤破裂、異物、医原性　など ●胃・十二指腸潰瘍、薬物性潰瘍、AGML（急性胃粘膜病変）、胃静脈瘤破裂、良性・悪性腫瘍、異物　など
下血	●上記の上部消化管疾患 ●クローン病、メッケル憩室（けいしつ）、腸間動静脈血栓症、腸重積（じゅうせき）、感染性腸炎、腸結核、虚血性腸炎（きょけつ）、良性・悪性腫瘍　など ●大腸癌（がん）、大腸ポリープ、潰瘍性大腸炎、虚血性腸炎、憩室炎、悪性リンパ腫、腸結核、放射線腸炎　など

Advice　血便も対象

吐血は下部消化管ではまれですが、**下血（タール便）** は上部・下部どちらでも起こり、3分の2以上が上部消化管。近年では**血便**も内視鏡的止血法の対象になっています。

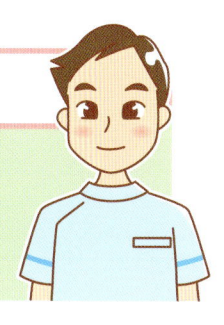

第4章　内視鏡治療とケアのポイント

前準備

内視鏡的止血法を行う際、逆流した血液の誤嚥などによって患者の状態が変化する可能性があり、**安全で迅速に対処できるための前準備**が必要です。

また、止血中に起こりうる変化を術者・介助者が想定しておくことで、万全な準備ができ、迅速な治療が行えます。**急変時に備える心構え**が必要です。

全身状態の管理

吐血や下血で緊急内視鏡を行う患者は、治療までの間に、すでにある程度の**血液が喪失**されている危険があるため、全身状態の管理が何より重要です。

出血性ショック状態と抗ショック対策

出血性ショック状態にある場合は、**全身状態を安定**させてから止血を行うのが原則です。

ただし、止血しないかぎりショック状態からの回復が望めないときは、輸血や厳重な全身管理を行いながら**緊急内視鏡**を行うこともあります。

観察のpoint
- 意識状態
- 呼吸状態
- 血圧や脈拍、酸素飽和度などのバイタルサイン
- 出血の色や量
- 血液検査の値

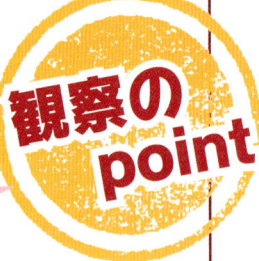

心電図モニター、血圧、酸素飽和度モニターを装着し、常に把握しておく。末梢静脈路の確保を行う。

出血性ショック状態
- 皮膚の蒼白
- 全身の冷や汗
- 頻脈・脈拍微弱
- 意識混濁
- 呼吸障害
- 不安感・混乱

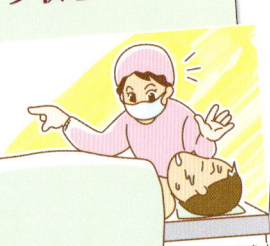

抗ショック対策
- 気道確保 ▶エアウェイ、アンビューバッグ、気管内挿管、酸素吸入
- 血管確保 ▶末梢静脈路を確保、必要なら中心静脈を確保
- 輸液、輸血 ▶血圧維持、脱水、電解質補正
- 心肺蘇生

内視鏡的止血法

準備する物品

通常の内視鏡時に準備する物品の中で、**特に注意するもの**。

物 品	ポイント・注意
スコープ	●通常、前方視鏡を用いる。 ●消化管内に血液や残渣物の貯留が考えられるため、前方送水機能や口径の大きな鉗子、吸引チャンネルを有する処置用スコープがあれば使用する。
先端フード	●使用する内視鏡の径にあわせたものを用意。先端フードを装着すると、視野の確保がしやすい。
オーバーチューブ	●誤嚥予防のために使用することがある。
処置具	●出血の部位や止血法にあわせたものを用意する。どの止血法になっても、敏速に処置が行えるようにしておく。 ●肝疾患のある患者は、静脈瘤の破裂による出血も念頭におき、EVLデバイス（内視鏡用食道胃静脈瘤結紮具）やTSBチューブの用意もしておく。 ●APC（アルゴンプラズマ凝固）、ヒータープローブ（熱凝固）などもできるように用意し、いつでも止血できるようにしておく。
吸引器 吸引チューブ	●嘔吐や口腔内に貯留したものを速やかに吸引し、誤嚥の予防に努める。
生体監視モニター	●出血量や使用する薬剤によって、呼吸・循環動態はより変動する可能性がある。注意してモニタリングしていく必要がある。
救急カート	●気管内挿管セット、救急薬品セット
輸液、輸血	●患者の状態により、すぐに投与できるように準備しておく。
感染防護用具	●血液や嘔吐物、便汁などの体液が飛散する可能性あり。手袋、マスク、ガウン、ゴーグル、キャップ、靴用カバーなど、防護用具を装着する。
咽頭麻酔 鎮痙薬	●通常の検査と同じように咽頭麻酔を行うが、状態不良の場合はキシロカインスプレーのみを使用することもある。
鎮静薬 鎮静薬の拮抗薬	●ジアゼパム（ホリゾン、セルシン）、ミダゾラム（ドルミカム）、フルニトラゼパム（サイレース、ロヒプノール） **拮抗薬**●フルマゼニル（アネキセート）、ナロキソン塩酸塩（ナロキソン塩酸塩）
消化管洗浄用水	●前方送水のない場合は、シリンジに洗浄用水を用意しておく。

Advice 体温程度の水を

洗浄用水は、冷水だと消化管・血管の攣縮を助長することがあるので注意。**体温程度の水を用意**しましょう。術者と確認しておこう！

患者・家族からの情報収集

全身状態が安定していれば、患者からできるだけ多くの情報を詳しく収集し、**出血源を予測**します。患者に意識がない場合は、家族から詳しく聞きます。

- 吐血・下血・血便の状態（**色調、出血量**）の確認
- 基礎疾患、消化性潰瘍・肝疾患などの**既往症の有無**
- **併発症状の有無**
- **常用薬の服用状態を確認**
- その他、**飲食物の確認**、ストレスなど

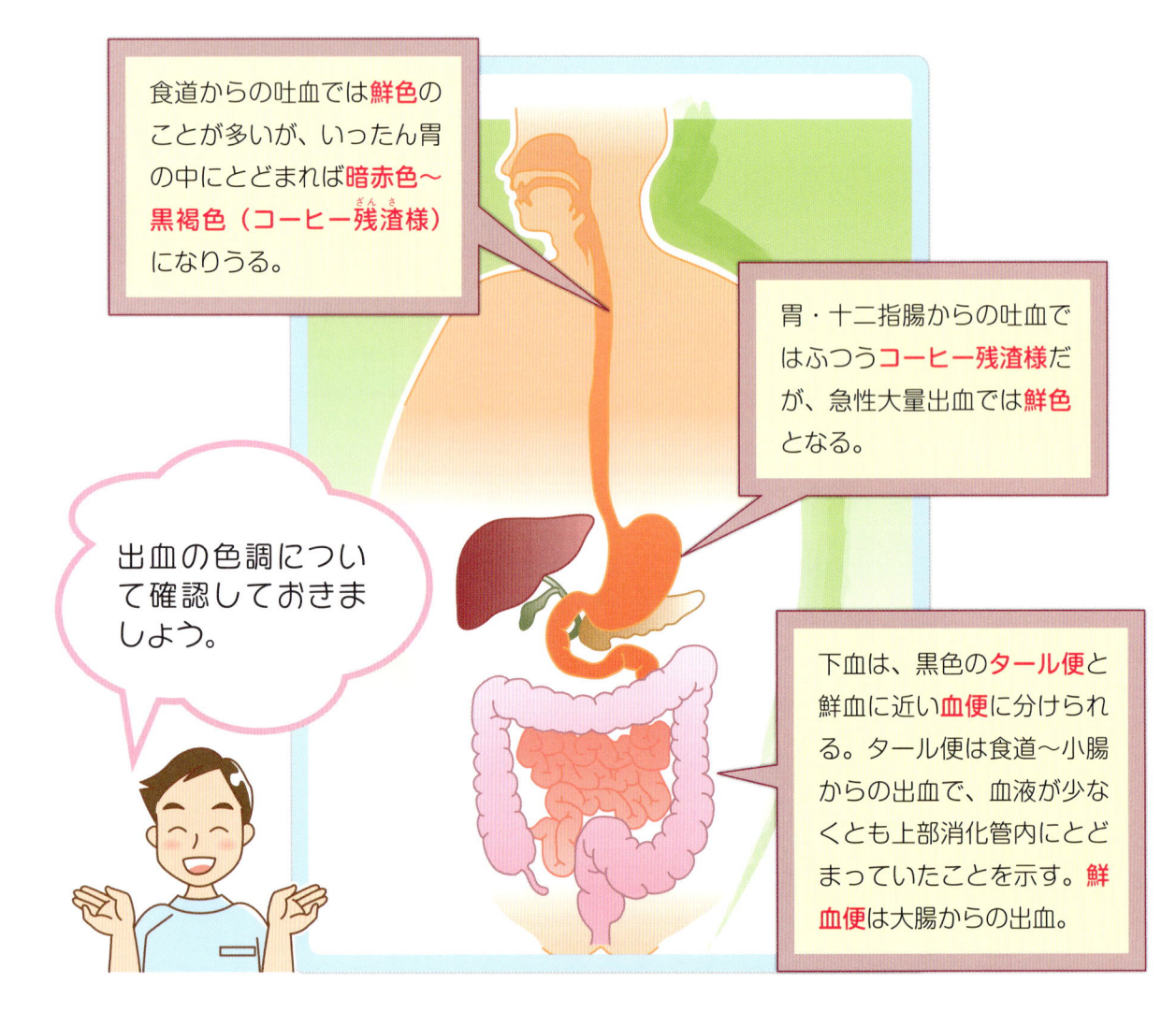

食道からの吐血では**鮮色**のことが多いが、いったん胃の中にとどまれば**暗赤色〜黒褐色（コーヒー残渣様）**になりうる。

胃・十二指腸からの吐血ではふつう**コーヒー残渣様**だが、急性大量出血では**鮮色**となる。

出血の色調について確認しておきましょう。

下血は、黒色の**タール便**と鮮血に近い**血便**に分けられる。タール便は食道〜小腸からの出血で、血液が少なくとも上部消化管内にとどまっていたことを示す。**鮮血便**は大腸からの出血。

主な内視鏡的止血法❶　クリップ止血法

　ステンレス製の小型のクリップで、露出血管そのものを、**周囲の粘膜とともに直接把持**し、機械的に緊縛して止血する方法。**組織の侵襲が少ない点が特徴**で、現在、最も行われている内視鏡的止血法です。クリップは**いずれ自然に脱落**し、便とともに排泄されるので、ほとんど問題はありません。

　噴出性（拍動性）出血、露出血管など**出血点が確認できる場合がよい適応**です。太い露出血管や、出血傾向がある場合（肝不全、腎不全、抗凝固薬使用中の患者など）は、薬物局注法や熱凝固法などと比べると、組織への侵襲が少なく、**止血効果が高い**といえます。

ここに注意

潰瘍底が硬い場合や**クリップがかかりにくい場合**は、HSE局注法やAPC法（125～126ページ）など他の方法を用いることもあります。

クリップの装着方法

　操作部の**リング**に親指を入れ、**スライダー**を人差し指と中指で把持する。**スライダー**を手前に突き当たるまで引き、一方の手で**クリップ**のカートリッジを**コイルシース**にかぶせ、**スライダー**を前に押し出す。カチッと音がすれば装着されている。

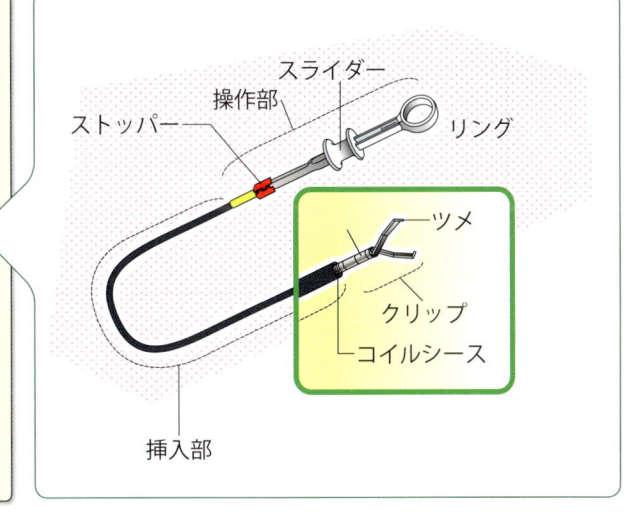

図：ストッパー、操作部、スライダー、リング、ツメ、クリップ、コイルシース、挿入部

Advice　最適なクリップを選択

　クリップの種類には、長さや角度の違うものがあり、出血病変の性状や硬度を考慮したうえで、**最適なクリップを選択**することが大事!!

クリップ止血法の実際

1 出血点を確認する。術者は、出血点が血液でみえない場合は洗浄し、凝血塊がある場合はとり除く。

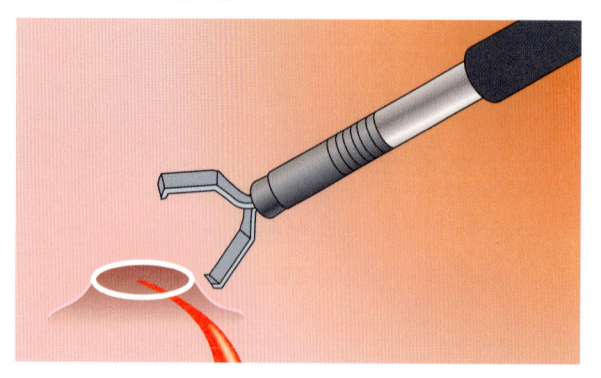

2 **介助者**は、内視鏡の先端からクリップを出して開く。術者が出血点をはさむように押しあて、合図にあわせて**介助者がクリップを閉じる**。

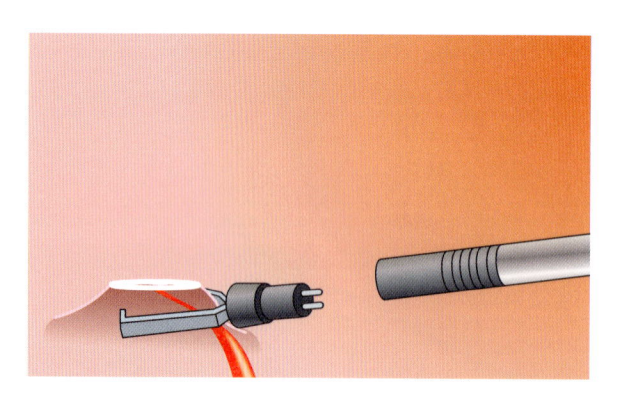

3 クリップの先端を切り離し、クリップ部のみを**体内に留置**する。

4 止血できているかを確認し、できていなければ、いったん装置を鉗子口から体外に出して新しいクリップを装着し、追加処置を行い、問題がなければ止血完了。

5 数時間後〜後日に再検査を行って確認する。

Advice　クリップはゆっくりと引いて開く

クリップを開くときは、スライダーを**ゆっくりと手前に引く**ようにします。**引きすぎるとクリップが閉じてしまう**ため、ゆっくり引いてくることがポイント。クリップの脚がYの字から**最大に開いたことを画面で確認**し、スライダーの操作を止めます。

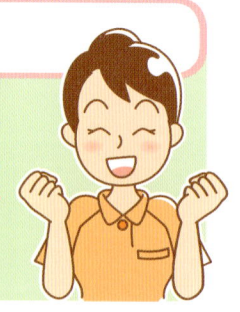

内視鏡的止血法

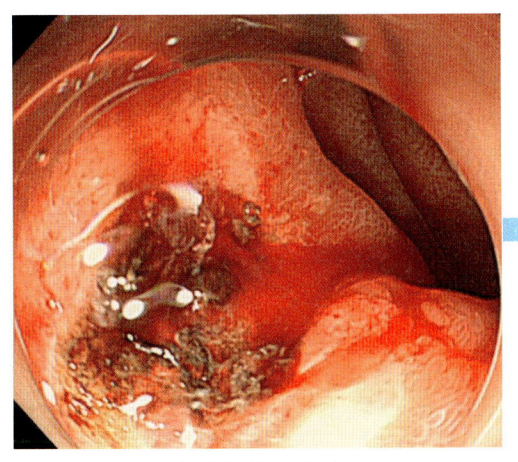

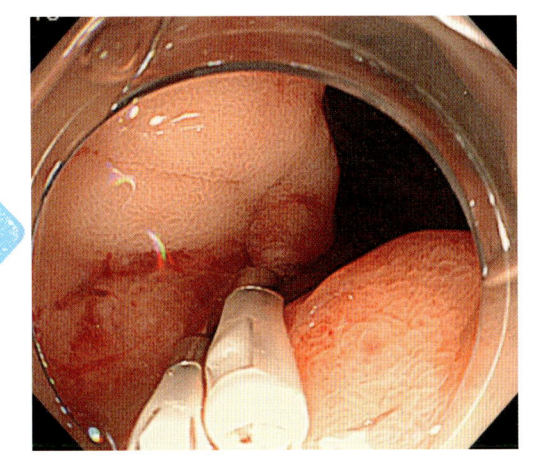

大腸からの出血 → クリップにより止血

Advice　手技をしっかりと習得

　病変の部位によって、**術者**は内視鏡を反転したり、左右に動かす操作をします。そのなかでの**介助者のクリップの操作**は、力の加減や把持するときのタイミングやスピードなどの難易度が増します。手技をしっかりと習得しましょう。

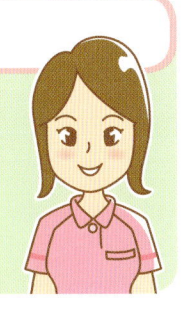

止血治療のpoint

- ◆ 患者・家族への問診
- ◆ 全身状態の観察と管理
- ◆ 使用する機器や方法、手技を熟知・習得しておく

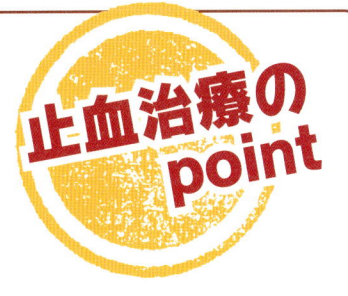

　各止血法によって、使用する物品も変わる。
　出血の部位や仕方によって変わるので、**手技のコツや特徴を熟知しておくこと**が大切！

- ◆ 万全な準備

第4章　内視鏡治療とケアのポイント

・123・

主な内視鏡的止血法❷ 薬剤局注法

純エタノール局注法

エタノールのもつ**組織の脱水**、**固定作用**により、出血の構成細胞を凝固・固定し、血管内径を小さくして止血します。

露出血管がある病変、**活動性の出血**に有用です。

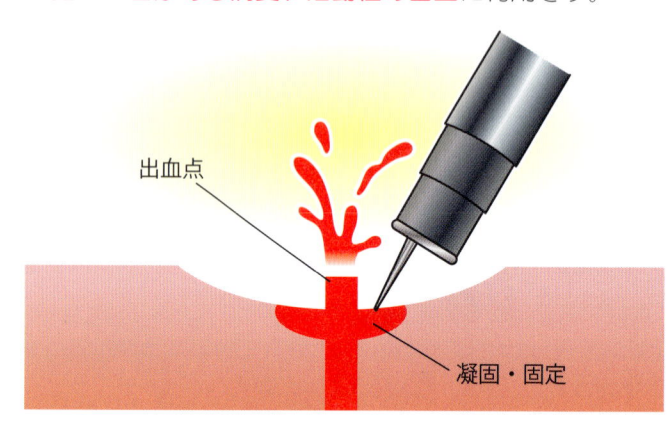

出血点
凝固・固定

エタノールを1mlのシリンジに充填。術者が局注針で出血点周囲に0.1～0.2mlずつ、3～4カ所ほどに**浅く局注**していく。
追加する場合は0.1mlずつ十分に局注し、出血血管を凝固・固定する。

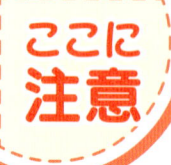

ここに注意

局注針は25G（ゲージ）の太さのものを用意。エタノール局注時には、必ず1mlのシリンジを使用し、**多量の注入にならないように**注意。
介助者は、

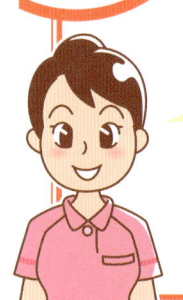

「0.1、0.2、入りました！」
「（局注時の抵抗の有無）　**あります** or **ありません**」

など、局注法のときは**声出し確認**をして、総注入量が正確にわかるようにします。
総注入量は**1.0mlを超えない**ようにします。

Advice 浅い穿刺、注入を心がける

偶発症として、**潰瘍の拡大**、**穿孔**が起こることがあります。浅い穿刺、注入をすることで**偶発症を回避**します。

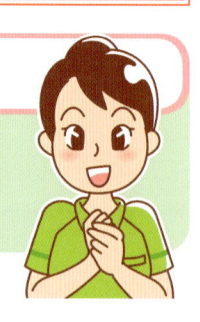

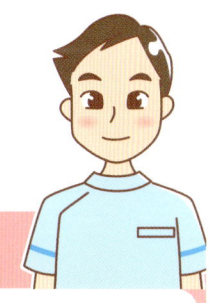

内視鏡的止血法

高張Naエピネフリン局注法（HSE局注法）

エピネフリンのもつ**血管収縮作用**と、高張（高濃度）食塩水による**周囲組織の膨化**（物体内部に多くの空間をつくる操作）、**血管壁の変化**などにより止血効果を得ます。

露出血管がある病変、活動性の出血に有用です。

〈HSE溶液〉
* 10%NaCl　20ml ⎫
* ボスミン　1A　 ⎭ 5mlのシリンジに充填して用意

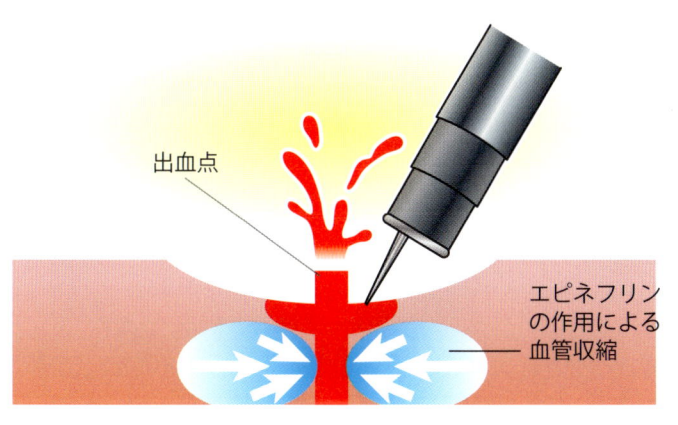

出血点

エピネフリンの作用による血管収縮

術者が局注針で出血点周囲の組織に1〜2mlずつ3〜4カ所ほどに局注していく。

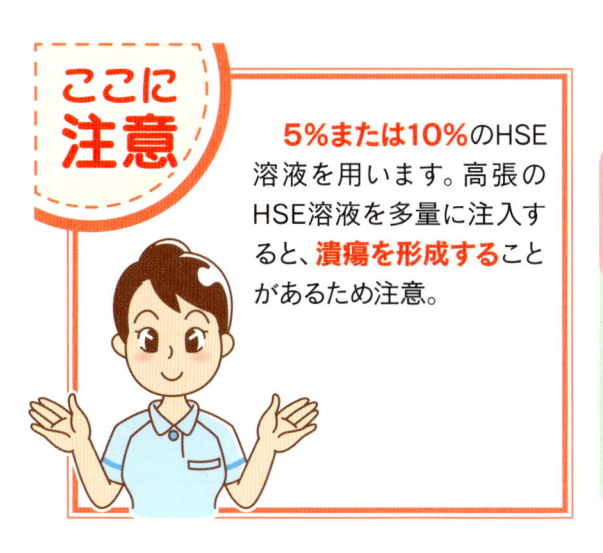

ここに注意

5%または10%のHSE溶液を用います。高張のHSE溶液を多量に注入すると、**潰瘍を形成する**ことがあるため注意。

Advice 止血後は必ず検査を

HSE溶液はエタノールのような**脱水、固定作用がありません**。止血後は24時間、48時間以内に**必ず内視鏡検査**を行い、露出血管が残存している場合には追加治療を行います。

第4章　内視鏡治療とケアのポイント

主な内視鏡的止血法❸　熱凝固止血法(高周波凝固焼灼止血法)

アルゴンプラズマ凝固法（argon-plasma coaglation：APC法）

　APC法は、**非接触型**の高周波凝固法。特殊なアプリケーターからアルゴンガスを放出すると同時に、高周波電流装置から放電することでプラズマビームを発生させ、組織を凝固し、止血します。

　広い範囲を**一定の浅い深度で焼灼**することができ、潰瘍や胃前庭部毛細血管拡張症（GAVE）などからの**びまん性出血**、**湧出性出血**に有用です。

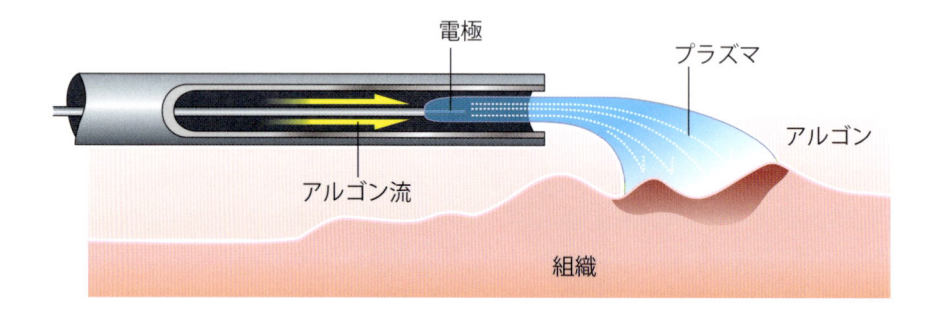

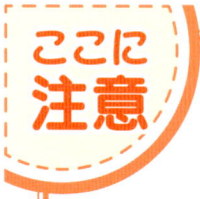

電極
プラズマ
アルゴン流
アルゴン
組織

ここに注意

コアグレーション（凝固）の設定は40W、60Wなど。上部・下部消化管により、また出血の状態、粘膜面の状態で**設定を変更**することがあるので注意。**必ず術者に確認**すること！

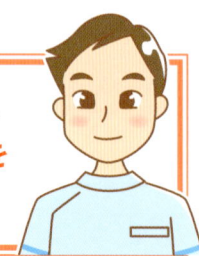

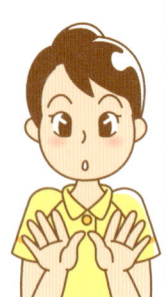

Advice　しっかりと観察を

消化管内にアルゴンガスが貯留し、**消化管が膨張**するので、術者は適宜、内視鏡でアルゴンガスを吸引します。**激しいゲップ**をすると、**マロリーワイス症候群**などの偶発症を引き起こすことがあるので、患者の観察を怠らないようにしましょう。

高周波凝固法～止血鉗子による止血

　早期癌に対しての治療として、内視鏡的粘膜下層剝離術（ESD、166ページ）が行われていますが、**止血鉗子**はその止血の際に使用されている処置具です。近年は潰瘍出血に対しても用いられるようになり、**出血点や露出血管を止血鉗子で把持して焼灼**します。操作中、焼灼前に血管を把持すると、一時的に出血が減弱し、確実に血管を把持していることを確認してから通電できるため、**簡便で確実な止血**を行うことができます。

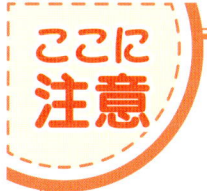

> **ここに注意**
> 　焼灼をむやみに繰り返すことで、組織が凝固したり、穿孔の危険性が生じるので注意。**把持しなおすことができる**という止血鉗子の特徴を生かし、確実な把持と焼灼を行おう！

ヒータープローブ法（HPU法）

　ヒートプローブを用いた止血法です。ヒートプローブの先端には発熱ダイオードを内蔵したチップが装着されており、その先端を出血点に押しあてて、通電することで組織を加熱凝固させ、止血します。通常、20～30Ｊ（ジュール）の熱量に設定し、1～3回連続して加熱し、止血されるまで続けます。

Advice　止血術での介助者の役割

- 生体監視モニターを装着し、**一般状態の観察**に努めます。**術者**は処置に集中するため、**介助者**は患者のバイタルサインを観察し、術者に報告、**情報を共有**します。
- 止血処置が安全かつスムーズに進むための**機材や処置具の準備**が大事。特に上部内視鏡の止血術では嘔吐や吐血による誤嚥がないよう、**体位の保持や吸引**が速やかにできる体制を整えておくことが重要です。
- 患者の血圧や呼吸状態の変動に伴い、**点滴内容の変更**や**酸素投与**または**気管内挿管**を施行する場合もあります。術前に、患者の状態や情報をチームで共有すること、救急カートや止血用処置具や機材の準備、吸引の準備、嘔吐物を受ける大きい吸水シーツの用意などをしておきます。また、感染対策としての**防護用ガウン**や**ゴーグル**を着用しましょう。

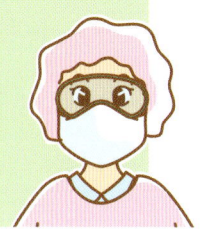

内視鏡治療とケアのポイント②

内視鏡的硬化療法 EIS
内視鏡的静脈瘤結紮術 EVL

食道・胃静脈瘤に対して行われる治療法。

EIS・EVLとは

　内視鏡による静脈瘤の治療法には、大別して**内視鏡的硬化療法**（endoscopic injection sclerotherapy：EIS）、**内視鏡的静脈瘤結紮術**（endoscopic variceal ligation：EVL）があります。

　EISは、**静脈瘤の血管内に硬化剤を注入する方法**です。エトキシスクレロールなどを**血管外**に注入し地固め療法として行われる治療も、注入するという意味合いから便宜的にEISに含まれることがあります。ここでは、血管内に注入するEISについて述べていきます。

　EISは、血管内に硬化剤を注入することで、血管内皮細胞の障害作用と血栓形成により血管を塞栓します。Lgc（胃静脈瘤）を伴った静脈瘤や、EVL後に繰り返し再発した静脈瘤に適しています。

　EVLは硬化剤を使用することなく、食道壁内腔の静脈瘤を処置する方法。**Oリングという**

静脈瘤とは

　粘膜下層の静脈が**腫瘤状に拡張**したものと定義されます。**門脈圧亢進症**では、側副血行路の発達に伴い、消化管に静脈瘤が形成されます。

　基礎疾患として約90％が**肝硬変**で、静脈瘤の破裂は重篤な合併症となることが多くみられます。そのため、内視鏡検査は静脈瘤の性状や程度を診断し、出血の予測などにも有用です。出血を未然に予防し、**破裂させないことが重要です。**

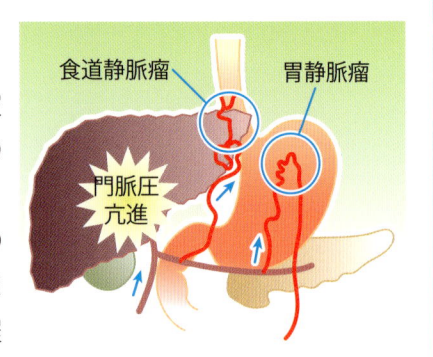

ゴムバンドで静脈瘤を機械的に結紮し、時間の経過とともに壊死・脱落させます。その後はEISのときと同様に、線維化を伴った粘膜再生によって静脈瘤が消失もしくは縮小します。

EVLは、侵襲が少なく効果も優れていますが、持続性が悪く、短期に**再発することも少なくありません**。そのため、患者の全身状態をみながら、**EVL**にあわせて**EIS**や、**アルゴンプラズマ凝固法**（126ページ）による地固め療法を行うこともあります。

EIS・EVLの適応

- 出血静脈瘤
- 出血既往のある静脈瘤
- 非出血例でも静脈瘤の形態がF_2以上、もしくは発赤所見（red color sign）が2以上のもの
- 胃静脈瘤上に発赤所見やびらん・潰瘍が認められるもの、F_2・F_3の緊満したもの、6カ月以内に急速増大したもの

静脈瘤の形態
F_0：治療後に静脈瘤が認められなくなったもの
F_1：直線的な比較的細い静脈瘤
F_2：連珠状の中等度の静脈瘤
F_3：連節状あるいは腫瘤状の太い静脈瘤

（食道・胃静脈瘤内視鏡所見記載基準「日本門脈亢進症取扱い規約 改訂第2版」より）

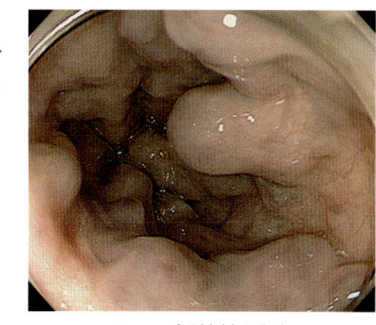

F_3の食道静脈瘤

EISの禁忌

EISの一般的な禁忌例としては以下のものがあります。
- 進行した肝不全例
  * 高度な黄疸（総ビリルビン4.0mg/dl以上）
  * 高度な低アルブミン血症（2.0g/dl以下）
  * 高度な血小板減少（20,000以下）
  * 大量の腹水が貯留している
  * 高度肝性脳症
- 全身の出血傾向（DIC：播種性血管内凝固症候群）
- 高度な腎機能不良例

EVLは硬化剤を使わないため侵襲が少なく、高度な肝障害や腎障害、硬化剤や造影剤のアレルギーがある患者でも適応になります。

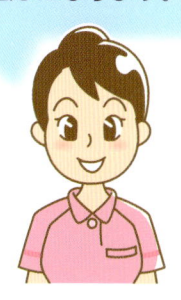

ケアのpoint

EIS・EVLともに、治療中に**消化管出血によって患者の状態が急変**することも危惧し、対応できるような事前の準備が重要！

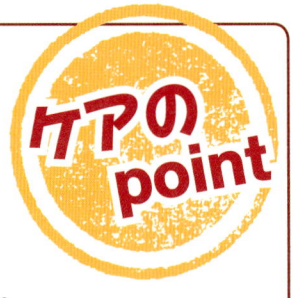

◆ 緊急内視鏡（止血など）に準じ、機器や処置具の準備を行う。
◆ 急変時に対応できるよう、救急カートの準備とモニター装着による状態の管理。
◆ 吐血や胃内容物の嘔吐時の誤嚥防止。速やかに吸引できる準備。
◆ 出血している場合、出血部位の確認に時間を要したり、複数回の内視鏡挿入による苦痛が想定される。鎮静薬の効果の確認、苦痛を考慮した声かけが大切。
◆ 感染防止に努める。術者、介助者ともに防護を行う（ガウン、マスク、ゴーグル、グローブなど）

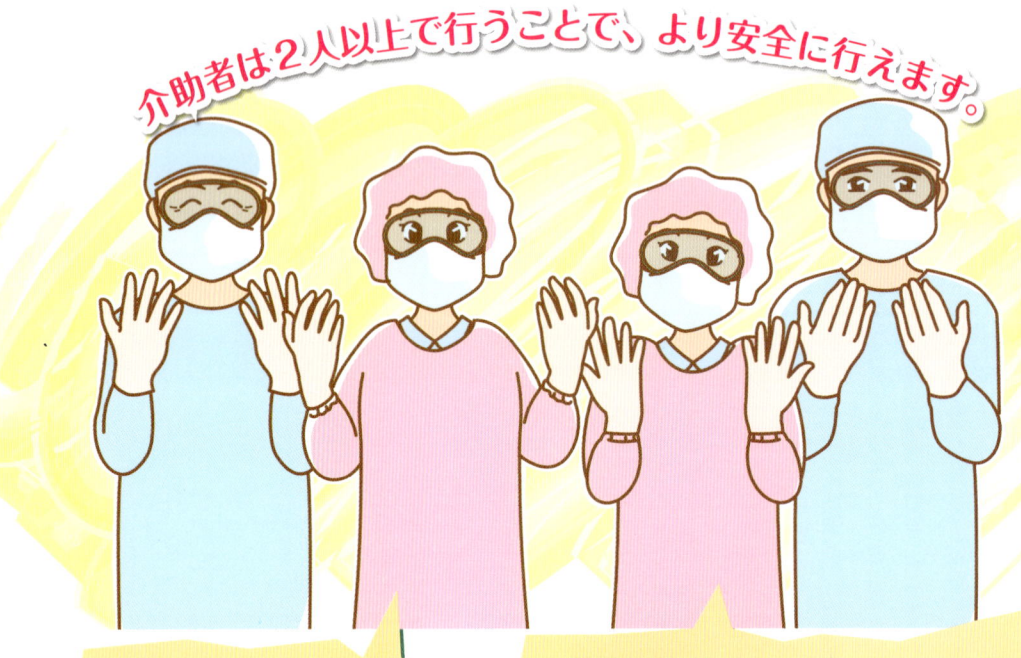

介助者は2人以上で行うことで、より安全に行えます。

直接介助者（ナース）
術者とともに治療。

間接介助者（ナース）
患者の状態観察、モニタリング。治療の進行に伴い、処置具や薬剤などの準備、記録。

EIS（内視鏡的硬化療法）の実際

準備する機材・薬剤

- 上部消化管内視鏡検査時に準じたセッティング（58ページ）。

機材

* スコープ（内視鏡）の選定……径が太いもの、送水機能をもつ内視鏡が望ましい
* 内視鏡注射針……21G（ゲージ）または23G
* 硬化剤充填用シリンジ……2.5mLまたは1mLのシリンジに充填
* 内視鏡装着バルーン
* 救急カート……急変時に迅速な対応が行えるよう用意しておく

薬剤

* 硬化剤
  - EO：5％オルダミン……**血管内注入**
    ・混合液：10％オルダミン1Ｖ10mL＋イオパミロン300½Ｖ10mL
    　　　　＝5％オルダミン
  - AS：1％エトキシスクレロール……**血管外注入**
  - 75％シアノアクリレート混合液2.4mL
    （リピオドール0.6mL＋シアノアクリレート1.8mL）……**胃静脈瘤注入**
  - シアノアクリレート系組織接着剤
    （ヒストアクリルブルー5mL＋造影剤と混合）
* トロンビン液5000単位1〜2本
* 鎮痙薬（ブスコパン、グルカゴンG・ノボなど）
* 鎮静薬（ドルミカム、セルシン、サイレースなど）
* 鎮痛薬（オピスタン、ソセゴンなど）
* 拮抗薬（アネキセート、ナロキソン塩酸塩など）

> **術者より**
> 注射針は25Gを使用する医師もいますが、硬化剤の濃度が高いため、押すときの抵抗が強いのが難点です。

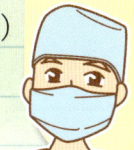

前処置

- 上部消化管内視鏡検査に準じる（60ページ）。
- 吐血時に備えて、**大きめのシーツ**を枕元に敷く。また、いつでも**吸引**が行えるようにセッティングする。
- 監視装置によるモニタリング、バイタルサインをチェックする。
- 機器や薬剤の確認。
  - ＊内視鏡：**送水機能**をもつ内視鏡が望ましい。
  - ＊薬剤：使用する硬化剤の確認、鎮静薬の使用の確認、使用する薬剤を用意。

Advice　緊張を和らげよう

患者は治療ということで緊張していることが多いです。**会話**や**タッチング**を通じて、緊張を和らげることを心がけます。

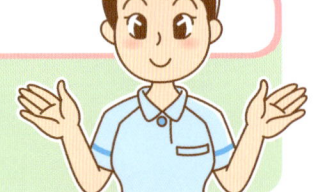

術中のpoint

　治療中、術者と**直接介助者**は、内視鏡のモニター画像、治療に集中し、患者の状態を把握しにくくなります。

　そのため**間接介助者**には、**安全な体位の確保や状態を把握し、異常の早期発見や対応を行う**、という重要な役割があります。

　また、**間接介助者**は治療の進行とともに、術者、直接介助者が治療をスムーズに行えるよう**薬剤や機材などを、一歩先を読んで**すぐに使えるよう整えておきます。

　治療につく**直接介助者**は、治療の手順を十分に知っておき、このあと何が必要か、何が起こりうるか、などを考えて動きます。また、術者との**阿吽の呼吸**だけでなく、**声出し確認**が大切！

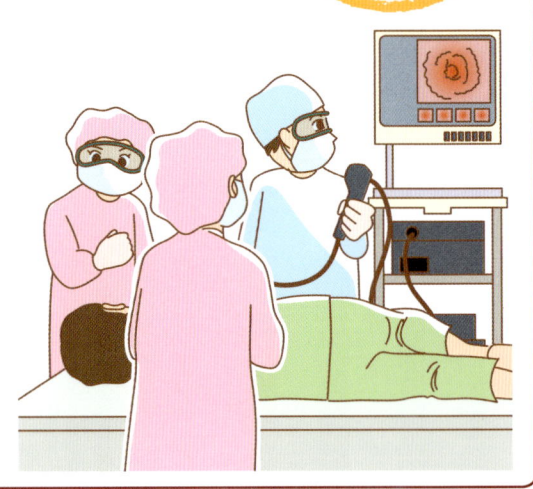

内視鏡的硬化療法（EIS）・静脈瘤結紮術（EVL）

術中のケア

1～**8** 上部消化管内視鏡検査に準じる（64～66ページ）。
　特に出血している場合や、治療開始前の状態がよくない場合、モニターのチェック、バイタルサインの変動を注意深く観察する。放射線透視下のもと、以下の順で行う。

9 術者が治療する静脈瘤を確認できたら、直接介助者はスコープの鉗子口チャンネルより内視鏡用注射針を挿入する。
- 使用するG（ゲージ）数を確認！
- 注射針を硬化剤で満たしておく！

10 術者の操作で、注射針を静脈内に穿刺する。その後、術者の指示で直接介助者が硬化剤を注入する。

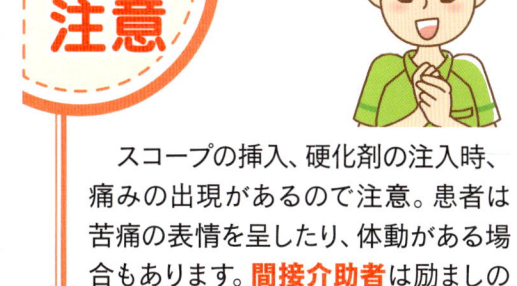

ここに注意

スコープの挿入、硬化剤の注入時、痛みの出現があるので注意。患者は苦痛の表情を呈したり、体動がある場合もあります。間接介助者は励ましの声かけや安全な体位の保持に努めます。
　また、バイタルサインが安定している際には、鎮静薬のコントロールをはかることもあります。呼吸状態、血圧の変動にも注意。

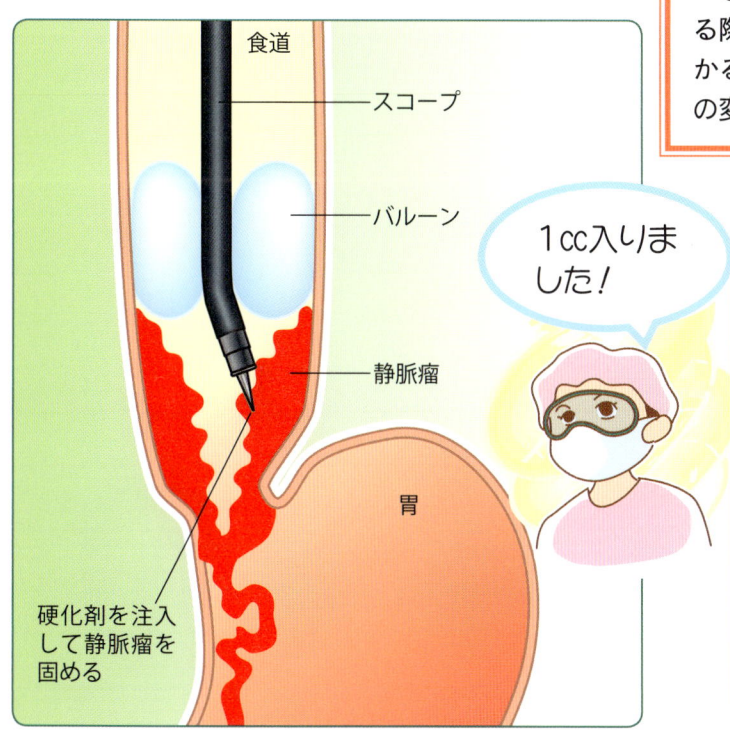

食道
スコープ
バルーン
静脈瘤
胃
硬化剤を注入して静脈瘤を固める

1cc入りました！

Advice 声に出して注入

硬化剤の注入量がわかるように、直接介助者は声に出して注入します。「1cc」「2cc」と声に出して注入することで、術者も硬化剤の注入量がわかり、静脈瘤の状態とあわせ、注入量を調節できます。

第4章　内視鏡治療とケアのポイント

さらにここで注意

◆ **「誤嚥(ごえん)はない？」**……治療が進行し、時間の経過とともに**口腔内に唾液が貯留**しています。誤嚥予防のため**口腔内吸引**を行おう！！

◆ **「腹部の張りはない？」**……治療が長くなったり、内視鏡操作時にエアが入ることで、胃内にエアが満ちていることがあり、**激しいゲップをすることがあります**➡**出血を誘発する可能性**もあるため、十分に観察しよう！！

その他、**喘鳴(ぜんめい)**はない？　**酸素飽和度の低下**は？　などにも注意。

---

11 注入後、穿刺(せんし)部位から**出血**する場合がある。そのときは**バルーンを拡張**させ、出血部位を圧迫止血する。内視鏡操作は術者が行い、指示のもと**直接介助者**がバルーンを操作する。

また、内視鏡を胃内まで挿入させて、**スコープ**で圧迫止血する場合もある。

12 出血がないことを確認して、治療を終了。必要時、トロンビン液を散布する。

Advice　バルーンの役割とは

硬化剤を局注したあと、バルーンは**1分間程度拡張したまま留置**します。
　❶血行の働きで造影剤が心臓に戻らないようにする
　❷バルーンが駆血帯(くけつたい)代わりに血流を遮断する
　❸**万が一出血した場合**、出血部位にバルーンを進めて膨らませ、5分間程度圧迫止血を行う
などの役割があります。

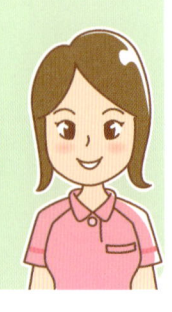

内視鏡的硬化療法（EIS）・静脈瘤結紮術（EVL）

術後のケア

1. 内視鏡を抜去したあと、身体的な異常はないか観察。モニタリング、バイタルサインの状態観察を継続して行う。
   - 胸痛はないか？
   - 咽頭痛（いんとう）はないか？
   - 息苦しさ、圧迫感はないか？　など

2. 患者への**ねぎらいの声かけ**や、口腔内や頬や口のまわりに付着した**唾液などの保清**に努める。

Advice 継続して観察を

鎮静薬（ちんせい）を使用しているため、覚醒が不十分な状態では、患者は痛みや違和感などを**十分に訴えることができません**。覚醒後の状態を病棟スタッフと継続して観察します。

EVL（内視鏡的静脈瘤結紮術（けっさつ））の実際

準備する機材・薬剤

- 上部消化管内視鏡時に準じたセッティング（58ページ）。

機材

フレキシブルオーバーチューブ〈住友ベークライト〉

* スコープ（内視鏡）の選定
* フレキシブルオーバーチューブ
* ニューモ・アクティベイトEVLデバイス（結紮器および縫合器）
* 結紮用ゴムバンド（Oリング（オー））
* 2.5mL（または5mL）シリンジ
* 固定用ビニールテープ：4cmくらいにカットしたもの3〜5本（ビニールテープは粘着力がよく、はがしたあとスコープに粘度が残らないため）
* マウスピース固定用のテープ
* 救急カート……急変時のために用意しておく

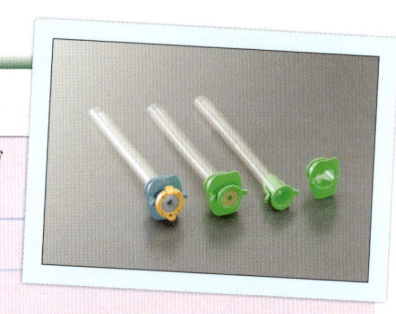

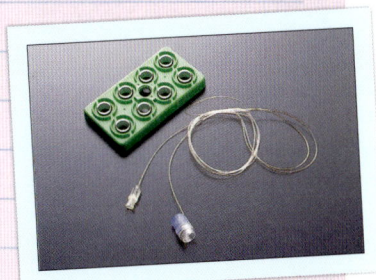

ニューモ・アクティベイトEVLデバイス〈住友ベークライト〉

第4章　内視鏡治療とケアのポイント

135

薬剤

* 鎮痙薬（ブスコパン、グルカゴンG・ノボなど）
* 鎮静薬（ドルミカム、セルシン、サイレースなど）
* 鎮痛薬（オピスタン、ソセゴンなど）
* 拮抗薬（アネキセート、ナロキソン塩酸塩など）
* トロンビン液5000単位～10000単位

> EVLの術中のケアでも、130・132ページのpointが大切。もう一度確認しておきましょう。

前処置

- EIS（内視鏡的硬化療法）に準じる（132ページ）。

術中のケア

★**内視鏡が挿入される前には、必ず、**
- オーバーチューブ用の**マウスピース**が用意されているか
- **EVLデバイス**が固定されているか（静脈瘤を確認してからつけるときもあり）
- 内視鏡に**オーバーチューブ**が通されているかを確認!!

1～8 上部消化管内視鏡検査に準じる（64～66ページ）。

特に出血している場合や、治療開始前の状態がよくない場合、モニターのチェック、バイタルサインの変動を注意深く観察する。

9 術者が治療する静脈瘤を観察できたら、術者は内視鏡を胃内まで挿入したあとに**オーバーチューブを食道内に挿入**する。
その際、**下顎部を伸展させるとスムーズな挿入**が行える。

10 もし、EVLデバイスがついていなければ、ここで装着する。

Advice　オーバーチューブを挿入

結紮する静脈瘤が複数あれば、内視鏡を複数回、挿入・抜去することになります。**オーバーチューブを挿入**しておくことで、内視鏡挿入による**苦痛（嘔吐反射）が軽減**されます！

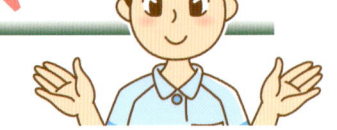

内視鏡的硬化療法（EIS）・静脈瘤結紮術（EVL）

11 内視鏡を抜き、デバイスの先端にOリングを装着する。装着後、オーバーチューブを介して再び内視鏡を挿入する。

12 術者が、結紮する静脈瘤を吸引でデバイス内に吸い込む。デバイスのチューブに2.5～3mLのエアで満たしたシリンジを接続しておく。

静脈瘤が十分に吸い込まれたら、術者の指示とともに直接介助者は一気にエアを注入する。

エアが注入されることでOリングが押し出され、静脈瘤が結紮される。

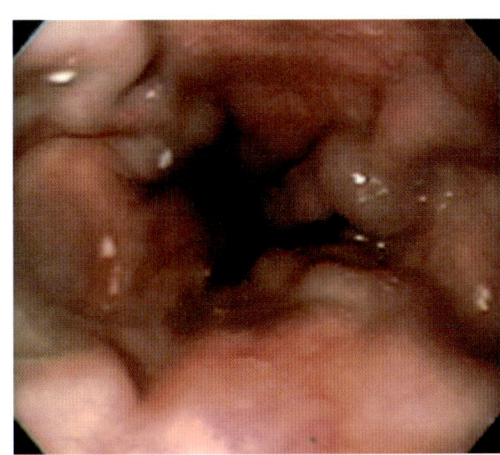

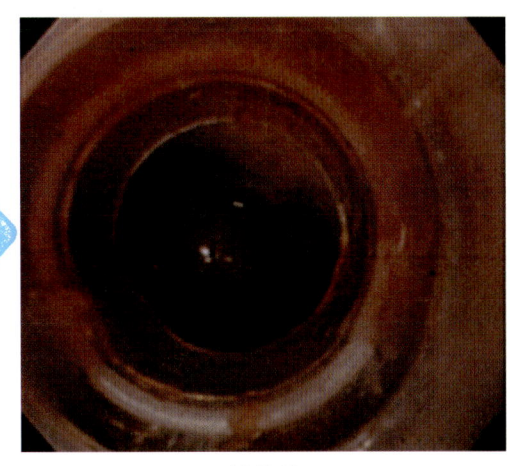

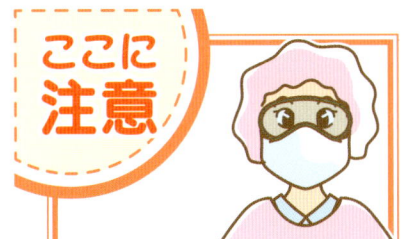

結紮前 → 結紮後

ここに注意

エアの注入は**直接介助者**の役目。注入は一気に行うこと。ゆっくりだとOリングがうまく**静脈瘤にかかりにくい**ので注意。

吸引・結紮のpoint

◆ デバイス内に吸い込む際、十分な吸引がないと静脈瘤を吸い込むことができません。

◆ 吸い込みが足りないとOリングが外れたり、結紮ができません。

◆ EVLは、できるだけ食道胃接合部から開始し、口側に向かって密に螺旋状に結紮します。

◆ 一度、結紮した部位を内視鏡が何度も通過すると、Oリングが外れる可能性があり、出血を招く危険もあります。覚えておこう！

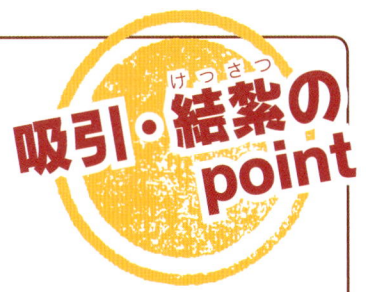

第4章 内視鏡治療とケアのポイント

さらにここで注意

◆ **「誤嚥はない？」**……EISと同様に、治療が進行し、時間の経過とともに**口腔内に唾液が貯留しています。誤嚥予防のため口腔内吸引を行おう！！**

◆ **「腹部の張りはない？」**……治療が長くなったり、内視鏡操作時にエアが入ることで、胃内にエアが満ちていることがあり、**激しいゲップをすることがあります**➡**出血を誘発する可能性**もあるため、十分に観察しよう！！

その他、**喘鳴**はない？　**酸素飽和度の低下**は？　などにも注意。

13 静脈瘤の状態により、複数個、結紮する。

14 出血がないことを確認して、治療を終了。必要時、トロンビン液を散布する。

術後のケア

1 オーバーチューブと内視鏡を抜去したあと、身体的な異常はないか観察する。
モニタリング、バイタルサインの状態観察を継続して行う。
- 胸痛はないか？
- 咽頭痛はないか？
- 息苦しさ、圧迫感はないか？　など

2 患者への**ねぎらいの声かけ**や、口腔内や頬や口のまわりに付着した**唾液などの保清**に努める。

Advice　継続して観察を

EISと同様に、**鎮静薬を使用して**いるため、覚醒が不十分な状態では、患者は**痛みや違和感**などを十分に訴えることができません。覚醒後の状態を**病棟スタッフと**継続して観察します。

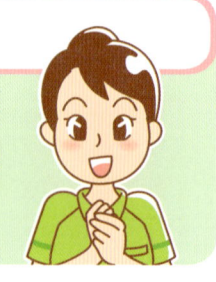

内視鏡的硬化療法（EIS）・静脈瘤結紮術（EVL）

EIS・EVLの偶発症

- ●EISおよびEVLの偶発症……胸痛、発熱、食道潰瘍、食道びらん・潰瘍出血、食道穿孔、縦隔炎、食道狭窄など

- ●EISの偶発症……硬化剤による肝障害や門脈血栓、溶血による腎障害など

- ●EVLの偶発症……オーバーチューブ挿入による咽頭食道潰瘍による出血、結紮後の早期のリング脱落による出血、結紮部の穿孔など

Advice　偶発症を予防

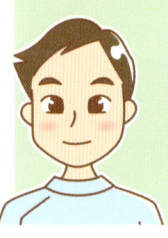

◆EISでの偶発症の多くは、硬化剤の大量注入、硬化剤の大循環への逸脱により起こっています。硬化剤の注入量には細心の注意を払いましょう。

◆5％オルダミンを使用すると、溶血による腎障害が発症する危険性があります。検査後には、ハプトグロビン静注と輸液による尿量確保（0.5～1.0mℓ/kg/h）を行って予防します。

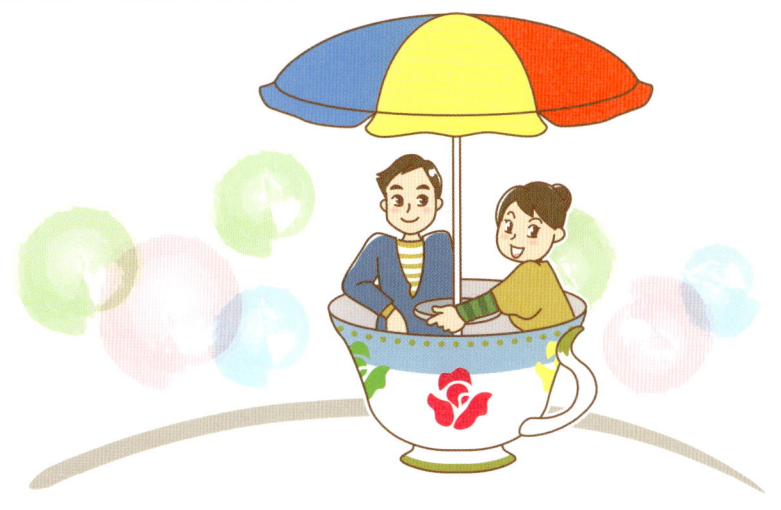

第4章　内視鏡治療とケアのポイント

内視鏡治療とケアのポイント③

内視鏡的逆行性膵胆管造影法

胆道・膵疾患に対して行われる検査・治療法。 **ERCP**

内視鏡的逆行性膵胆管造影法（endoscopic retrograde cholangiopancreatography：**ERCP**）は、胆道・膵疾患の診断と治療において重要なものの1つといえます。

しかし、ERCPでは重篤な偶発症である急性膵炎を起こすこともあり、MRCP（magnetic resonance cholangiopancreatography：磁気共鳴胆道膵管造影法、145ページ）の普及につれて、診断目的のERCPは減少しています。しかし、**治療目的のERCPは増加**しており、重要な内視鏡的アプローチ法です。

適応と禁忌

適応
* 胆道や膵管に形態異常がみられる疾患
* 乳頭機能不全、乳頭部癌、胆道癌、胆石症
* 閉塞性黄疸を認める場合、診断目的のERCPのあとに治療目的のERCPを行う

禁忌
* 内視鏡検査が行えないほど全身状態が不良な場合
* スコープの通過が困難な消化管狭窄を認める場合
* **ヨードアレルギー**のある場合
  ……血管内注入とならないことから慎重対応での検査を行う場合もある
* **急性膵炎**
  ……胆石症による急性膵炎の場合は緊急治療の適応となる

（図：肝臓、脾臓、膵臓、胆嚢、総胆管、膵管、十二指腸乳頭、十二指腸）

内視鏡的逆行性膵胆管造影法（ERCP）

準備する機材・薬剤

機材
* 側視鏡
* 細胞診用ブラシ
* 膵胆管IDUS
* 経口膵胆管鏡
* 生体監視モニター
* 吸引装置
* 体位を保持する安楽枕（タオルケットなどで代用可）
* 救急カート……急変時に迅速な対応が行えるよう用意しておく

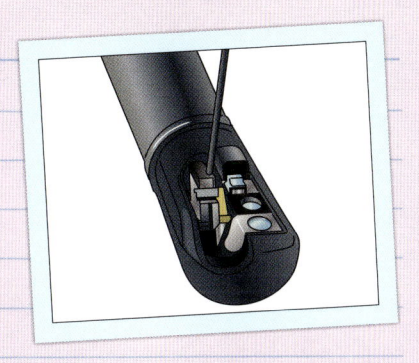

薬剤
* 鎮痙薬（ブスコパン、グルカゴンG・ノボなど）
* 鎮静薬（ドルミカム、セルシン、サイレースなど）
* 鎮痛薬（オピスタン、ソセゴンなど）
* 拮抗薬（アネキセート、ナロキソン塩酸塩など）
* 造影剤

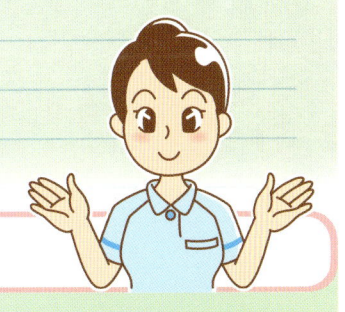

Advice　事前に万全の用意

術者と、今回のERCPで何を目的とするかを明確にしておき、必要な物品を事前に用意しておこう。

前処置

● 上部消化管内視鏡検査に準じる（60ページ）。

第4章　内視鏡治療とケアのポイント

検査前のケア

- 事前に医師による**インフォームド・コンセント**が行われているか、また患者が理解しているかを確認する。
- 患者に検査の流れや時間などを、また**鎮静薬の投与**によって苦痛が最小限となるよう援助することを説明し、**不安の軽減に努める**。
- 問診票や病棟ナースからの申し送りで、既往症やアレルギー、**抗血栓薬の服用または休薬**について確認する。

ERCPの実際

1 検査台に**体位をとる**。
うつぶせで臥床してもらい、**顔だけ右側の横向き**になるように整える。

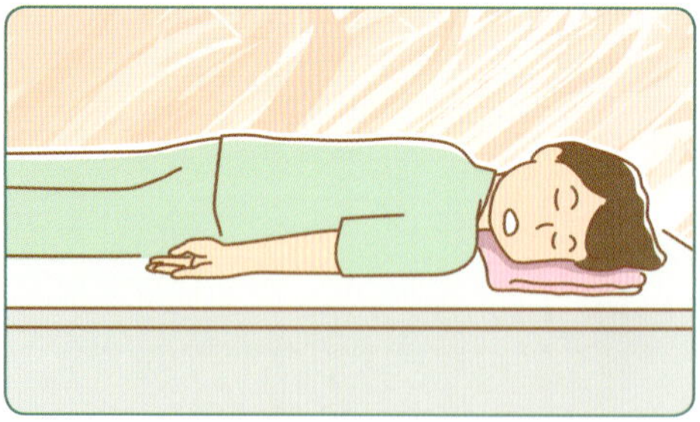

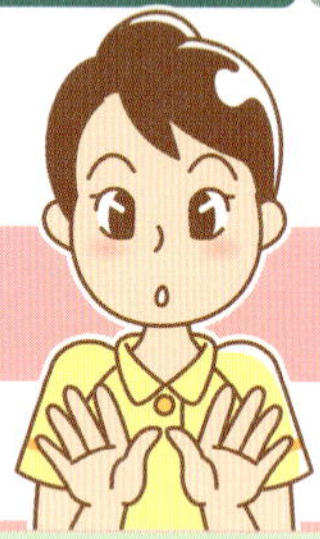

Advice
適度な高さに調整

- 顔が台につくと患者は**不快**。また、術者にとっては**透視台と口の間にすき間がないと**内視鏡の操作がしにくいです。
- 患者の首が反りすぎると**頸椎の負担が増えます**。

⬇

患者に確認しながら、
適度な高さに調整しよう！

2 モニターの装着、バイタルサインのチェック。

3 血管を確保する（64ページ）。

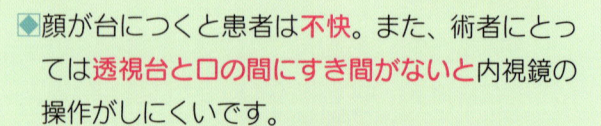

体位のpoint

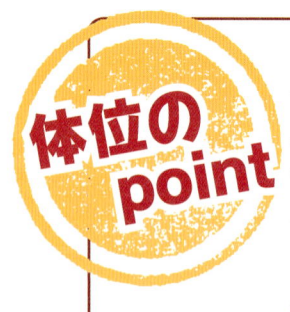

左側臥位で内視鏡を挿入したほうが、十二指腸乳頭部までの挿入が容易です。しかし、乳頭部に着いた段階で、左側臥位➡伏臥位に**体位を変えるのは困難**であるため、多くの場合、**はじめから伏臥位**で行います。（術者の好みもありますが……）

術者より

側視鏡は、進行時に管腔をまっすぐ見ながらの挿入はできないため、術者の経験・技術が重要といえます。

通常、**術者と助手の医師1名と介助者1名**で行います。

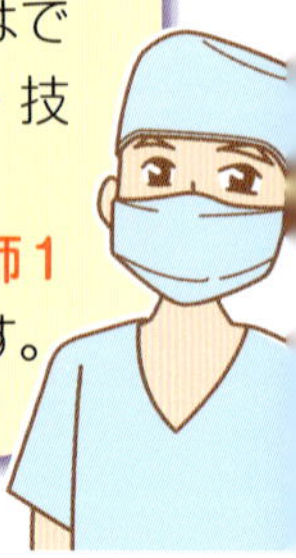

内視鏡的逆行性膵胆管造影法（ERCP）

4 **マウスピースを装着**する。しっかり固定する（65ページ）。

5 **鎮静薬**を投与し、効果を確認したのち、術者がスコープを挿入する。

6 乳頭が確認できたら、**介助者**は術者に造影用の**カニューレを手渡す**。術者は鉗子チャンネルより通していく。

7 **細胞診**を行う際は、**造影剤を流す前に採取**することがある。造影剤が混じると正しく判定ができなくなることがあるため。

8 カニューレが確実に胆管に入った時点で、**介助者**は**造影剤を注入**する。

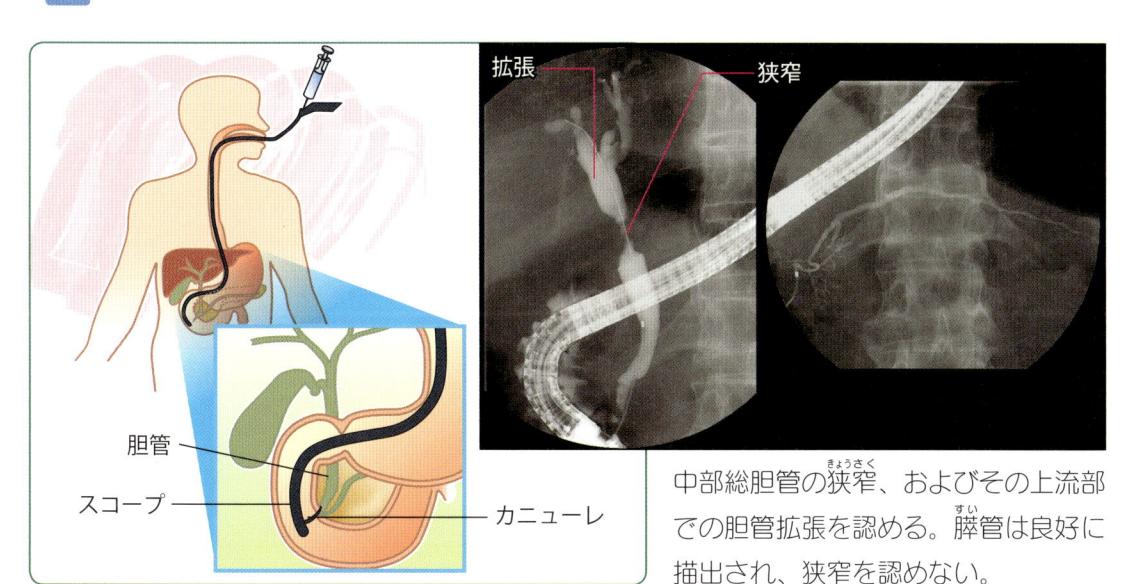

中部総胆管の狭窄、およびその上流部での胆管拡張を認める。膵管は良好に描出され、狭窄を認めない。

Advice　造影剤を満たしておく

　気泡が入らないように、あらかじめ**造影剤をカニューレ内に満たし**ておきます。また、カニューレの代わりに**ガイドワイヤー**を用いることもあります。

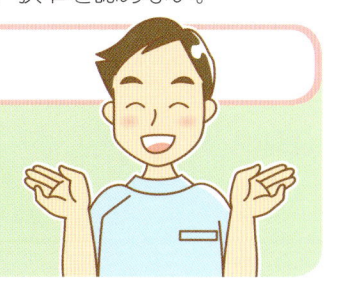

第4章　内視鏡治療とケアのポイント

9 必要に応じて、狭窄部位のブラッシングによる**細胞診**や**生検**、**胆汁**や**膵液の採取**を行う。

10 X線透視下で必要な画像が得られたら、撮影を行う。

11 撮影が終了したら、カニューレ、スコープを抜去する。

なお、

※撮影によって、例えば総胆管結石が発見されたなら、引き続いて治療を行う。
- 内視鏡的乳頭括約筋切開術または内視鏡的乳頭バルーン拡張術 ➡ **砕石**・**截石術**（148～155ページ）

Advice　モニターと患者の観察を

◆カニューレを挿入中や造影撮影中は、術者たちは**手技や画像に集中**しているため、**介助者**が**患者の状態の観察**に努めます。手技中の穿孔や出血だけでなく、血管迷走神経反射により**血圧や脈拍の低下**、**SpO₂（血中酸素飽和度）の低下**をきたすこともあります。**モニターと患者の観察**が重要！

◆患者は伏臥位で顔だけ右側を向いている状態にあります。**介助者**は**吐物や唾液の貯留はないか**をチェックし、適宜、**吸引**し、**誤嚥の予防**に努めます。

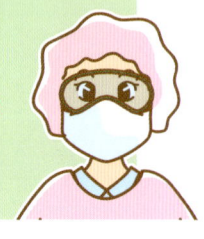

ここに注意

　膵炎後や胆嚢炎などの患者は、造影剤の注入の圧によって**病状が悪化する恐れ**があるので十分に注意。終了時に**造影剤をできるだけ吸引**しておくことが望ましいです。

　膵管へのカニュレーションの回数や、膵管造影の回数が多いほど、ERCP後の**膵炎の頻度が高くなる**といわれています。

内視鏡的逆行性膵胆管造影法（ERCP）

検査後のケア

1 検査が終了したことを患者に伝え、バイタルサインや一般状態の観察を行う。
口腔や顔に**唾液や吐物が付着**していることもある。保清する。

2 患者の状態に応じ、車椅子ないしストレッチャーで病棟へ搬送する。
病棟ナースへの申し送りの際、**検査後の安定度や偶発症を視野に入れた十分な観察**を行う旨も必要。

MRCP（磁気共鳴胆道膵管造影法）

ERCPは、胆管や膵管の精密な造影ができ、有用な検査ですが、患者への侵襲度が高く、急性膵炎などの重篤な偶発症が起こりやすいという欠点があります。
そのため近年では、MRIの撮影法の1つである非侵襲的な**MRCP**（magnetic resonance cholangiopancreatography、磁気共鳴胆道膵管造影法）の導入によって診断が置きかえられてきています。
MRCPは、**非侵襲的に膵管および胆道を描出**する方法です。ERCPでは描出できない、閉塞部より上流の胆管や膵管が描出できるというメリットがあり、その重要性が高まっています。

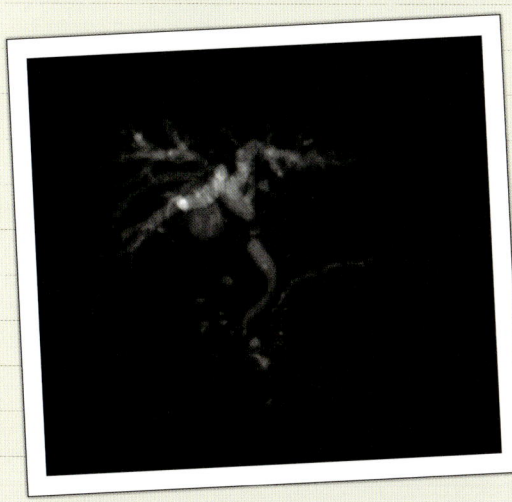

中部胆管の狭窄と、その上流部での胆管拡張を認める

第4章 内視鏡治療とケアのポイント

・145・

ERCPの偶発症

特に注意が必要な偶発症は、穿孔と急性膵炎です。

〈穿孔〉
…内視鏡治療中に起こる偶発症

- **スコープの挿入時やEST**(148ページ) によって起こることが多い。
- 痛みの鑑別で、**急性膵炎との鑑別**が必要。

* バイタルサインの変動
* 痛みの有無と程度
* 皮下気腫の有無、呼吸状態の観察

↓

状態の変動を早期に発見し、**術者に報告**。X線撮影やCTなどの検査が必要！ EBD（156ページ）で保存的に経過をみる場合もあるが、**緊急手術**になることが多い。

〈急性膵炎〉
…病棟に戻ってから起こる偶発症

- ERCP後の偶発症で**最も多く**、重症化した場合には死に至る危険もある。
- 検査終了**2〜4時間後**から、**腹痛**や**背部痛**、**嘔吐**などの症状で発症する。
- 病棟へ戻ってからの全身状態の観察、バイタルサインのチェックを行い、早期発見に努める。

* バイタルサインの変動。特に発熱には要注意
* 痛みの有無と程度
* 尿量→腎不全を起こしていないか？
* 血液データのチェック→アミラーゼ値、CRP、WBCなど

↓

状態の変動を早期に発見し、**術者に報告**。早期の治療が必要！

急性膵炎の診断基準（厚生労働省難治性膵疾患に関する調査研究班2008年）

1. 上腹部に急性腹痛発作と圧痛がある
2. 血中、または尿中に膵酵素の上昇がある
3. 超音波、CTまたはMRIで膵臓に急性膵炎にともなう異常所見がある

上記3項目中2項目以上を満たし、他の膵疾患および急性腹症を除外したものを急性膵炎と診断する。ただし、慢性膵炎の急性発症は急性膵炎に含める。

注：膵酵素は膵特異性の高いもの（膵アミラーゼ、リパーゼなど）を測定することが望ましい。

内視鏡ナースと病棟ナースの連携

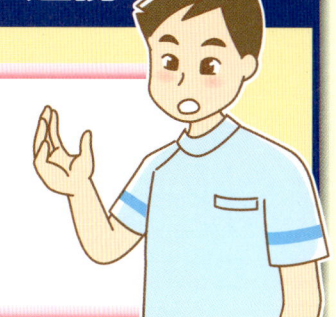

治療前の申し送り
↓
治療
↓
治療後の申し送り

ここで大事なこと
治療についたスタッフだからこそ伝えられること
治療に熟知したスタッフだからこそ伝えられること

カルテをみればわかること
- 全身状態
- バイタルサイン
- 使用薬剤
- 使用硬化剤　など

＋

カルテにのっていないこと
病棟に戻ってから、こんな状態に注意してほしいという**具体的なポイントを伝えよう**！

特にここは伝えたいこと

- **鎮静薬の量**……治療中不穏だった様子、使用量でバイタルサインの変動など、使用量に対し患者の状態はどうか
- **治療全体の流れ**……治療を簡潔にポイントをおさえて申し送る
- **治療に難渋した**……帰棟後、偶発症の危険について
例えば、カニュレーションに時間がかかったため膵炎に注意、出血をした、穿孔したかもしれない　など

治療の内容や、状態から今後、特に注意して観察をしてほしい点を伝えることが重要！

第4章　内視鏡治療とケアのポイント

・147・

内視鏡治療とケアのポイント④

内視鏡的乳頭括約筋切開術 EST
内視鏡的乳頭バルーン拡張術 EPBD

十二指腸の乳頭を切開または拡張する治療法。

内視鏡的乳頭括約筋切開術（endoscopic sphincterotomy：EST）、**内視鏡的乳頭バルーン拡張術**（endoscopic papillary balloon dilatation：EPBD）は、単独で行うことは少なく、ほかの治療的手技の前に**処置具などの通過に必要なために行われることが多い**手術です。また、ERCP（140ページ）に引き続き行われることが多い手術です。

ESTとは

十二指腸乳頭開口部から総胆管内に**パピロトーム（EST用ナイフ）**を挿入し、高周波を用いて**乳頭括約筋を切開**する方法です。

乳頭括約筋は、十二指腸から総胆管への腸液の逆流を防いでいますが、治療の際、妨げとなります。切開することで乳頭から**処置具を総胆管へ挿入**したり、**結石をとり出す**など、治療が可能となります。

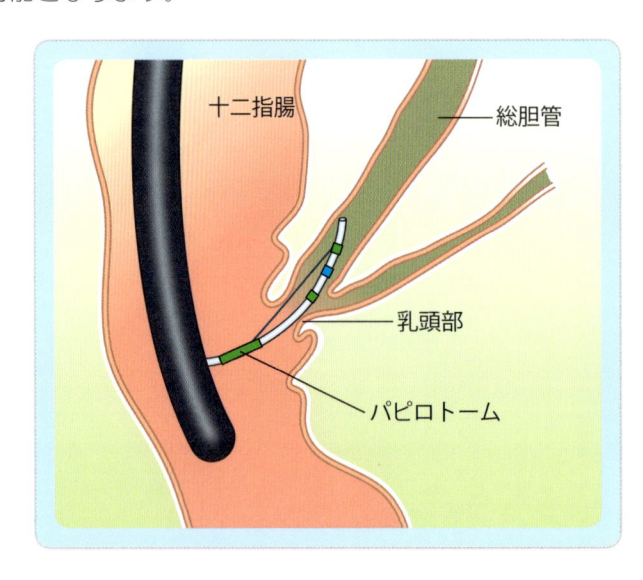

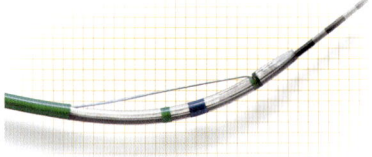

パピロトミーナイフ〈オリンパス〉

EPBDとは

バルーンダイレータで十二指腸乳頭部を拡張して、**開口部を広げる**方法。

ESTに比べて出血や穿孔のリスクが低く、乳頭括約筋の機能が温存されます。その反面、乳頭の開放が小さいため、結石の除去に時間を要したり、難しくなることがあります。

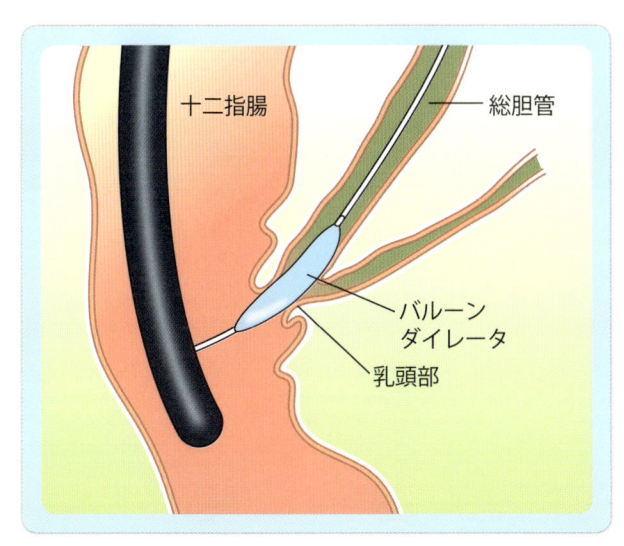

また、**術後膵炎の発症頻度**がESTより高いとされています。

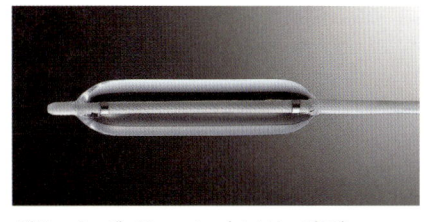

バルーンダイレータ〈オリンパス〉

ESTの適応と禁忌

適応

* 総胆管結石
* 急性胆管炎
* 悪性胆道狭窄
* 閉塞性黄疸に対する胆道ドレナージ
* 胆石性膵炎
* 膵管ドレナージ
* 良性乳頭狭窄
* 胆嚢摘出後ジスキネジア
* 経口的胆・膵管内視鏡やIDUSの前処置

Advice: EPBDの適応

EPBDは、**出血傾向を有する症例**や**胃切除後の症例**が適応となります。

施設によって、ESTを選択するか、EPBDを施行するかが異なります。

禁忌

* 上部消化管内視鏡検査が禁忌の症例（58ページ）
* 全身状態が著しく不良で、精査が困難な場合
* 著明な出血傾向がある症例
* 抗凝固薬、抗血小板薬を服用中（休薬ができれば適応）
* 急性膵炎の合併（胆石性膵炎を除く）

ESTの実際〜総胆管結石の場合

準備する機材・薬剤

機材

* ERCPに必要な機器・材料に準じる（141ページ）
* 高周波焼灼電源装置……設定（エフェクト、ワット数）、通電確認を必ず行っておく！
* 対極板……高周波電流を拡散して流す目的
* パピロトーム（EST用ナイフ）
* ガイドワイヤー……生理食塩水をフラッシュして（流して）おくと、すべりがよくなり操作しやすい
* 截石に必要な処置具……採石バスケット、バルーンカテーテル、砕石具（バスケット）、エンドトリプター（シース変換型砕石バスケット）
* 救急カート……急変時に迅速な対応が行えるよう用意しておく

Advice 数種類を用意

EST用ナイフやガイドワイヤー、截石バスケットにはさまざまな種類があります。それぞれ数種類を用意しておくと対応の幅が広がります。

薬剤

* 上部消化管内視鏡検査に準じる（59ページ）
* 鎮痙薬（ブスコパン、グルカゴンG・ノボなど）
* 鎮静薬（ドルミカム、セルシン、サイレースなど）
* 鎮痛薬（オピスタン、ソセゴンなど）
* 拮抗薬（アネキセート、ナロキソン塩酸塩など）

前処置

上部消化管内視鏡検査に準じる（60ページ）。

術前のケア

● ERCPの「検査前のケア」に準じる（142ページ）。

術中のケア

1～3 「ERCPの実際」の**1～3**に準じる（142ページ）。

4 **対極板を装着**する。また、**高周波電源装置の設定を確認**。

5～10 「ERCPの実際」の**4～9**に準じる（143～144ページ）。

> **ここに注意**
>
> ESTでは切開に高周波電流を使用するため、**金属類**（時計、ネックレス、指輪、義歯、ヘアピン、かつらの留め金など）に注意。患者の体に装着されていないかを必ず確認。

Advice　対極板の装着部位

対極板は、手術部位に近く**通電性のよい場所**に、**皮膚に密着するように**装着します。体毛が多い部分は密着しずらいため避けましょう。

術中のpoint

ESTの処置の最中に、患者が痛みを感じて**急な体動**をすることがあります。激しい体動は内視鏡や処置具の位置がずれるため、偶発症を招く危険があります。術者は**内視鏡や画像に気をとられがち**!!

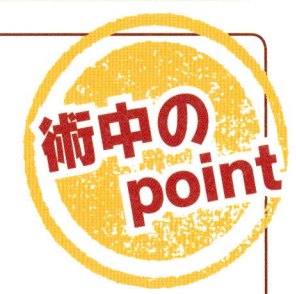

◆ 処置具の入れかえ時や、何らかの処置が行われるときには、特に**患者の状態**に気を配る。
◆ ERCPに引き続き行われることが多いため、長時間に及ぶことがある。患者の苦痛を十分に考慮し、**モニター、バイタルサインの変動**に注意。
◆ 患者の体動や表情を観察し、**鎮静薬の効果**が得られているか判断する。
◆ 口腔内にたまった唾液を**適宜吸引**し、誤嚥の予防に努める。
◆ 出血や穿孔、膵炎など、**偶発症の発生**に注意！

内視鏡的乳頭括約筋切開術（EST）・乳頭バルーン拡張術（EPBD）

第4章　内視鏡治療とケアのポイント

11 造影によって、**結石が確認されたら個数や大きさを確認**し、切開のための**パピロトームを挿入**する。必要に応じて**ガイドワイヤー**を併用する。

12 パピロトームをゆっくり開き、術者は電流を通電し、**乳頭括約筋(かつやく)を切開**して出口を広げる。

13 乳頭を切開したら、結石の大きさや数などを考慮して、
- かご状のバスケット型把持鉗子で石をとり出す
- バスケット（砕石具(さいせき)）で石を砕いてとり出す
- バルーンカテーテルで石をかき出す

などの方法で、**截石(せっせき)、砕石**を行う。

Advice　患者の苦痛を十分に考慮

ESTはERCPに引き続き行われることが多いため、長時間に及ぶこともあります。**患者の苦痛を十分に考慮**します。

→
- 長時間の伏臥位(ふくがい)（同一体位による痛みや疲労）
- 長時間の内視鏡の挿入
- エアが入ることでの腹部の違和感
- 唾液がたまり不快　など

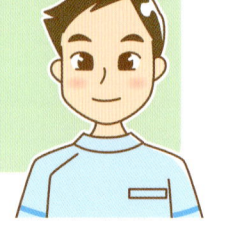

術後のケア

1 検査が終了したことを患者に伝え、バイタルサインや一般状態の観察を行う。
口腔や顔に**唾液や吐物が付着**していることもある。保清する。

2 患者の状態に応じ、車椅子ないしストレッチャーで病棟へ搬送する。
病棟ナースへの申し送りの際、検査後の安定度や**偶発症(ぐうはつ)を視野**に入れた十分な観察を行う旨も必要。

3 EST後の**出血がないか**観察する。**貧血**の徴候や**便**の性状にも注意！！

4 長時間の同一体位で、局所の圧迫によって**痛みや皮膚の発赤(ほっせき)**はないか、観察する。

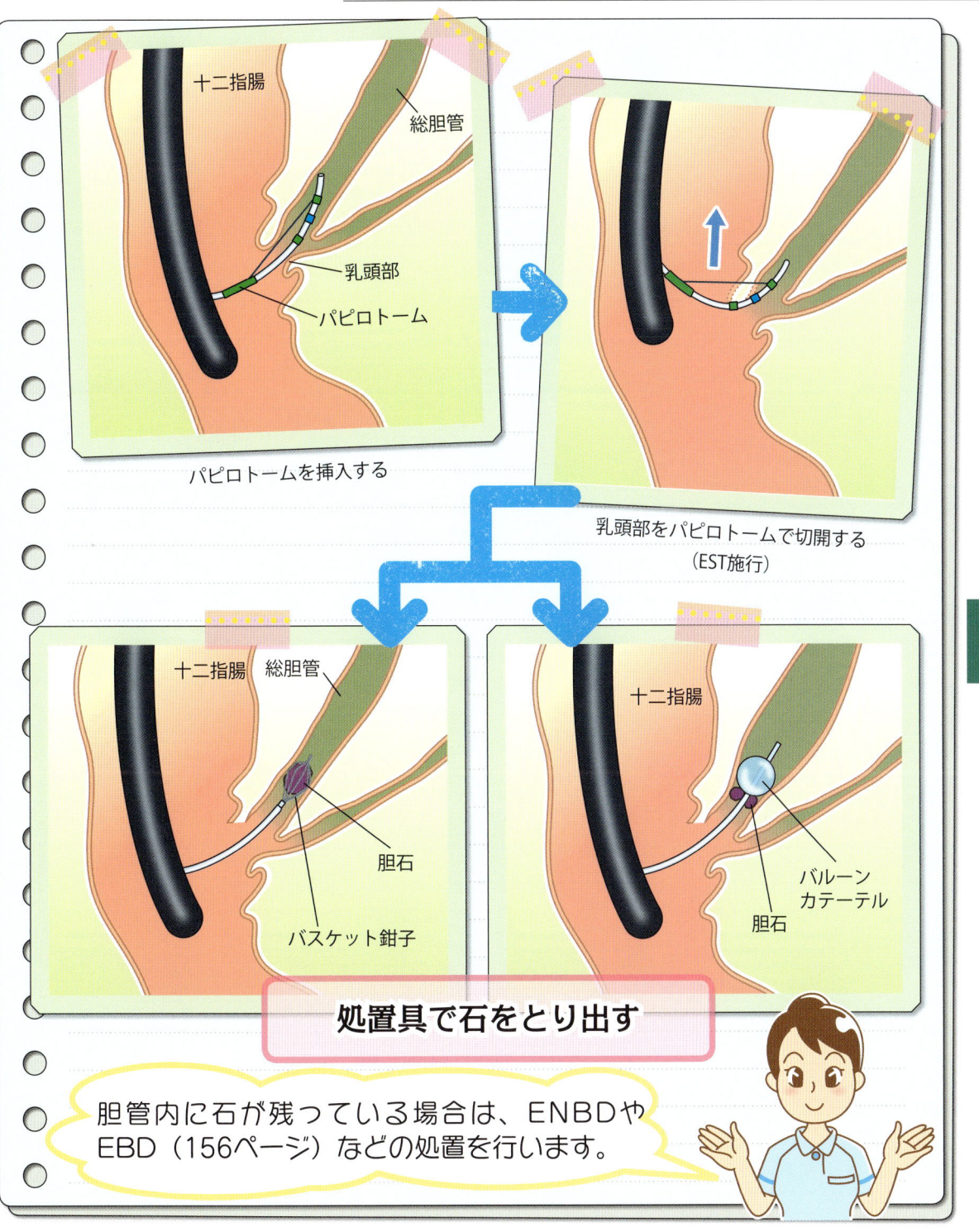

内視鏡的乳頭括約筋切開術（EST）・乳頭バルーン拡張術（EPBD）

パピロトームを挿入する

- 十二指腸
- 総胆管
- 乳頭部
- パピロトーム

乳頭部をパピロトームで切開する（EST施行）

処置具で石をとり出す

- 十二指腸
- 総胆管
- 胆石
- バスケット鉗子

- 十二指腸
- バルーンカテーテル
- 胆石

胆管内に石が残っている場合は、ENBDやEBD（156ページ）などの処置を行います。

第4章 内視鏡治療とケアのポイント

ESTの偶発症

ESTの偶発症として、以下の5つがあげられます。

〈出血〉

- 切開通電で**すばやく切開**すると、出血を起こしやすくなる。

⬇

出血した場合は、**パピロトームをあて、凝固電流を流して止血**する。ほかに、**バルーンカテーテル**で圧迫止血、**止血鉗子**による凝固電流で止血、**アルゴンプラズマ凝固**（126ページ）で止血、**クリップで止血**（121ページ）などの方法がある。

〈穿孔〉

- ESTによる切開創が大きい、またEPBDにおいて**拡張しすぎた場合**に穿孔の危険がある。乳頭口が小さすぎても、引き続き行う結石除去の際に**何度も処置具を動かす**ことになり、出血や穿孔の危険が生じる。

⬇

万が一、穿孔を起こした場合は、**X線撮影やCTなどの検査**が必要。EBD（156ページ）で保存的に経過をみる場合もあるが、**多くは緊急手術**になる。

〈バスケット嵌頓〉

- バスケット内に一度に数個の結石を把持したとき、結石が大きすぎるとき、乳頭に近い結石より肝側にある結石を把持するときなどに、バスケットが**乳頭から引き抜けなくなる**ときがある。バスケットから結石を外すことも引き抜くこともできない状態のことを**バスケット嵌頓**という。

➡ **エンドトリプター（シース変換型砕石バスケット）を1セット準備**しておくことが望ましい。

〈急性閉塞性化膿性胆管炎（AOSC）による敗血症とショック〉

- 胆管閉塞後、胆道内圧が上昇すると細菌や**エンドトキシン**（細菌などがつくる毒素）が逆行性に血流へと流れ、**敗血症**へと進展する。主な細菌は**大腸菌**といわれている。この状態を**急性閉塞性化膿性胆管炎**（AOSC）と呼び、**非常に危険な状態**である。

- 敗血症によるショックと意識障害をきたし、これを**Reynoldsの5徴**（発熱、腹痛、黄疸、ショック、意識障害）という。この状態で適切な治療が行われないと、**播種性血管内凝固症候群**（DIC）を起こし、**予後不良**となる。

- **治療法**は、
  * 通常は、侵襲性が低く合併症が少ない**内視鏡的経鼻胆管ドレナージ**（ENBD、156ページ）を行う。
  * 総胆管結石が摘出できる場合には**内視鏡的乳頭括約筋切開術**（EST）や**内視鏡的乳頭バルーン拡張術**（EPBD）を行い、総胆管結石を摘出する。
  * 結石が肝内胆管にあるようなケースでは内視鏡では届かないので、**経皮経肝胆道ドレナージ術**（PTBD）を行う。

〈膵炎〉

- 重症化した場合には**死に至る危険**もあり、検査終了**2〜4時間後**から**腹痛**や**背部痛**、**嘔吐**などの症状で発症する。病棟へ戻ってからの全身状態の観察、バイタルサインのチェックを行い、早期発見に努める。

- バイタルサインの変動や、特に**発熱には要注意**。痛みの有無と程度を観察。**腎不全**を起こしていないか尿量の確認、アミラーゼ値、CRP、WBCなどの血液データを確認し、**疑わしき状態の場合はCT検査**を行う。

内視鏡治療とケアのポイント⑤

内視鏡的胆道ドレナージ術

胆汁がスムーズに流れるようにする治療法。 EBD　ENBD

EBD、ENBDとは

内視鏡的胆道ドレナージ術には、**内視鏡的逆行性胆管ドレナージ法**（endoscopic biliary drainage：**EBD**）、**内視鏡的経鼻胆管ドレナージ**（endoscopic nasobiliary drainage：**ENBD**）などがあります。

総胆管結石や癌などによる狭窄が生じ、胆汁の十二指腸への流出が障害され、**閉塞性黄疸**や**膵管炎**などを起こした場合に、内視鏡的に流出路を確保する方法です。

EBDは、総胆管が最も狭くなる十二指腸の乳頭部に、短いチューブステントや金属ステントを留置して、胆汁を十二指腸へドレナージする方法。

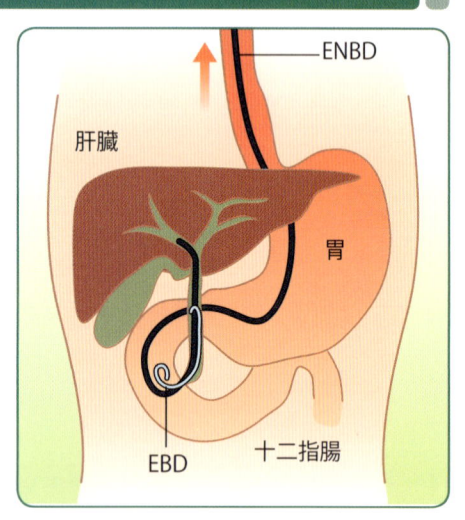

ENBDは、長いチューブを十二指腸・胃・食道を経由して鼻から出し、胆汁を直接体外へ排出する方法。

準備する機材・薬剤

* ERCP（140ページ）、EST（148ページ）後に引き続き行われることが多いため、ERCP、ESTの機材・薬剤に準じる
* 使用するステント
  ステントの種類や太さをあらかじめ準備し、造影後に症例に適したステントが選択できるように準備しておく
* ガイドワイヤーを使用する場合は、ガイドワイヤー内に生理食塩水をフラッ

内視鏡的胆道ドレナージ術（EBD、ENBD）

　　シュして（流して）おくとすべりがよく、操作性が増す
* ENBDチューブ、ドレナージバッグ
* 喉頭鏡
* ネラトンチューブ（ネラトンカテーテル）
* 救急カート……急変時に迅速な対応が行えるよう用意しておく

EBD、ENBDの特徴

	利点	欠点
EBD	●患者の苦痛が少ない ●長期間の留置が可能 ●複数本の留置が可能 ●自己抜去の危険がない ●患者の日常生活動作が保てる	●胆汁の色や量を直接確認できない ●逆行性感染の危険性がある ●逸脱・迷入の危険性がある ●チューブ抜去の際に再度内視鏡の挿入が必要になる
ENBD	●胆汁の色や量を直接確認できる ●逆行性感染の危険性が少ない ●チューブ内の洗浄ができる ●繰り返し胆汁の培養・細胞診が行える ●造影検査が可能	●鼻から管を出し固定するため、苦痛が強い ●逸脱・迷入の危険性がある ●患者の日常生活動作が低下する ●自己抜去の可能性がある

前処置

● 上部消化管内視鏡検査に準じる（60ページ）。

ERCP▶EST▶EBD（ENBD）と続けて処置が行われることが多いため、**長時間に及ぶことがあります**。

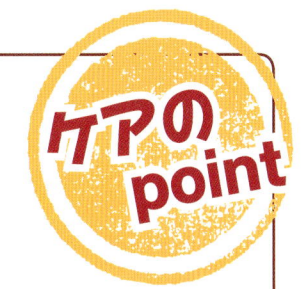

◆ 過不足のない機材を準備。
◆ 術中の患者の状態に注意し、苦痛を最小限にできるよう援助。また、観察に努め、**異常の早期発見**に努める。
◆ 術者は処置に集中しているため、**介助者**、**助手**が患者を観察、処置がスムーズに行える環境を整える！

第4章　内視鏡治療とケアのポイント

ケアのpoint

EBDの実際

術前のケア

- ERCP（140ページ）、EST（148ページ）に準じる。

術中のケア

1 ERCP、ESTに準じる。

2 X線透視で**ガイドカテーテルが胆管内に留置**されていることを確認する。

3 ガイドワイヤーを胆管内に残したまま、**介助者**は**造影カテーテルを抜去**する。

4 術者が指示するステントを、**介助者**は**ガイドワイヤーにセット**する。

5 ガイドワイヤーに沿って、**ステントを胆管内に押し進める**。
十二指腸でプッシングチューブのたわみをつくらないように、術者が押し進める操作にあわせて、**介助者**は**ガイドワイヤーを軽く手前に引く**とよい。

6 ステントがX線透視で狭窄部を超えたことを確認し、**ガイドカテーテル、プッシングチューブを抜去**する。

7 **胆汁の流出**がみられるかを確認する。

術後のケア

ERCP（140ページ）、EST（148ページ）に準じる。

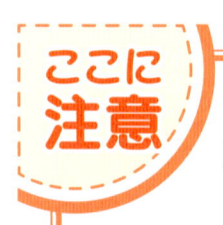

ここに注意

患者が痛みを感じて**急に体動**することがあります。激しく体動すると、内視鏡や処置具の位置がずれてしまうため、ガイドカテーテルやステントの挿入中は、**特に状態の変化に注意**！

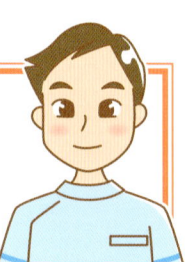

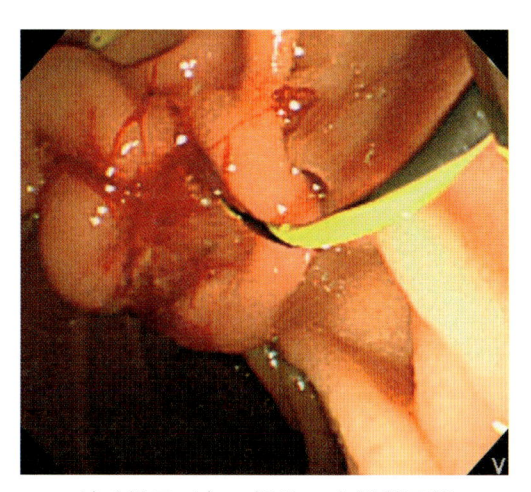

内視鏡的胆道ドレナージ術（EBD、ENBD）

ガイドワイヤー挿入の内視鏡画像

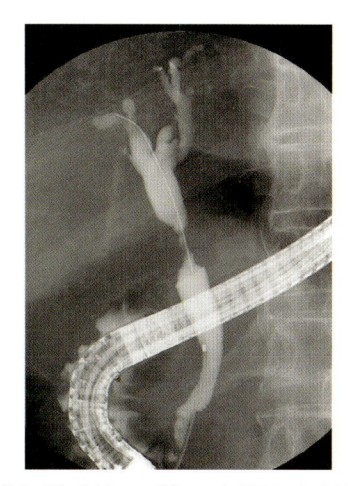

狭窄部をガイドワイヤーが超えたX線画像

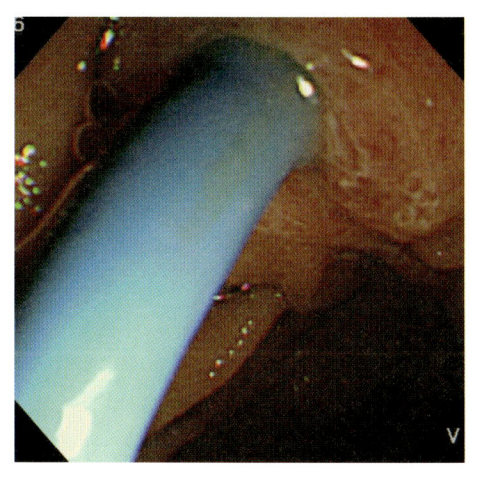

ドレナージチューブ挿入の内視鏡画像

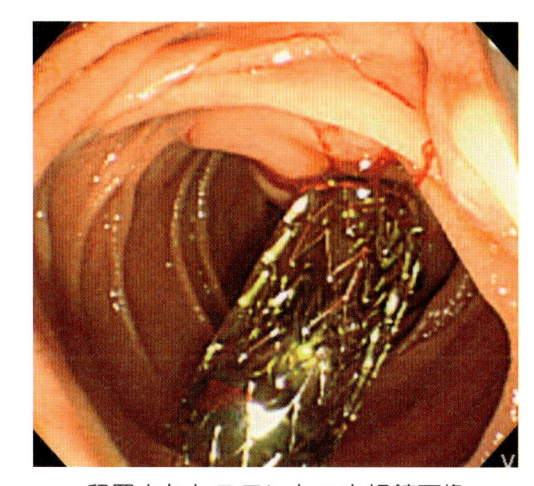

留置されたステントの内視鏡画像

第4章 内視鏡治療とケアのポイント

観察のpoint

- 偶発症、特に**急性膵炎**、**穿孔**に注意➡146ページ
- ENBDを施行した場合、**チューブを確実に固定**すること。事故抜去・自己抜去されない細心の注意を払うこと→申し送りでも必須。
- 術後に偶発症を起こすことも十分考えられるため、病棟スタッフへの**継続した観察を引き継ぐ**ことが大切！

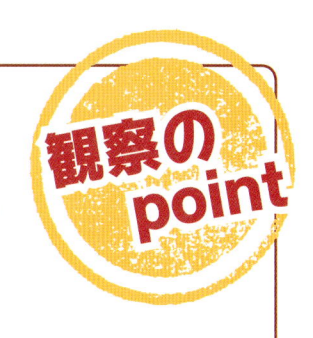

159

内視鏡治療とケアのポイント⑥

内視鏡的粘膜切除術 EMR

粘膜を生理食塩水などで膨隆させて切除する治療法。

内視鏡的粘膜切除術（endoscopic mucosal resection：EMR）は、生理食塩水などで病変を膨隆させて、高周波スネアで切除する治療法です。

EMRは、外科手術に比べて患者への**治療的侵襲がはるかに軽い**、**治療後のQOLを低下させない**などが大きな利点です。

適応と禁忌

適応
* 原則として、リンパ節転移の可能性がほとんどない、スネアで一括切除できる2cm以下の早期癌
* ポリペクトミー（108ページ）では一括切除が困難な病変

禁忌
* 出血傾向の強い患者
* 抗凝固薬や抗血小板薬が休薬できない患者
* 重篤な合併症のために通常の内視鏡検査が行えない患者
* EMRを行っても予後の改善が期待できない、全身状態不良の患者

準備する機材・薬剤

機材
* スコープ………… 1チャンネル直視鏡、2チャンネル直視鏡・斜視鏡
* 高周波電流発生装置
* 高周波スネア…… モノポーラ型スネア、バイポーラ型スネア（体内の通電で支障をきたす場合に使用）

内視鏡的粘膜切除術（EMR）

* 対極板…………モノポーラ型スネアを使用する際に必要
* 局注針…………23Gまたは25G
* 把持鉗子………ストリップバイオプシー法を行うときに使用
* 先端透明キャップ（フード）……EMRC法を行うときに使用
* 止血器具………クリップ、留置スネア
* 救急カート……急変時に迅速な対応が行えるよう用意しておく

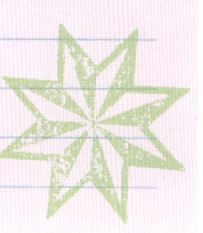

薬剤

* 上部消化管内視鏡検査（59ページ）、下部消化管内視鏡検査（77ページ）に準じる。
* 鎮痙薬（ブスコパン、グルカゴンG・ノボなど）
* 鎮静薬（ドルミカム、セルシン、サイレースなど）
* 鎮痛薬（オピスタン、ソセゴンなど）
* 拮抗薬（アネキセート、ナロキソン塩酸塩など）
* 局注液……生理食塩水、グリセオール、0.4％ヒアルロン酸ナトリウム（ムコアップ）など
* 色素液……インジゴカルミン、ルゴール（ヨード）など
* エピネフリン液……出血予防
* 輸液……術中、鎮静薬、鎮痙薬を追加することもある。また、バイタルサインの変動に伴い、輸液管理を行うため、輸液ルートを確保してから行う

EMRの方法

切除の方法にはいくつかありますが、以下の方法が主として行われます。
- 通常の方法……1チャンネル直視鏡を用いて切除する方法。最も多く行われている
- ストリップバイオプシー（strip biorsy）法……2チャンネル直視鏡・斜視鏡を用いて切除する方法
- EMRC法、EAM法……スコープの先端に装着したキャップ内に病変を吸引し、絞扼切除する方法

第4章 内視鏡治療とケアのポイント

前処置

- 上部消化管内視鏡検査（60ページ）、下部消化管内視鏡検査（78ページ）に準じる。

EMRの実際〜大腸ポリープの場合

1 ポリープの観察

ポリープを発見し、**通常光**でまず観察する。その後**NBI観察**（95ページ）、インジゴカルミンなどの**色素を散布**(96ページ)し、**ピットパターンを観察**する。

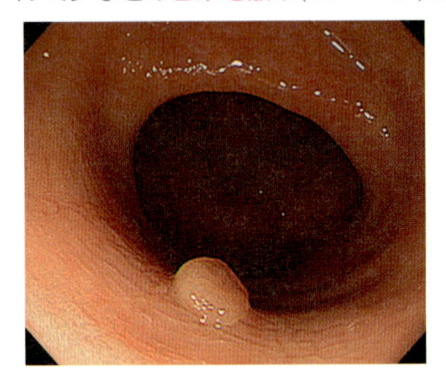

通常光で観察 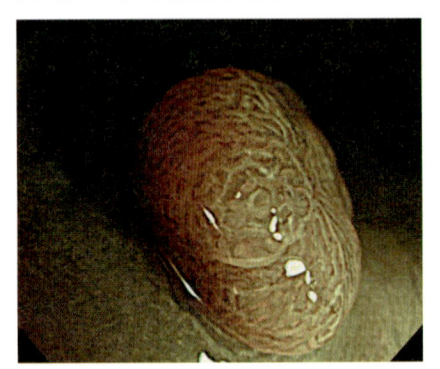　　　　　　　　NBI観察

2 局注

- 生理食塩水またはムコアップなどの局注液を注入。病変が**リフティング（膨隆）すること を確認**する。
- 術者が内視鏡操作を行うため、局注は術者の指示のもと**介助者が行う**。浅い穿刺の場合、血腫をつくることがあるので、**ゆっくり注入を開始するのがポイント**。

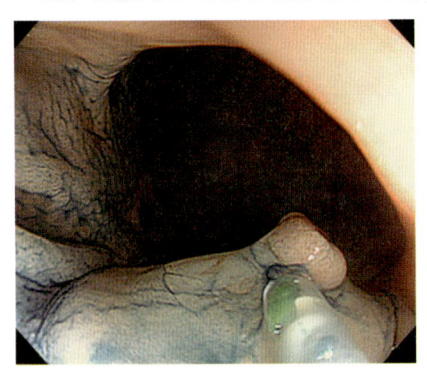

局注液を注入 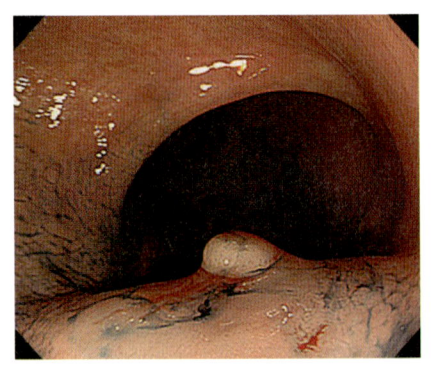　　　　　　　　リフティングした状態

内視鏡的粘膜切除術（EMR）

3 切除

- スネアを開き、病変をつかんでいく。
- 術者が内視鏡操作を行うため、**スネアの操作は介助者**が行う。病変の大きさによって、開くスネアの大きさをハンドルで操作し、**適切な大きさに開く**。
- ハンドルの操作でスネアをゆっくり絞め始め、**抵抗感のあるところまで**絞める。
- 術者が筋層部分をつかんでいないか確認後、**高周波による切開・凝固で切除**する。

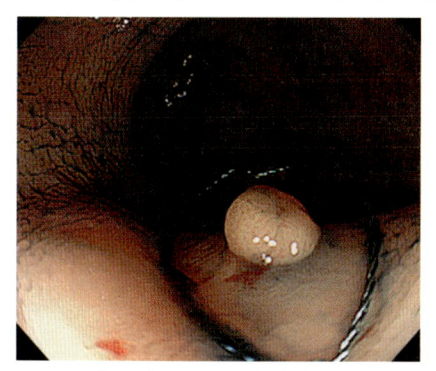

スネアを開いて病変を捕捉 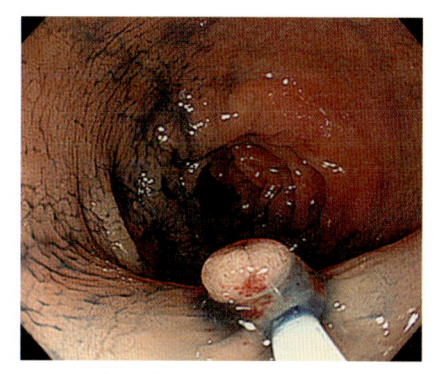　　　スネアを閉じて病変を切除

4 クリッピング

切除面を観察し、とり残しがないことを確認後、**介助者**は切除面を**クリップで縫縮**する。

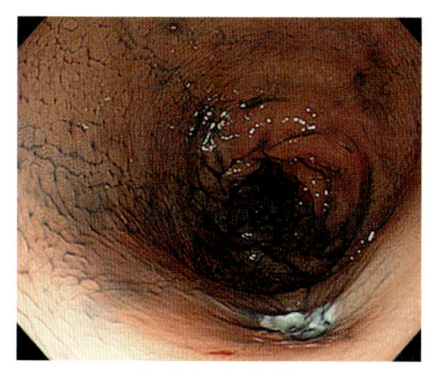

切除した状態 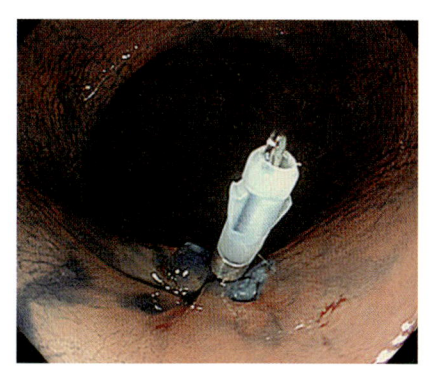　　　クリップで縫縮

5 ポリープの回収

五脚鉗子や吸引などでポリープを回収する。

> **Advice** スネアの操作は慎重かつ丁寧に
>
> スネアを一気に絞めると、スネアから病変がすべって出血をしたり、高周波による通電の前に切除してしまう、いわゆる「生切れ状態」になるため、スネアの操作は慎重かつ丁寧に行うことを意識しよう！

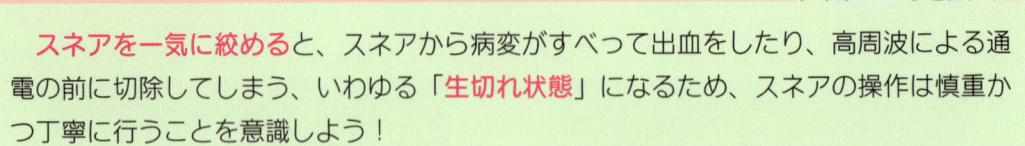

EMRの偶発症

EMRに伴う重要な偶発症として、穿孔と出血があります。

〈穿孔〉

穿孔は、病変の大きさが大きいほど多く起こります。切除中に筋層を巻き込み損傷して起こる穿孔と、切除時の過通電が原因で起こる遅発性の穿孔があります。

切除中の穿孔

* 通電する前に、筋層をスネアでつかんでいないか確認し、つかんだ病変をもちあげるような操作を行うことがポイント。
* 介助者は、スネアでつかんだときの弾力感や硬さ、通電中「切れにくい状態」のときは速やかに術者に伝え、仕切りなおすことも大切。
* 万が一、術中に穿孔をきたした場合は、CO_2送気装置（168ページ）があれば、CO_2に切りかえる。速やかにクリップによる穿孔部位または創の全体を縫縮し閉鎖する。この間、時間を要することで腹腔内へ空気が漏出するため、速やかに行う。
* 縫縮が困難なときは緊急手術が必要となるため、処置の危険性と対応策を十分念頭におき、処置に臨む姿勢が大切。

遅発性の穿孔

* 通電中「切れにくい状態」での切除の場面で、仕切りなおさず電流を上げたり、通電時間を延長することで起こる危険性が高い。術中に、術者と介助者のコミュニケーション、患者の痛みの訴えを確認しながら行うことが非常に重要。
* 遅発性の穿孔の場合は、緊急手術となることが多い。

〈出血〉

切除に伴う出血として、**切除中に起こる術中出血**と、**切除後に起こる後出血**があります。

術中出血

- **原因**として、
  * **通電が不十分な状態**でスネアを絞扼（こうやく）して切除した場合に、**切除面からの出血**を伴う可能性がある。
  * 病変のサイズが大きいものや、茎の太い病変では、**動脈性の出血**を伴う可能性もある。
- 高周波装置の電流やモードの設定をあらかじめ**術者と確認**しておくとよい。
- **茎の太い病変**は、太い血管が走行している可能性があるため、**切除前**に留置スネアやクリップによる**基部の結紮**（けっさつ）を行うと、出血の予防になる。

後出血

- 後出血の頻度は、0.5〜1％とされるが、**出血時期は治療当日から3日以内が圧倒的に多い**といわれている。
- EMR後の**飲酒や運動の制限について、帰宅前の患者指導で重点をおいて説明する**必要がある。明確な基準はないが、施設の基準に沿って指導を行う。一般的に、**飲酒や運動は1週間程度は制限**している。
- 抗凝固・血栓薬の服用は、一定期間休薬しておくことが後出血の予防として望ましいが、休薬することでのリスクが上回ることを危惧し、薬剤の中止の是非に関しては、**その疾患の担当医と事前に確認**しておくことが重要（43ページ）。

↓

術中の出血、後出血ともに、止血の処置として**クリップによる止血処置**が行われる。止血鉗子（かんし）による凝固電流で止血を行う場合もあるが、凝固しすぎることで**遅発性の穿孔を起こす危険も念頭**においておく。

内視鏡治療とケアのポイント⑦

内視鏡的粘膜下層剝離術

粘膜病変を切開・剝離し、病変を一括切除する治療法。 **ESD**

　内視鏡的粘膜下層剝離術（endoscopic submucosal dissection：ESD）は、粘膜下に生理食塩水や局注用注入液（ムコアップ）などを注入し、粘膜病変を切開・剝離し、**病変を一括切除**する方法です。

ESDは、EMR（内視鏡的粘膜切除術、160ページ）に比べて、
- 病変の正確な切除範囲を決められること
- スネアによる切除、分割切除に比べて、病変のとり残しという危険性が低い
- 病変の大きさや粘膜下層の線維化の有無にかかわらず、一括切除ができる
- 一括切除による標本回収ができ、病理学的検討ができる

といった**利点のある治療法**といえます。

　利点のある一方、**ESDはEMRに比べて高度な技術を必要**とし、簡単に行える治療法ではありません。ときに術中・術後の**穿孔**や**出血**など、**重篤な偶発症を招く危険性もあります**。

　医師もナースもこれらのことを十分に理解し、必要な技術・知識を身につけて治療に臨むことが重要です。また、患者や家族に十分に説明を行い、承諾を得ておくことが必要です。

適応と禁忌

適応

* 胃病変……早期胃癌、胃腺腫
* 食道病変……早期食道癌
* 大腸病変……早期大腸癌（粘膜癌と粘膜下層への微小浸潤癌）

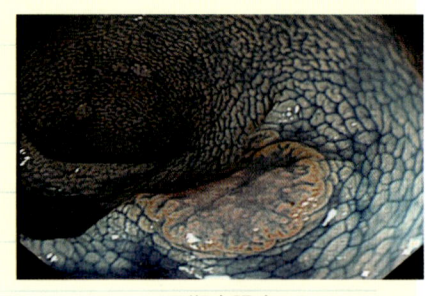

早期大腸癌

・166・

内視鏡的粘膜下層剥離術（ESD）

禁忌
* 出血傾向の強い患者（高度の肝硬変や血液検査など）
* 抗凝固薬や抗血小板薬の休薬ができない患者
* 全身状態が不良な患者

準備する機材・薬剤

機材
* 電子内視鏡システム……送水機能つきが術中の利便がよい
  ● スコープ弯曲部の曲がりを確認しておく
  ● 術中の操作性にすぐれたメンテナンスのよいスコープを使用する
* 高周波焼灼電源装置……エフェクト、ワット数の**設定を必ず確認**。臓器によって変わる
* CO_2（炭酸ガス）送気装置
* 高周波ナイフ……施設で使用しているもの
* 23Gディスポーザブル注射針
* 先端アタッチメント
* ロック式ディスポーザブル注射器　5mL
* 止血鉗子
* クリップ装置
* 吸引装置と吸引チューブ
* 除圧マット
* 弾性ストッキング
* 救急カート……急変時に迅速な対応が行えるよう用意しておく

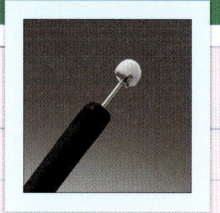

ITナイフⅡ〈オリンパス〉 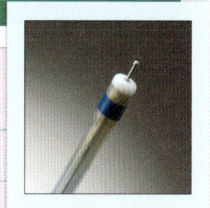
デュアルナイフ〈オリンパス〉 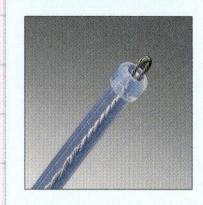
フレックスナイフ〈オリンパス〉 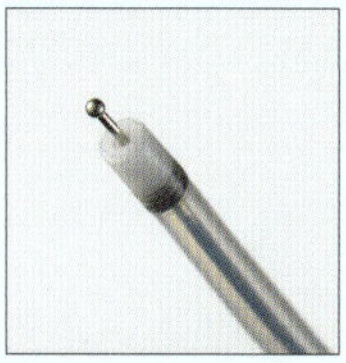
フラッシュナイフBT〈富士フイルムメディカル〉

> 高周波ナイフにはさまざまな種類があります。施設で使用しているものを、事前に術者に確かめて、必要なナイフを用意しましょう。

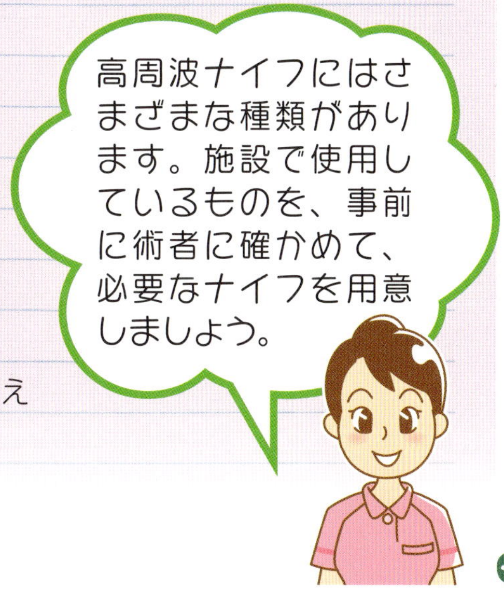

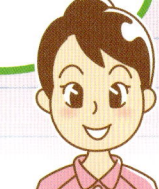

第4章　内視鏡治療とケアのポイント

薬剤

* 上部消化管内視鏡検査（59ページ）、下部消化管内視鏡検査（77ページ）に準じる
* 鎮痙薬（ブスコパン、グルカゴンG・ノボなど）
* 鎮静薬（ドルミカム、セルシン、サイレースなど）
* 鎮痛薬（オピスタン、ソセゴンなど）
* 拮抗薬（アネキセート、ナロキソン塩酸塩など）
* 局注液……生理食塩水、グリセオール、0.4％ヒアルロン酸ナトリウム（ムコアップ）など
* 色素液……インジゴカルミン、ルゴール（ヨード）など
* エピネフリン液……出血予防
* 輸液………術中、鎮静薬、鎮痙薬を追加することもある。また、バイタルサインの変動に伴い輸液管理を行うため、輸液ルートを確保してから行う

前処置

● 上部消化管内視鏡検査（60ページ）、下部消化管内視鏡検査（78ページ）に準じる。

CO_2（炭酸ガス）送気について

治療中、腸管内に空気が貯留し、**強い腹部の張り**を患者に与えるため、最近では CO_2（炭酸ガス）を用いて送気することが多くなりました。

CO_2 を用いることで、CO_2 が腸管内で吸収され**腹部膨満感の軽減**につながります。また、万が一、穿孔などで腹腔内に炭酸ガスが漏れても短時間で吸収されるため、**気腹**（穿孔性腹膜炎によって起こる病気、激しい腹痛やショックなどを伴う）**の予防に有用**といえます。

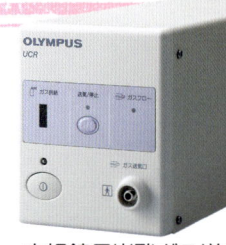

内視鏡用炭酸ガス送気装置
OLYMPUS UCR
〈オリンパス〉

内視鏡的粘膜下層剥離術（ESD）

ESDの手技の実際〜早期食道癌の場合

1 色素散布

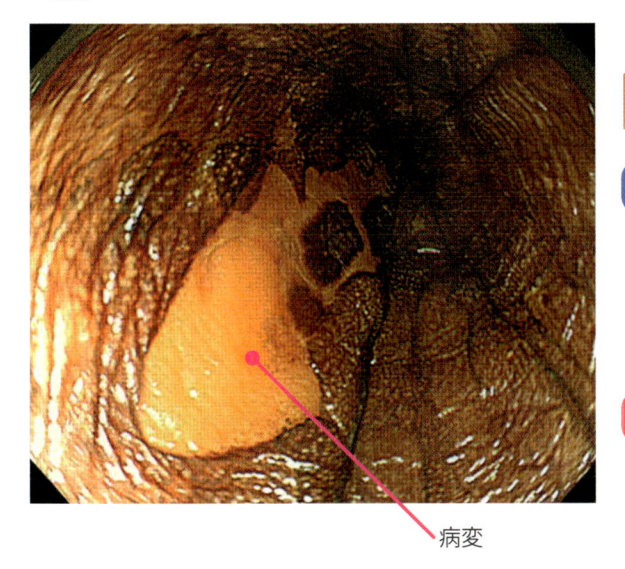

病変

術　者：病変を発見……

「ルゴールを散布します」

介助者：術者の指示のもと、ルゴール（ヨード）を**散布チューブで散布**する。

2 マーキング

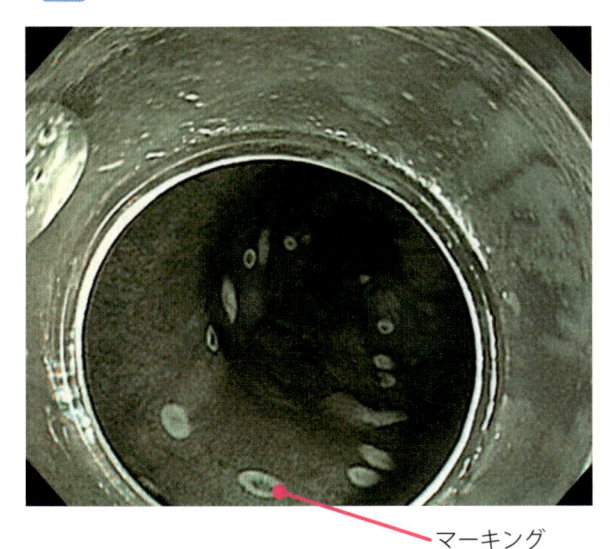

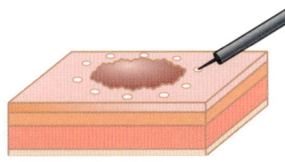

マーキング

術　者：切除範囲を決定……

「マーキングを」

介助者：病変周囲の約5mm外側に、高周波ナイフ、APC（126ページ）などでマーキングするため、処置具を術者に渡し、**ナイフのハンドル操作**を行う。

第4章　内視鏡治療とケアのポイント

・169・

3 局注

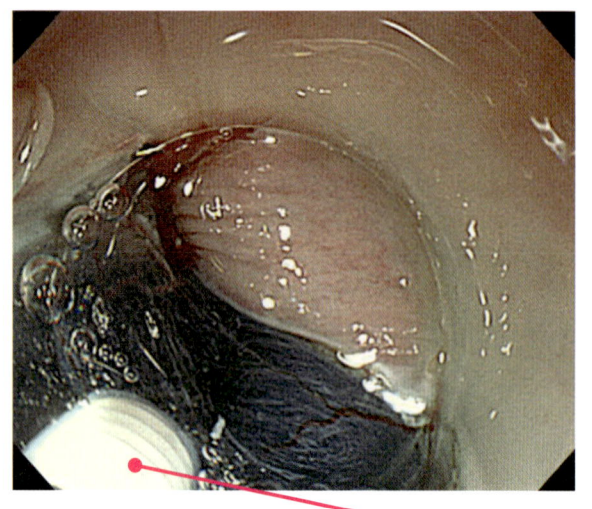

局注針

術者
「局注をします」

介助者：局注針を術者に渡し、術者の合図で局注液をマーキング周囲の**粘膜下層に注入**する。病変が膨張してくるのを確認。**ゆっくり注入を開始**するのがポイント。

＊局注液は、インジゴカルミンとエピネフリンを混ぜたものを使用することもある。

4 周囲切開

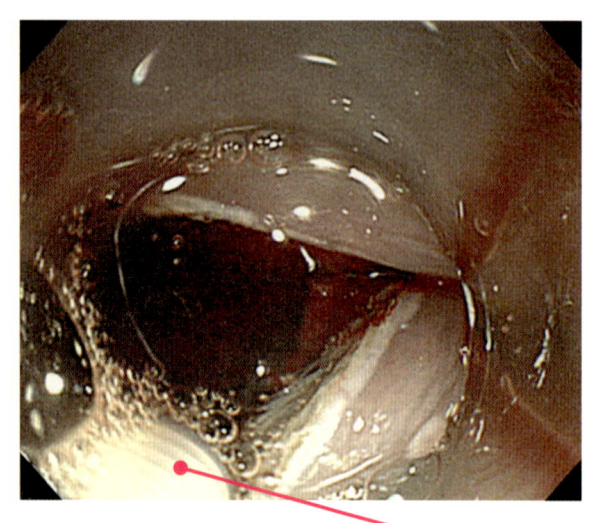

ナイフ

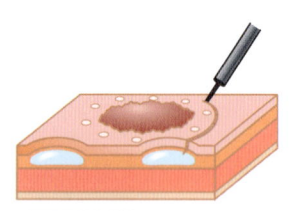

術者
「切開をします」

介助者：ナイフを術者に渡し、高周波ナイフのハンドルを操作する。マーキングした外側を**注意深く切開**していく。

術者より

ESDは、安全に行ううえで**3名以上のスタッフ**で行うことが望ましいです。**直接介助者**は処置具の操作（マーキング、局注、切開、剝離、止血など）を行うため、**間接介助者**は患者の観察に努めます。

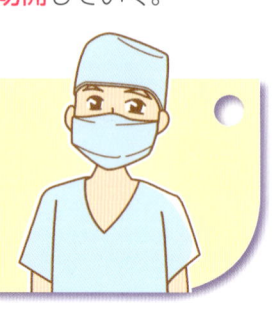

内視鏡的粘膜下層剥離術（ESD）

5 粘膜下層の剥離

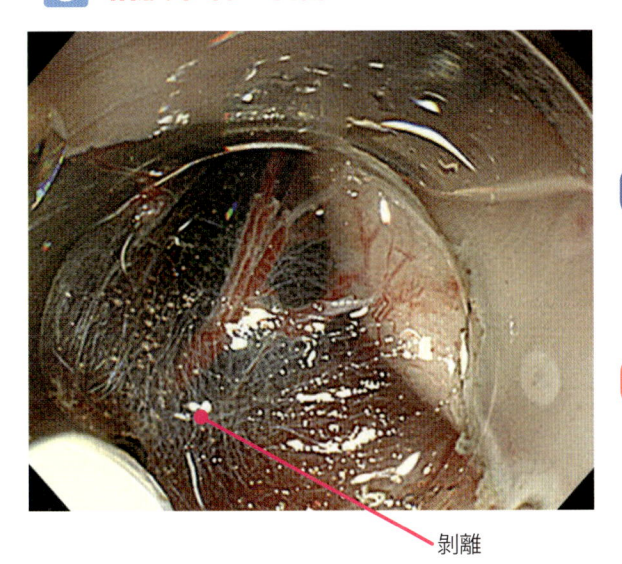

剥離

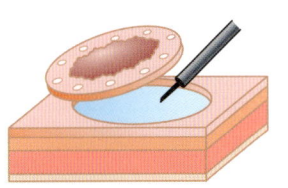

術者：「剥離をします」

介助者：剥離に使用する高周波ナイフを術者に渡し、ナイフのハンドルを操作する。粘膜下層を病変を**はがすように剥離**していく。

6 剥離後

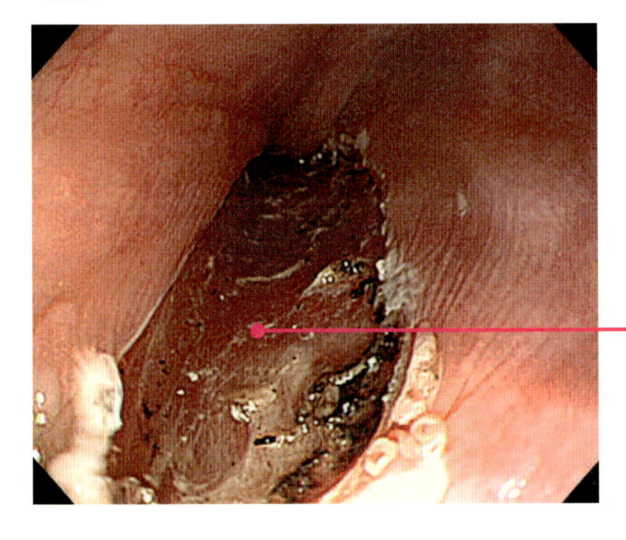

切除面

止血していることを確認。
切除中または切除後、出血を認めた場合は止血鉗子で止血する。

7 病変の回収、病理検査

切りとった病変部を回収し、病理検査によって根治しているかどうかを判断する。

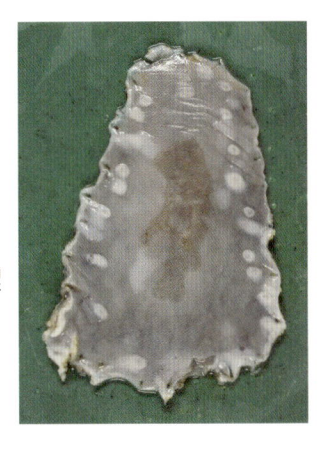

第4章 内視鏡治療とケアのポイント

ケアの実際

術前

1 機器、処置具、薬剤の準備。
- 治療が円滑に安全に進行するため、**スコープの弯曲部の動き、高周波の設定、局注液**などの準備と確認が重要！
- 術者だけでなく、**介助者**が処置具やスコープ、高周波装置の**特性を熟知**し、**操作に熟練**しておくことが必要。

2 同意書を確認する。

3 検査室に入室し、**体位を整える。**
- **一般状態の観察を行い**、監視装置によるモニタリングを行う。
- 病変が大きい、出血を伴っている場合など、治療に時間を要する。長時間の同一体位による圧迫が想定されるため、**除圧マット**を敷いてから体位を整える。

4 **対極板を装着**する。
- 貴金属類、義歯、貼り薬などが身についていないかを確認する。ついていれば除去する。

5 **鎮痙薬、鎮静薬を投与**する。
- 時間を要する場合、**追加投与**が行われることがある。**患者のバイタルサイン、呼吸状態の観察をする**こと。

術中

1 術者は治療に集中している。**間接介助者**が患者の状態観察に努める。

2 治療の進行状況を把握し、**円滑に進行するように**局注液など追加で必要なものを整えていく。

内視鏡的粘膜下層剝離術（ESD）

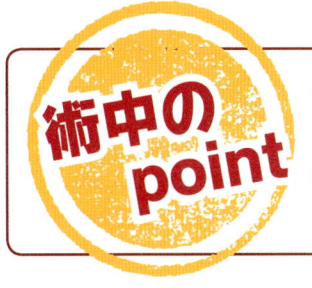

術中のpoint
◆ 高周波装置の出力設定や処置具の速やかな介助など、治療の進行を把握し、**とり扱いに熟知していること**が重要！
◆ **扇状の目をもとう！** 観察した状態を共有するため、術者のタイミングをみながら報告します。

3 高周波電流で切開、剝離が行われている際、**患者の痛みの訴えや表情に注意**する。
- **激しい痛みを訴えた際、切開が深部に及び穿孔の危険**もあるため、いったん中止する場合もある。

4 **口腔内吸引**を適宜、行う。
- 唾液や胃内の血液や水の逆流により、**誤嚥する危険**もある。酸素飽和度や喘鳴の有無などに**注意**し、適宜、吸引を行う。

5 胃内の減圧目的で胃管を挿入する場合もある。

術後

1 内視鏡抜去後の**全身状態の観察**を行う。
- 腹痛の有無と程度……激しい痛みや膨満がある場合、単純X線やCT検査を行う
- 腹部膨満の有無
- 呼吸状態
- 血圧の変動
- 同一体位による突出部の発赤はないか

2 患者、家族への**ねぎらいの声かけ**をする。

3 病棟ナースへ**申し送り**をする。
- 術中、術直後の全身状態の経過
- 治療内容による今後の観察、注意事項など……病室に戻ってからの異常の早期発見につながるようにするため

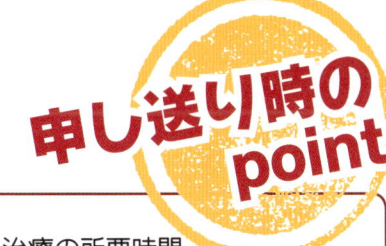

申し送り時のpoint
◆ 治療の所要時間
◆ 使用薬剤と量
◆ バイタルサイン、呼吸の状態
◆ 切除部位と大きさ
◆ 出血の有無
◆ 遅発性の穿孔は**1〜2日後に発症**し、急に**激痛**を訴えることもあるため、経時的な観察が必要

第4章 内視鏡治療とケアのポイント

ESDの偶発症

ESDに伴う重要な偶発症として、出血、穿孔、狭窄があります。

〈出血〉

切除に伴う出血として、**切除中に起こる術中出血**と、**切除後に起こる後出血**があります。

術中出血

- ESDにおいて、術中の出血は**必発**といえる。
- **静脈性の出血**や**細い動脈の出血**では、使用している高周波ナイフや止血鉗子（127ページ）で止血が可能。粘膜切開剥離の最中に血管が見えることはよくあり、出血する前に**血管の処理をしてから剥離を進める**ことが、出血の予防と視野の確保において重要。
- EMRの出血時（165ページ）には**クリップ**を使用することが多いが、ESDの出血時にクリップで止血すると、その後、剥離を進めていくにあたり、処置の妨げとなる可能性がある。

まずは**高周波ナイフ**や**止血鉗子**を用いて止血し、過通電を起こすと予測される場合には速やかに**クリップを併用**していく。

後出血

- **治療後2週間**までは術後出血があるとの報告がある（抗凝固・血栓薬内服者などの特殊例は除く）。
- ESD直後の**潰瘍底に露出した血管**は、**止血鉗子**で止血処置を行う。その際、止血鉗子で凝固電流による止血を過度に行うと遅発性の穿孔の**リスクが高まることを念頭**におき、処理を行うことが重要。

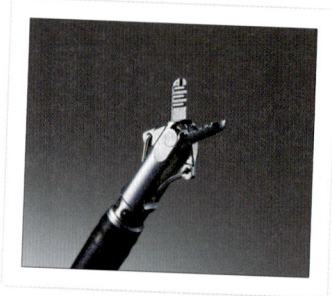

ディスポーザブル高周波止血鉗子 FD-411QR〈オリンパス〉

〈穿孔〉

大腸ESDの一般的な穿孔の頻度は4％前後と考えられています。また、**上部消化管の術中穿孔は一般に1〜5％程度**と報告されています。

胃潰瘍瘢痕（はんこん）を伴う病変、胃体上部の病変や胃体部大弯の病変、また粘膜の薄い大腸の病変は**手術の難易度が増す**ため、穿孔のリスクを考慮しつつ、細心の注意と技術をもって臨みます。

ごくわずかな穿孔

- 万が一穿孔が起こった場合は、**クリップによる縫縮（ほうしゅく）**を行う。
- ピンホールほどのごくわずかな穿孔の場合、全体の処置の進行状況に応じては、**処置をある程度進めてからクリップによる縫縮の処置を行う場合**もある。

これはひとえに**CO_2送気装置**（168ページ）の普及によるものといえる。CO_2送気装置を使用することで、腸管内の内圧上昇を抑え、穿孔時の腹腔外への腸管内容物の漏出（ろうしゅつ）防止に有用となる。

遅発性の穿孔

- 遅発性の穿孔は腸内容物が腹腔内に流出して**腹膜炎**を起こしている可能性が高い。この場合は**緊急手術**が適応で、保存的治療は困難な場合が多い。
- 手術による遅発性の穿孔の原因は、過通電によるもの、筋層の損傷など。
- 退院後に患者が**飲酒や運動**を行い遅発性の穿孔のきっかけとなる場合もある。退院時の患者への生活指導の内容に**飲酒や運動の制限**について重点をおいて説明することも大切。
- **抗凝固・血栓薬の服用**は、一定期間休薬しておくことが後出血の予防として望ましいが、休薬によるリスクが上回ることを危惧し、薬剤の中止の可否に関しては、**その疾患の担当医と事前に確認しておくことが重要**（43ページ）。

〈狭窄〉

食道の病変を全周切開した場合や、**噴門部（ふんもん）や幽門部（ゆうもん）、前庭部の広範囲な切除**は、ESD後に狭窄をきたす頻度が高くなります。狭窄による通過障害を起こすため、**狭窄部位の拡張術**を行います。剥離後は粘膜が薄い状態で**拡張による穿孔も起こる危険性**があることに注意します。

内視鏡治療とケアのポイント⑧

内視鏡的バルーン拡張術

消化管の狭窄をバルーンを用いて拡張する治療法。

消化管の何らかの炎症や腫瘍、手術や内視鏡治療に伴って、消化管が狭窄を起こすことがあります。その狭窄に対して、内視鏡下でバルーンを使用した拡張術です。

適応と禁忌

適応
* 逆流性食道炎による食道狭窄
* 食道アカラシア
* 腐食性食道炎
* 食道術後吻合部狭窄
* 大腸術後吻合部狭窄
* クローン病による小腸狭窄
* 胃術後吻合部狭窄
* 内視鏡治療後の食道狭窄

禁忌
* 狭窄部、病変部に瘻孔が認められる場合
* 狭窄部、病変部に深い潰瘍が認められる場合

準備する機材・薬剤

機材
* ルーチン検査用の内視鏡機器……狭窄の状態により、細径スコープを用いる場合もある
* 拡張用バルーンカテーテル……CRE拡張バルーンカテーテルがよく使われる
  ● 狭窄の状態でバルーンのサイズを変更する（ガイドワイヤーを使用できるタイプもあり）
* 拡張器
* モニタリング
* 救急カート……急変時に迅速な対応が行えるよう用意しておく

薬剤

* 上部消化管内視鏡検査（59ページ）、下部消化管内視鏡検査（77ページ）に準じる
* 鎮痙薬（ブスコパン、グルカゴンG・ノボなど）
* 鎮静薬（ドルミカム、セルシン、サイレースなど）
* 鎮痛薬（オピスタン、ソセゴンなど）
* 拮抗薬（アネキセート、ナロキソン塩酸塩など）

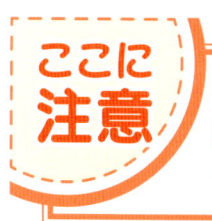

ここに注意

拡張用バルーンカテーテルは絶対に1回かぎりの使用とし、**再使用、再処理、再滅菌は行わない**こと。医療機器の故障が原因となって、患者の障害、疾病、あるいは死亡が引き起こされる可能性があります。

前処置

上部消化管の拡張術
可能であれば、咽頭麻酔のキシロカインビスカスを含み、**咽頭麻酔**を行う。

下部消化管の拡張術
可能であれば、下剤や浣腸薬を服用または浣腸し、**腸管洗浄**を行う。

内視鏡的バルーン拡張術の実際

1. 入室し、体位を整える（上部、下部、それぞれの体位に整える）。

2. モニタリングの装着、**バイタルサインのチェック**。

3. 鎮痛薬、鎮静薬の投与（使用しない場合もある）。

4. 内視鏡を挿入し、**狭窄部の観察**を行う。

5 内視鏡からバルーンを挿入して、**狭窄部に留置**する。

6 **介助者**は、バルーン拡張器で**徐々に加圧**していく。

7 狭窄部位の拡張の状態にもよるが、**観察しながら約1分間ほど圧力を加え**、拡張する。

8 拡張後、部位の状態を確認し終了。
　　➡ **出血、穿孔などの偶発症はないか？**

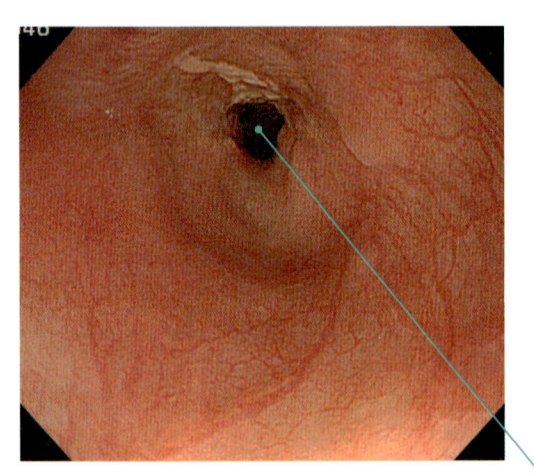

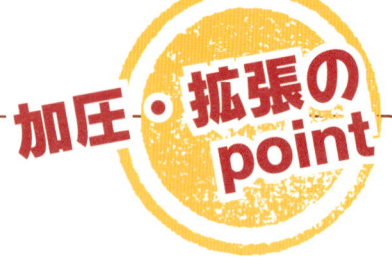

加圧・拡張のpoint

◆ **介助者**は加圧の圧力を術者に伝えながら行います ➡「1アトム（atm）、2アトム……」と声に出し、術者に聞こえるように徐々に加圧すること！

◆ 加圧は、バルーンの破裂を防ぐため**最大拡張圧を超えない**ようにします。

◆ 拡張時間は、狭窄部位の**拡張具合で変更**する場合もあります。拡張中、痛みによって体や手を動かす場合もあり、安全な体位がとれているか、またバイタルサインの変動の有無について観察し、ケアします。

拡張前　　　　　　食道のESD（166ページ）後の狭窄部位

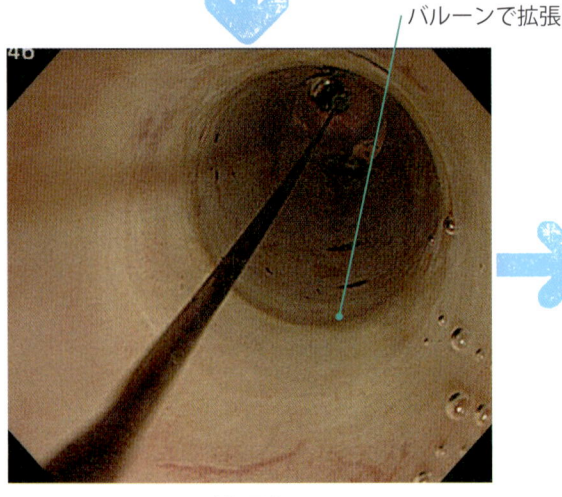

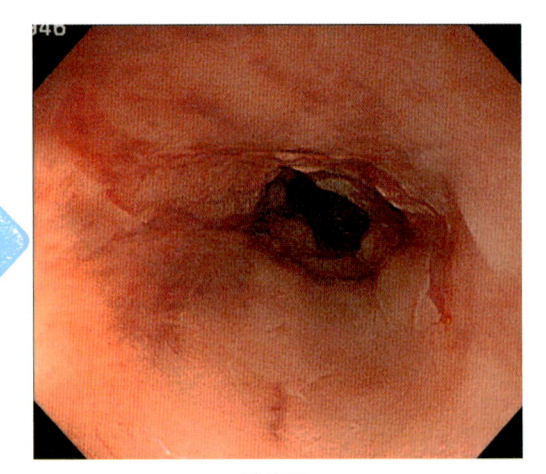

バルーンで拡張

拡張中　　　　　　拡張後

拡張後のケア

1. 痛みの有無、症状の有無、程度の観察➡偶発症として穿孔、出血などが起こることがあるため、これらを加味した観察が大事。

2. 生活の制限についての指導➡**外来通院**で拡張術を受ける患者への指導。特に、
   - **食事の内容**について
   - 発熱、痛み、出血の**増強時の対応**について
   - **狭窄症状出現時の対応**について　など

内視鏡的バルーン拡張術の偶発症

バルーン拡張にともなう偶発症は主に**穿孔**と**出血**、**疼痛**であり、消化管の穿孔率は0.1％といわれています。術後の症状の有無や程度の観察を十分に行い、担当医に報告しましょう。また、手術を行う前に偶発症や緊急手術となる可能性があることについて、十分なインフォームド・コンセントを行うことが必要です。

〈穿孔〉
- **バルーンの誤った留置**によって起こりやすい。緊急手術や抗菌薬の投与、消化管の減圧が必要になる。
- **無理なバルーンの挿入**は、粘膜の損傷や穿孔の要因となるため、カテーテルを挿入できる**スペースや方向があるかを確認**してから行うことが必要。狭窄部位の状態によって、透視下でガイドワイヤーを用いた手技で行う。

〈疼痛〉
- 拡張直後は**不快感**や**軽い痛み**を訴えることがあるが、通常、時間の経過とともに軽快していく。その痛みが増強したり、呼吸困難やバイタルサインの変動を認める場合は、**穿孔の危険**を疑う。

〈出血〉
- 拡張後は**ほとんど出血**するが、多くは**自然に止血**される。

内視鏡治療とケアのポイント⑨

経皮内視鏡的胃瘻造設術
（けいひないしきょうてきいろうぞうせつじゅつ）

内視鏡的に腹壁外と胃内腔との間に瘻孔をつくる治療法。 **PEG**

経皮内視鏡的胃瘻造設術（percutaneous endoscopic gastrostomy：PEG）とは、内視鏡的に**腹壁外と胃内腔との間に瘻孔**をつくり、チューブを留置して**水分・栄養を流入・排出**させるための処置です。

適応と禁忌

適応
* 主な適応例として、脳血管疾患、認知症、神経・筋疾患や、口腔・咽頭・食道の癌などで、長期的あるいは永続的に経口的な栄養摂取が不可能な場合
* 無理な摂食により、誤嚥を繰り返す場合
* 長期間、減圧管の留置が必要な症例に対する減圧ドレナージ目的

禁忌

絶対的禁忌	相対的禁忌
*通常の内視鏡検査の絶対的禁忌 *内視鏡が通過不可能な咽頭、食道狭窄 *胃前壁を腹壁に近接させることができない *補正できない出血傾向 *消化管閉塞（減圧ドレナージ目的以外の場合）	*大量の腹水貯留 *極度の肥満 *著明な肝腫大 *胃の腫瘍性病変や急性粘膜病変 *横隔膜ヘルニア *出血傾向 *妊娠 *門脈圧亢進 *腹膜透析 *癌性腹膜炎 *全身状態不良 *生命予後不良 *胃手術既往 *説明と同意が得られない

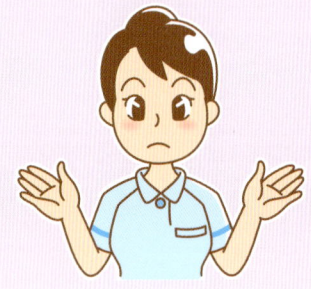

（日本消化器内視鏡学会監修「消化器内視鏡ガイドライン第3版」医学書院より）

経皮内視鏡的胃瘻造設術（PEG）

胃瘻(いろう)カテーテルの種類

胃瘻カテーテルは、**内部ストッパーの形状**（バンパー型またはバルーン型）と、**外部の形状**（チューブ型またはボタン型）によって4種類に分けられます。

胃瘻カテーテルは、それぞれ利点や欠点が異なるため、**個々の患者にあわせて選択**することが重要です。事故抜去の恐れがある症例や体動の激しい症例では、**チューブ型よりボタン型が望ましい**とされています。

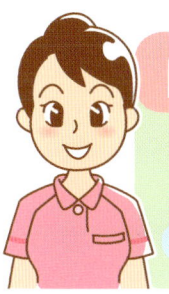

Advice　カテーテルの特徴を確認

患者の状態、日常生活の様子を確認すること。また、胃瘻を造設後、**誰が管理するのかという点も考慮**したうえで、カテーテルを選択することが大事！**カテーテルの特徴**を確認しておきましょう。

	外部の形状	ボタン型	チューブ型
		●事故抜去が起こりにくい。 ●管理がやや難しい。 ●汚れや閉塞のリスクが低い。	●事故抜去しやすい。 ●管理がしやすい。 ●汚れや閉塞のリスクが高い。
内部ストッパーの形状	バンパー型 ●抜けにくい。 ●交換がやや難しい。 ●4〜6カ月ごとに交換。	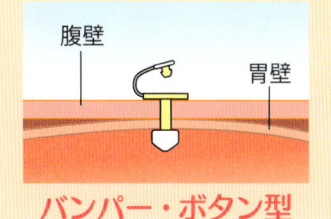 バンパー・ボタン型 （腹壁／胃壁）	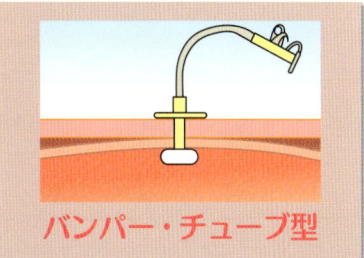 バンパー・チューブ型
	バルーン型 ●抜けやすい。 ●交換しやすい。 ●1〜2カ月ごとに交換。	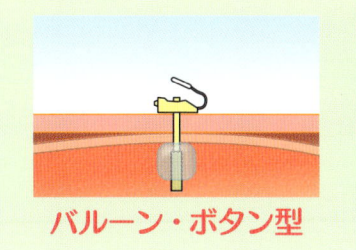 バルーン・ボタン型	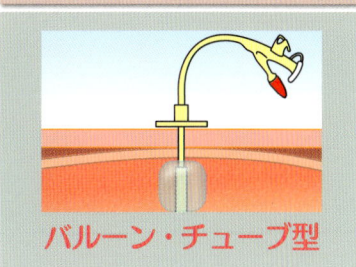 バルーン・チューブ型

第4章　内視鏡治療とケアのポイント

造設法の種類

プル法

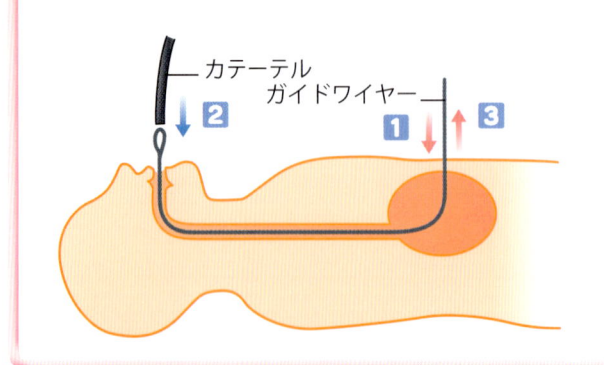

1. 皮膚切開部から穿刺針を穿刺し、胃内にガイドワイヤーを送り込んでから、内視鏡で口腔外に引き出す。
2. ガイドワイヤーの先端にカテーテルを接続する。
3. 腹壁外のガイドワイヤーを引き出して、カテーテルを口腔から食道、胃内に引っぱり込む（プル）。

プッシュ法

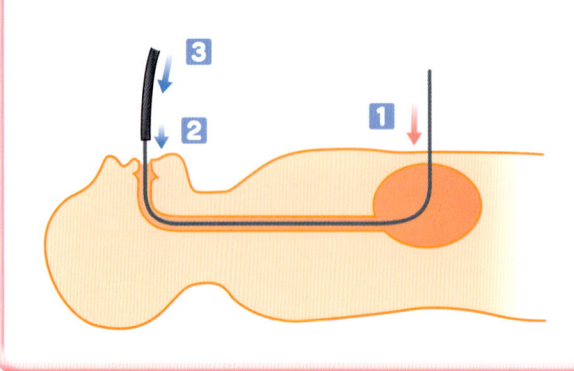

1. 皮膚切開部から穿刺針を穿刺し、胃内にガイドワイヤーを送り込んでから、内視鏡で口腔外に引き出す。
2. ガイドワイヤーを中空になっているカテーテルの中に通す。
3. そのままカテーテルを押し込んでいく（プッシュ）。

イントロデューサー法

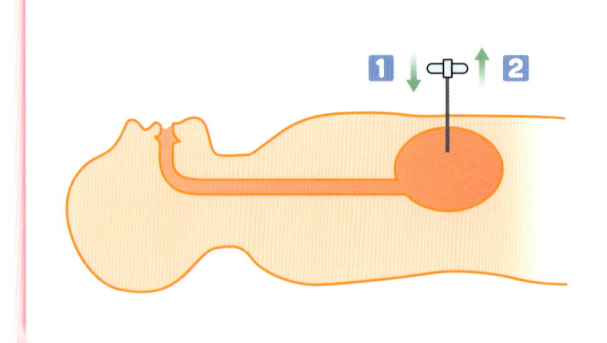

1. 胃を穿刺し、胃内にガイドワイヤーを挿入する。
2. 拡張後、カテーテルをガイドワイヤーに沿わせて挿入留置する。

（田村君英編「技師＆ナースのための消化器内視鏡ガイド」Gakkenより一部改変）

経皮内視鏡的胃瘻造設術（PEG）

プル法、プッシュ法、イントロデューサー法の3つがあります。多く行われるのはプル法。**プル法**と**プッシュ法**はともに原理的には同様の手技で、カテーテルを**引き込むか**（プル）、**押し込んでいくか**（プッシュ）の操作が異なるだけです。

	プル法、プッシュ法	イントロデューサー法
利点	●比較的簡便な方法。 ●穿刺針が細い。 ●造設後の出血の危険性が少ない。	●内視鏡の挿入が1回ですむ。 ●カテーテルが咽頭部を通過しないため感染のリスクが少ない。 ●経鼻用スコープを用いて開口障害のある患者にも対応が可能。
欠点	●カテーテル留置後に出血の有無を確認するために内視鏡を2回挿入することが必要。 ●口腔内細菌がカテーテルに付着して瘻孔周囲の感染の発生率が高い。	●穿刺針が太い。 ●太い径のカテーテルを留置できない。 ●カテーテル逸脱の危険がある。 ●胃壁の固定が必要。

準備する機材・薬剤

機材
* ルーチンの検査用の内視鏡機器または経鼻内視鏡（開口障害のある患者などは細径スコープを使用する）
* 胃瘻カテーテルキット　*小外科手術セット（キットに含まれている場合もあり）
* 吸引器、吸引カテーテル　*モニタリング装置
* 救急カート……急変時に迅速な対応を行えるよう用意しておく

薬剤
* 鎮痙薬（ブスコパン、グルカゴンG・ノボなど）
* 鎮静薬（ドルミカム、セルシン、サイレースなど）
* 鎮痛薬（オピスタン、ソセゴンなど）
* 拮抗薬（アネキセート、ナロキソン塩酸塩など）

※患者の全身状態をみて使用するか否か、薬剤の量などが変わる

Advice　必ずモニタリングを

高齢者や誤嚥を繰り返す患者が対象となる場合が多いので、**モニタリング**は必ず行おう！

第4章　内視鏡治療とケアのポイント

前処置と準備

口腔ケア
　プル法やプッシュ法による造設時、瘻孔感染の合併を避けるために、術前には**十分なマウスケア**を行うことが大事です。

咽頭麻酔
　意識障害のある患者、誤嚥の恐れのある患者には、**キシロカインビスカス**での麻酔は行いません。**キシロカインスプレー**を噴霧することはあります。それ以外の患者で、口腔内でビスカスを含んでいられる患者には**咽頭麻酔**を行います。

情報の把握
- 患者の全身状態の把握
- 既往歴、薬物歴の確認
    - 腹部の**オペ歴**はないか
    - 抗血小板薬の**内服の有無、休薬期間**など
- 十分なインフォームド・コンセント
    - 手技に伴う**偶発症を考慮した十分な説明**がなされているか
    - また、**患者、家族の同意**を得ているか……

PEG造設の実際〜プル法

1 体位を整える〜仰臥位
- 術衣は腹部をあけておき、位置の確認までは**バスタオル**などでおおっておく。
- モニターの装着、救急カート、吸引装置の確認。バイタルサインのチェック。

Advice　鎮静薬を適切に使用

処置中に体動が激しかったり、反射が強かったりすることで、内視鏡や穿刺の位置がずれたり、清潔区域が不潔になったりします。**鎮静薬**を適切に使用し、処置が安全かつスムーズに進むようにコントロールします。

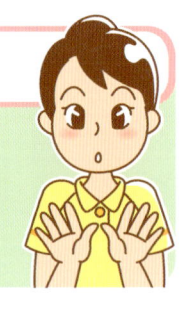

経皮内視鏡的胃瘻造設術（PEG）

2 鎮痛薬、鎮静薬の投与
マウスピース装着後（65ページ）、鎮痛薬、鎮静薬を投与する。

3 内視鏡の挿入と観察
ⓐ十二指腸まで挿入し、観察する。
- **通過障害**はないか、上部消化管に**病変**はないかを確認

ⓑ内視鏡から十分に**エア**を送り、胃を伸展させる。**胃壁と腹壁を密着**させる。

4 穿孔部位の決定
内視鏡からの透過光と体外から胃の位置を**指で押して確認**（指押し試験）し、位置を決定する。

5 消毒、局所麻酔
穿孔（せんこう）部位の消毒と局所麻酔を行う。

6 胃壁固定
穿刺部位周囲の胃壁と腹壁を、数カ所ほど**ナート（縫合）して固定**する。
➡術中や胃瘻チューブ交換時の偶発症を考えると、どの方法でも全例で胃壁固定を行うことが望ましい。腹膜炎の予防にもよい。

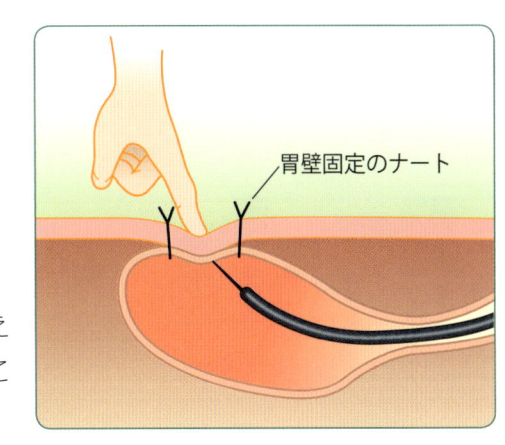

胃壁固定のナート

吸引のpoint

術中、仰臥位での処置が続くため、口腔内の**唾液**などが**気管に入りやすくなる**ので、口腔内の吸引をタイミングよく行います。

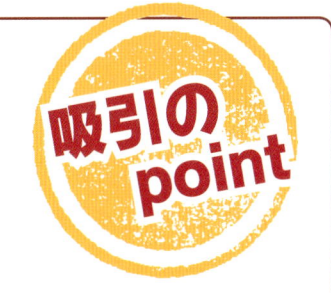

◆ 術者の手技の合間をみながら行う！
◆ 穿孔時や位置決めのときなど、体動を誘発するため、**流れをよく確認して行う**!!

第4章 内視鏡治療とケアのポイント

7 穿刺とガイドワイヤーの挿入～胃瘻カテーテルの挿入と固定

(以下、造設手技担当の術者＝**術者A**、内視鏡操作を行う術者＝**術者B**とする)

ⓐ 術者Aは、胃瘻カテーテルの太さより少し大きめの径で皮膚切開を行い、切開部に穿刺針を胃内まで刺入して、内視鏡で穿刺針を確認したら**内針を抜去**し、**そこへガイドワイヤーを挿入**する。

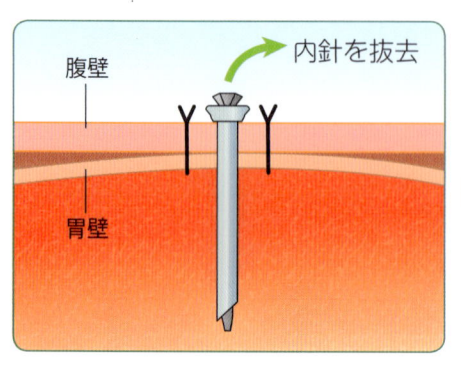

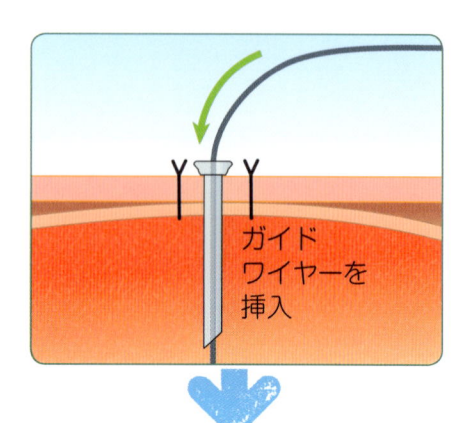

ⓑ 術者Bが内視鏡からスネアを挿入し、**介助者**がハンドルを操作して、スネアでガイドワイヤーをつかんだら**スネアを閉じてしっかりとつかむ**。

ⓒ 介助者がしっかりとつかんだまま、**術者B**は内視鏡ごとガイドワイヤーを口腔外へ引き出す。

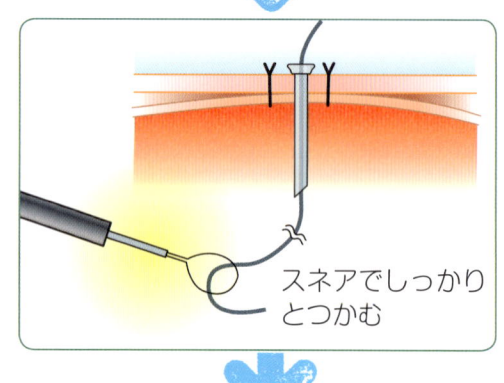

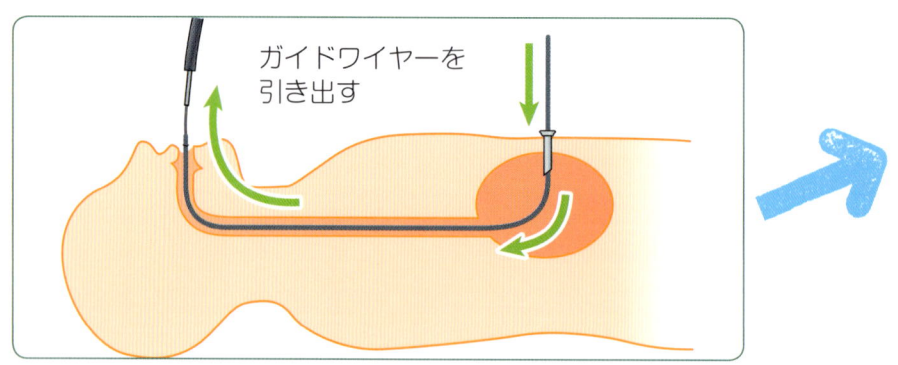

経皮内視鏡的胃瘻造設術（PEG）

ⓓ **術者B**は、ループ状になっている口から出ているガイドワイヤーに胃瘻カテーテルを**接続**し、**術者A**が腹壁外のガイドワイヤーを引き出し、胃瘻カテーテルを**口腔から胃内に引っぱり込む**。

ⓔ **術者A**は胃瘻カテーテルを腹壁外に引き出し、**バンパーを胃壁に密着**させる。

ⓕ **術者B**は内視鏡を再度挿入し、バンパーが胃壁に密着しているか、血腫はできていないかなどを確認し、腹壁側にカテーテルの**ストッパーをつける**。

ⓖ **術者A**は術後、出血を予防するために**割ガーゼ**をストッパーと腹壁の間にはさみ、**きつめに固定**して終了。

- 過度の圧迫は虚血状態を招いたり、感染を助長させるため、翌日には圧迫をゆるめ、瘻孔の皮膚の状態を確認する（病棟で行う）。
- 造設当日は、翌日までカテーテルを開放して減圧する。

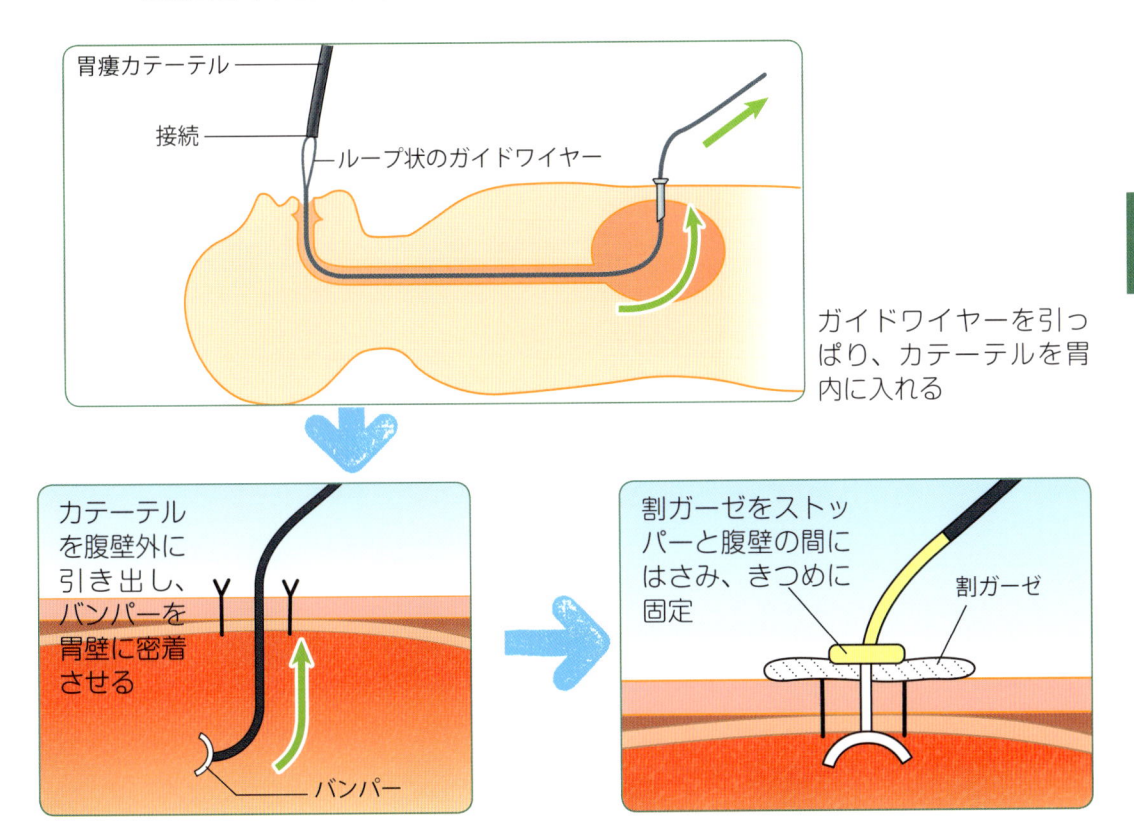

胃瘻カテーテル
接続
ループ状のガイドワイヤー
ガイドワイヤーを引っぱり、カテーテルを胃内に入れる

カテーテルを腹壁外に引き出し、バンパーを胃壁に密着させる
バンパー

割ガーゼをストッパーと腹壁の間にはさみ、きつめに固定
割ガーゼ

8 バイタルサイン、呼吸状態を観察

時間を要することがあるため、ねぎらいの声かけをする。

PEG造設後の偶発症とケア

〈偶発症〉

〈術中〉
- 出血
- 多臓器の誤穿孔
- 鎮静に伴う呼吸抑制
- 唾液貯留による誤嚥性肺炎

〈術後早期の合併症〉
- 瘻孔感染（発赤、腫脹など）
- ストッパーによる圧迫壊死、バンパー埋没
- カテーテルチューブの逸脱
- 事故抜去
- 腹膜炎

胃瘻カテーテルを口腔から胃内に引っぱり込むため、カテーテルに口腔内の細菌が付着し、**瘻孔感染**を起こす可能性があります。造設後の瘻孔部の観察が重要。

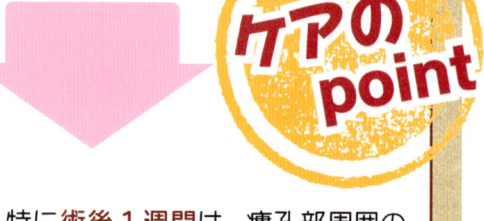

ケアのpoint

◆ 特に**術後1週間**は、瘻孔部周囲の発赤・硬結・膿汁の流出の有無などの観察に努める。

◆ 瘻孔感染を起こした場合は、**十分に洗浄し清潔を保つ**。場合によってはゲンタシン軟膏（ゲンタマイシン硫酸塩）などを塗布する。

〈ケア〉

胃瘻の観察
①瘻孔周囲の発赤、腫脹、膿はないか
②カテーテルを少しずつ回転させ、皮膚とストッパーの接触する位置をずらす
③瘻孔の保清に努める

Advice　胃瘻を使いこなせるように

　胃瘻造設後、自宅へ帰る患者、施設へ入所する患者、さまざまですが、胃瘻を管理する人への胃瘻の仕組みや管理についてや、スキンケアなどの**指導が重要**です。胃瘻を使いこなして、はじめて患者の状態改善につながります。

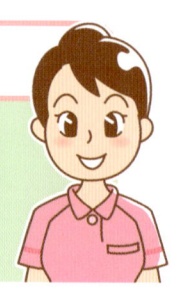

消化器内視鏡技師になるためには

　近年の消化器内視鏡検査・治療の普及に伴い、日本消化器内視鏡学会では、消化器内視鏡技師の認定制度を設けています。

　資格には第一種内視鏡技師、第二種内視鏡技師があり、受験資格を有する人が所定の講義を受け、内視鏡室での実務経験を2年以上積んだのち、試験に合格すると内視鏡技師となります。

　認定試験は、年1回行われます。認定されたあとも、5年ごとの更新が必要になります。

種類	第一種内視鏡技師	第二種内視鏡技師
受験資格	看護師（助産師、保健師を含む） 臨床検査技師 診療放射線技師 薬剤師 衛生検査技師 臨床工学技師	准看護師
講義内容	❶消化器内視鏡に関する基礎（内視鏡学総論、内視鏡検査と診断、内視鏡的治療）	❶消化器内視鏡に関する基礎（内視鏡学総論、内視鏡検査と診断、内視鏡的治療） ❷消化器に関する基礎医学（解剖学、生理学、病理学、薬理学、内科学など）
実務経験	2年以上	
更新	5年ごと	

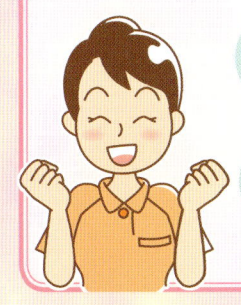

　内視鏡室に配属されたことをきっかけに、消化器内視鏡技師をめざす看護師も多くおられます。内視鏡の検査・治療を安全かつ適切に行うためにも、多くの方に認定資格をとっていただきたいと願います。

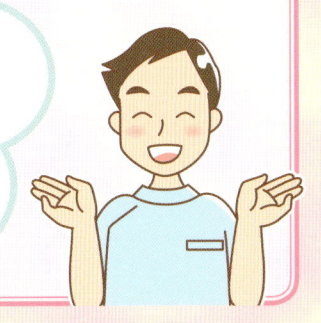

内視鏡治療とケアのポイント⑩

内視鏡的異物摘出術

内視鏡によって異物を摘出する治療法。

消化管異物は、嚥下可能または肛門より挿入可能なすべてのものが原因となります。
異物が小さいものであっても鋭利なものであれば、**消化管で穿孔を起こす危険**があるため、原則として除去することを念頭におきます。

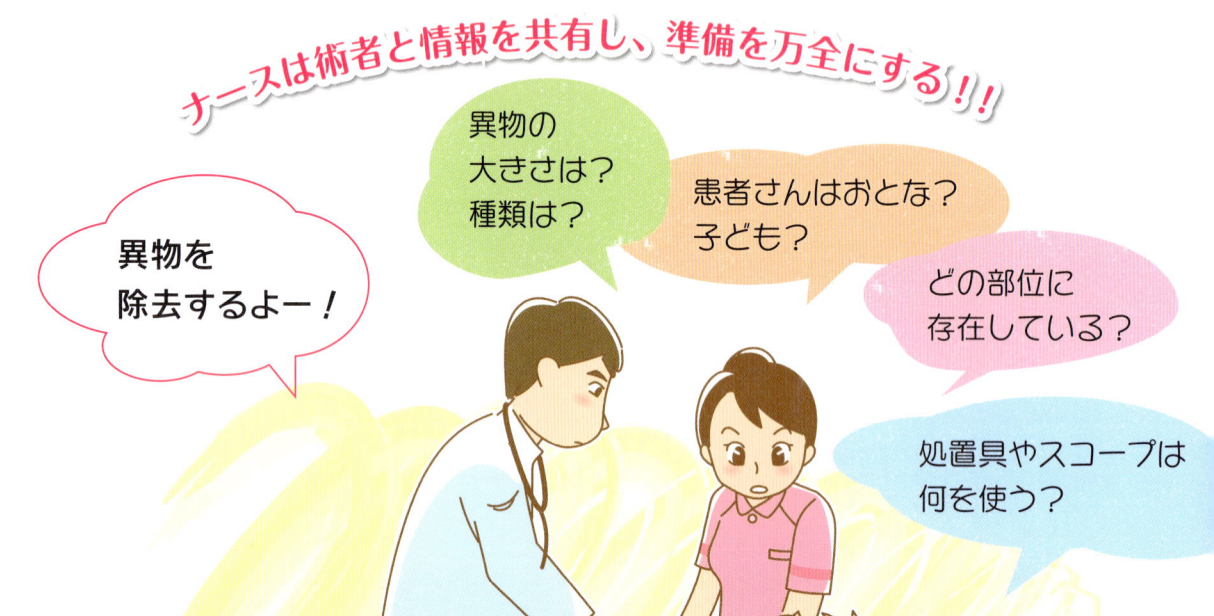

ナースは術者と情報を共有し、準備を万全にする！！

- 異物を除去するよー！
- 異物の大きさは？種類は？
- 患者さんはおとな？子ども？
- どの部位に存在している？
- 処置具やスコープは何を使う？

異物除去のpoint

◆ 患者の年齢や異物の大きさや種類などの**情報収集**
◆ **存在部位**はどのあたりか？
◆ 除去時に消化管を傷つけないための**処置具**、**スコープ選び**
◆ 術者と情報を共有し、**除去時のシュミレーション（イメージ）**をもつ

内視鏡的異物摘出術の適応

緊急性があるもの

❶ **消化管壁を損傷する**可能性があるもの
　有鈎義歯（部分入れ歯）、針、PTP包装した薬剤、魚骨（特に鯛の骨）、爪楊枝、鉛筆、ガラス片、剃刀刃　など

❷ **腸閉塞をきたす**可能性があるもの
　胃石、食物塊（肉片など）、内視鏡的切除術を行った巨大な切除標本、ビニール袋　など

❸ **毒性のある内容物**を含有するもの
　乾電池（マンガン、アルカリ）、ボタン電池（アルカリマンガン、水銀、リチウム）など

緊急性がないもの（上記以外のもの）
　コイン、パチンコ玉、ボタン、碁石、ビー玉、体温計内の水銀　など

（消化器内視鏡学会監修「消化器内視鏡ガイドライン第3版」医学書院より）

異物の内訳と停留部位

　埼玉医科大学総合医療センター消化器・肝臓内科の研究によれば、異物の内訳は**鋭的異物**が最も多く、そのうち、PTP、義歯、魚骨が高頻度でした。

　鋭的異物は小腸・大腸での穿孔の危険があるため、**積極的に除去**します。また回収時に消化管の粘膜を傷つける危険性があるため、**回収法を検討してから処置**を始めることが大切です。

　異物の停留部位としては食道が最も多く43.4％、次いで食道入口部18.1％、胃15.7％でした。事前にX線やCTで異物の停留位置を確認しておくとよいでしょう。

異物の内訳　全83例（2005.4.1〜2009.3.31）

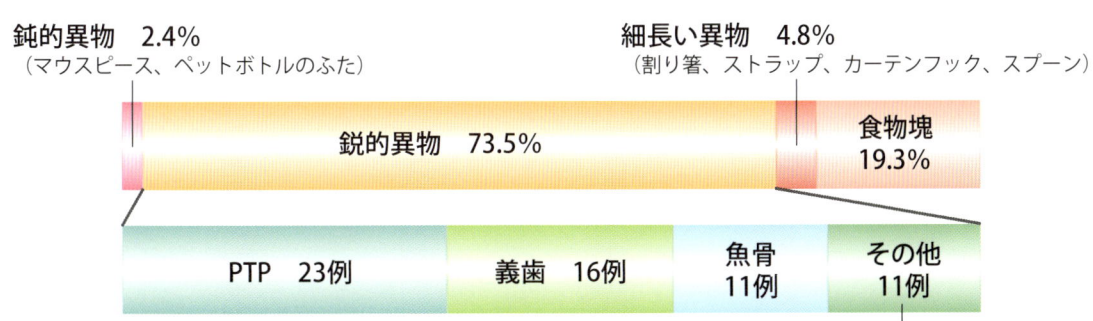

鈍的異物　2.4％（マウスピース、ペットボトルのふた）
細長い異物　4.8％（割り箸、ストラップ、カーテンフック、スプーン）
鋭的異物　73.5％
食物塊　19.3％

PTP　23例　｜　義歯　16例　｜　魚骨　11例　｜　その他　11例
（ばね、画鋲、縫い針、ワイヤー、缶のプルトップなど）

（消化管異物83例の臨床的検討：埼玉医科大学雑誌第37巻第1号　平成22年8月より）

処置具の準備

- **内視鏡システム**
  * ビデオスコープは、一般的に使用できる処置具が通過する**2.8mm鉗子口以上**のものを用意する。
  * 処置用スコープは、通常１チャンネルスコープを使用するが、２チャンネルスコープを使用することもあるため、処置内容によりどちらを使うか**術者と確認**しておく。
- **処置具**
  * 把持の目的：把持鉗子（鰐口型、V字鰐口型、ゴム型など）、バスケット鉗子、三脚・五脚鉗子、回収ネット、スネアなど
  * 粘膜損傷防止の補助具：先端フード、オーバーチューブなど

前処置

- 本人または付き添い者から**問診**を行う……通常の問診のほかに、飲み込んだもの、飲み込んだ時間、症状など、異物にまつわる情報を必ずたずねる。
- **咽頭麻酔**あるいは**静脈麻酔**を行う。乳幼児の場合は原則として**全身麻酔**を行う。
- 処置に時間を要する可能性、また不安をとり除くために、鎮静薬の使用について術者と相談し、準備しておく。
- 誤嚥の危険を考慮し、必ず**吸引の準備**。特に食後の場合は、食物残渣が逆流して誤嚥を起こしやすい。

Advice　SpO₂、血圧を注意深く観察

麻酔薬や鎮静薬を使用すると、**血中酸素飽和度（SpO₂）や血圧の低下**をきたすことがあるので注意。処置時には**パルスオキシメーター**、**自動血圧計**を装着し、注意深く観察し、異常がみられたら速やかに対処します（51ページ）。

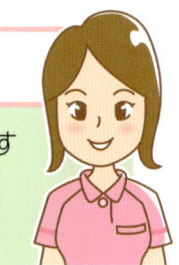

術前・術中のケア

1 上部消化管内視鏡検査・下部消化管内視鏡検査に準じる準備に加え、上記「前処置項目」における準備を確認し、入室。

2 嘔吐の可能性を考慮し、**大きめの処置シーツ**を枕元に敷く。

内視鏡的異物摘出術

　異物摘出の際の事前準備として重要なことは、確実に回収するための処置具の用意と選択、また回収時に消化管粘膜の損傷を防ぐための補助具を用意しておくことです。回収時に異物による粘膜損傷をきたし、出血や穿孔(せんこう)を起こす危険性を念頭においてケアしましょう。

**異物を何で把持して、粘膜を損傷しないように
どのように回収するかがポイント！**

処置具使用のpoint

◆ 先端フード

＊スコープの先端に装着する。先端フードを装着すると、視野が確保されやすく、把持した異物を安全にフードの中に引き込めるため、回収してくる際に消化管粘膜の損傷を防止できる。

◆ オーバーチューブ

＊オーバーチューブの挿入は、気道の確保、複数の異物の摘出に有用。また、オーバーチューブ内に把持した異物を引き込むことで、回収してくる際に消化管粘膜の損傷を防止できる。

◆ V字型鰐口鉗子

＊ハンドルの操作で鉗子がV字に開き、異物を把持する際に使用する。
＊右図のように、先端フードを装着したスコープから鰐口鉗子を挿入し異物をつかむ。

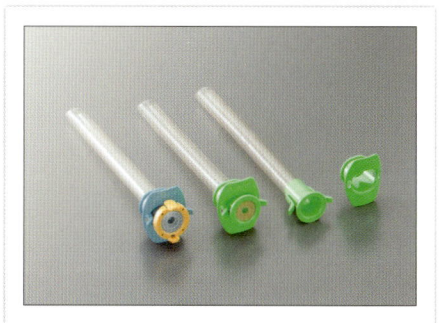

フレキシブルオーバーチューブ
（住友ベークライト）

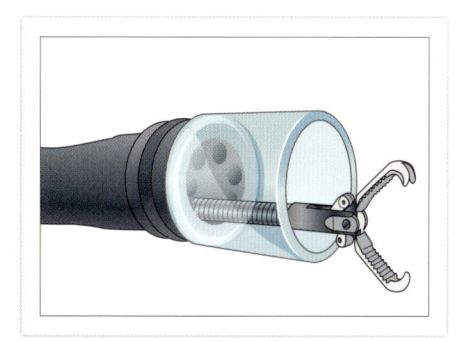

第4章　内視鏡治療とケアのポイント

3. 体位は通常、**左側臥位**。胃内に食物残渣がある場合、視野確保のために仰臥位や右側臥位をとることもある。

4. 術中、常に患者の表情、呼吸・循環動態をチェック。特に**鋭利な異物**の場合は十分に観察する。
   - **偶発症**は起きていないか？……出血、穿孔など
   - **誤嚥**はないか？
   - **嘔吐**はないか？
   - **バイタルサイン**に異常はないか？　など

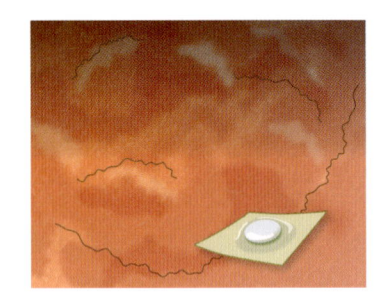

5. 異物摘出後、改めて内視鏡を挿入し、消化管内の損傷の有無を確認する。

術後のケア

- 異物摘出後の患者の観察と処置の苦痛に対してねぎらう。
  - *出血はないか？
  - *バイタルサインの急変はないか？
    ➡術後の痛み、出血、炎症、穿孔の危険を常に念頭においておく。
- 摘出した**異物は廃棄しない**。**画像**でも残しておく。患者や家族への説明時に見せることがある。

術者より
介助者が**2人以上**いると、安全かつスムーズに処置が進行します。
- **直接介助者**➡術者とともに画像を見ながら処置具を操作
- **間接介助者**➡患者の状態観察・モニタリング、また処置の進行に伴い、処置具出しなど

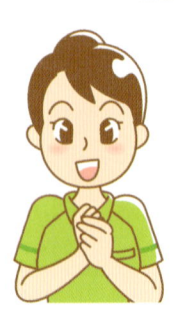

Advice　家族への指導

小児や高齢者の異物の飲み込みは**繰り返す**ことがあります。家庭での環境を見直す指導が必要です。特に、ピンなどの鋭利なもの、アルカリ電池などの**保管場所を改善**させます。高齢者ではPTPシートの誤飲が多いです。

第5章

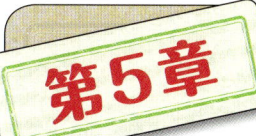

感染・医療事故を防ぐために

細菌やウイルスなどはどこに潜んでいるかわかりません。**手抜きは絶対に禁物**。患者はもちろん、私たち自身のためにもヒヤリやハットがないよう心がけましょう。

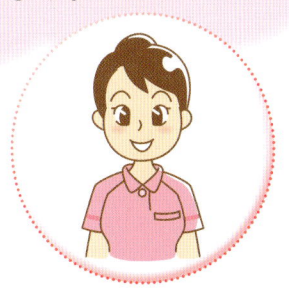

この章では、**消化器内視鏡の洗浄・消毒・滅菌、内視鏡医療従事者の感染防止対策、医療廃棄物のとり扱い、ヒヤリハット事例**を紹介します。

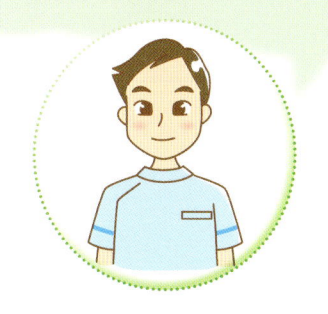

感染・医療事故を防ぐために①

消化器内視鏡の洗浄・消毒・滅菌

内視鏡による感染事故を防ぐ最も大切な洗浄・消毒・滅菌。

内視鏡による感染を引き起こす主な病原微生物

　消化器内視鏡機器が進歩して構造が複雑になるとともに、内視鏡機器を介した感染事故が報告されるようになりました。

　国内・国外で報告された**病原微生物**には、細菌では緑膿菌、サルモネラ、ヘリコバクター・ピロリ、O157、ウイルスではB型肝炎ウイルス（HBV）、C型肝炎ウイルス（HCV）、真菌ではバイゲル毛芽胞菌、原虫では糞線虫などがあります。

　たとえば1997年、活動性C型肝炎の患者のあとに、大腸内視鏡検査を受けた2人が3カ月後にHCV感染症に罹患。チャンネルをブラッシングしていない、スコープの消毒剤への浸漬が不十分、生検鉗子が超音波洗浄やオートクレーブ滅菌されていないなどによって感染しています。

　そのほかにも、ヒトに害をなす微生物は無数ともいえるほど存在します。完全に排除することは困難ですが、現段階での**知識・技術を可能なかぎり駆使して万全に対処**することが、患者や家族、医療従事者にとっても何より求められています。

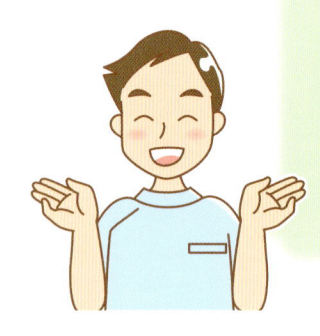

　現在、**内視鏡機器の洗浄・消毒に関するガイドラインが国内外に何種類も提示されています**。各医療施設は、それらをもとにそれぞれのマニュアルを作成して対処しています。

　そこで、この章では、「消化器内視鏡の感染制御に関するマルチソサエティガイドライン　第2版」「消化器内視鏡ガイドライン　第3版」「内視鏡の洗浄・消毒に関するガイドライン　第2版」などを資料として、その概略を述べていきます。

消化器内視鏡検査に関連した主な病原微生物

病原菌	概　要
緑膿菌	● 健康な人の腸内に約10％の割合で存在し、易感染患者に日和見感染する代表的な細菌。内視鏡に伴う感染で最も多く分離される細菌。 ● 病院環境でも広く分布しており、特に流し場のような湿った場所に多く存在し、医療従事者を介して感染することが多いと考えられる。 〈過去の感染例〉スコープを用いた食道検査後、急性白血病患者3人が感染、そのうち生検をした2人が敗血症により死亡。
ヘリコバクター・ピロリ	● 日本人の40歳以上の約70％に感染している細菌。胃粘膜上皮に付着し、自ら尿素分解酵素を産生して胃内の尿素を分解し、つくられたアンモニアにより胃酸から守られて増殖する。 〈過去の感染例〉使用後のスコープをアルコールで拭くなど、不適切な消毒薬の使用や不十分な洗浄などで感染。
サルモネラ	● 主にヒトや動物の消化管に生息する腸内細菌の一種。三類感染症に指定されているチフス菌・パラチフス菌と、感染型食中毒を起こす細菌（食中毒性サルモネラ）とに大別される。 〈過去の感染例〉日本での内視鏡関連の感染報告はないが、海外ではサルモネラによる感染は内視鏡感染伝播報告が最も多い。
O157	● 病原性大腸菌の一種で、腸管出血性大腸菌（ベロ毒素産生性大腸菌）の代表的な細菌。毒性が非常に強く、100～数100個で感染する。 〈過去の感染例〉前日にO157の患者に使用した大腸内視鏡を用いて検査したところ、患者に下痢や腹痛の症状が出現。
B型肝炎ウイルス（HBV）	● HBVに感染している人の血液・体液を介して感染。現在では母子感染防止策によって新たな母子感染はほとんど起きていない。近年最も多いのが性交渉による水平感染。 〈過去の感染例〉胃出血の患者にスコープを用いたところ、急性B型肝炎に罹患したことが3カ月後に判明。
C型肝炎ウイルス（HCV）	● 主として感染者の血液を介して感染。HCVは血中のウイルス量は少なくHBVに比べると感染率は低い。 〈過去の感染例〉活動性C型肝炎の患者のあとに、結腸内視鏡検査を受けた2人が3カ月後、HCV感染症に罹患。
その他	● 真菌……内視鏡検査を行った10人の患者の胃液から、バイゲル毛芽胞菌が分離された。 ● 原虫……糞線虫に汚染されたスコープで4人に食道炎が発症。

（「内視鏡の洗浄消毒に関するガイドライン　第2版」より改変）

内視鏡機器による感染防止の基本的な考え方

基本理念
（消化器内視鏡の感染制御に関するマルチソサエティガイドライン　第2版）

❶すべてのヒトの体液や血液には潜在的に感染性があるものとして取扱う。〈推奨度Ⅰ〉
❷内視鏡室全体の感染対策が必要である。〈推奨度Ⅰ〉
❸スコープは十分な洗浄の後に消毒を行う。〈推奨度Ⅰ〉
❹医療従事者の健康管理に配慮する。〈推奨度Ⅰ〉
❺ガイドラインを基に各施設でマニュアルを作成し、遵守することが重要である。〈推奨度Ⅰ〉

＊推奨度Ⅰ＝必要最低限の要求事項であり、すべての施設において質の高い水準を期待して、できるかぎり実施すべき事項

消化器内視鏡の感染制御に関するマルチソサエティガイドライン作成委員会
（日本環境感染学会、日本消化器内視鏡学会、日本消化器内視鏡技師会）

内視鏡機器による感染防止の基本的な概念
（消化器内視鏡ガイドライン　第3版）

❶内視鏡機器は1回の検査を行うたびに、規定の洗浄・消毒を行う。
❷検査開始時には、清潔な機器であるかどうかを確認して使用する。
❸内視鏡機器のみならず、内視鏡機器を扱う室内の環境汚染を起こさないようにする。
❹内視鏡検査の施行時および機器の洗浄・消毒に際し、医療従事者の健康管理にも十分に配慮する。
❺内視鏡検査・治療による、いかなる感染事故も防止することを最終目標とする。

＊国内外のガイドラインをまとめて提示したもの

監修：日本消化器内視鏡学会

スコープの洗浄・消毒の実際

1 ベッドサイドでの洗浄（抜去直後の洗浄）

1 検査終了直後に、光源に接続したまま**スコープ**の外表面に付着した汚染物をガーゼや布で拭きとる。ガーゼ類は**濡れていること**が望ましい。

2 **吸引チャンネル内**に**200mL以上の洗浄液を吸引**し、チャンネル内に残留している粘液や血液などを含む体液を除去する。**洗浄剤**は**中性・弱アルカリ性**のものを用いる。

3 送気・送水ボタンを外し、**送気・送水チャンネル**に専用（air/water: A/W）チャンネル洗浄アダプターを装着して洗浄液を**吸引**し、その後十分に**送気**する。

4 送水ボトル接続チューブや光源に付属する**スコープケーブル**は、**アルコールガーゼ**や**低水準消毒薬**などで清拭消毒する。

5 スコープの操作部と先端部を片手でもち、**スコープ**を光源から外して**洗い場へ運ぶ**。

2 洗い場での洗浄

1 漏水テスト

スコープケーブルに防水キャップをとりつける。防水キャップの通気口金に漏水テスターをとりつけ、とりつけたままスコープを水中につけて**漏水テスト**を行う。スコープから連続的に気泡が発生しないことを確認したのち、**洗浄水（酵素洗浄液）**につける。

Advice　個人防護用具を身につけて

洗浄・消毒をするときは、手袋、マスク、ガウン・エプロン、ゴーグルなど、必要な**個人防護用具**をきちんと身につけて行います（208ページ）。消毒薬には人体毒性があるため、**過酢酸**には**酸性ガス用マスク**を、**グルタラール**や**フタラール**には**グルタラール用マスク**を使用します。

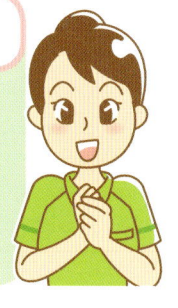

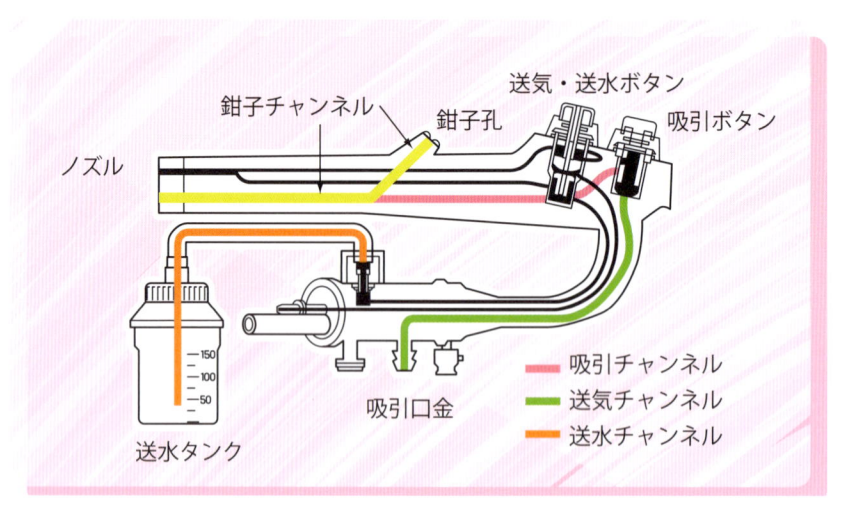

消化管用電子内視鏡の内部管路構成
(「内視鏡の洗浄消毒に関するガイドライン 第2版」より)

2 内視鏡外側（外表面）の洗浄

流し台で**温水（約40度）**を流しながら、**酵素洗剤**（中性・弱アルカリ性）を用いてスポンジやガーゼなどで**内視鏡外側(外表面)の汚れ**を落とす。特に、内視鏡の操作部、挿入部を入念に洗浄する。**先端のレンズ面**は専用の**ブラシ**や**柔らかい布**で洗浄する。

3 付属部品の洗浄

送気・送水ボタン、吸引ボタン、鉗子栓を外し、ブラシを用いて**穴の部分まで洗浄**する。特に**鉗子栓**は汚れが落ちにくいため、蓋をあけてブラシで洗浄したあと、**十分にもみ洗い**する。

4 吸引・鉗子チャンネルのブラッシング

酵素洗剤液の中で、チャンネル洗浄ブラシを用いて**吸引・鉗子チャンネル**を**ブラッシング**する。ブラッシングの部位は、

- 吸引ボタンとりつけ座から吸引口金まで

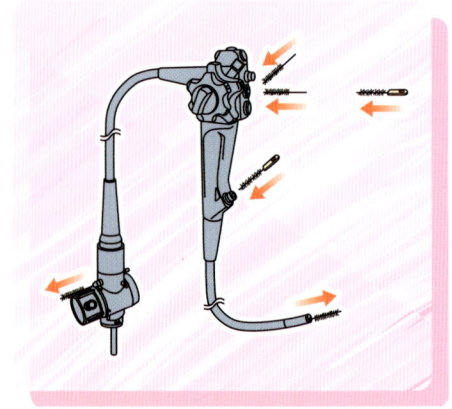

吸引・鉗子チャンネルをブラッシング
(「内視鏡の洗浄消毒に関するガイドライン 第2版」より)

消化器内視鏡の洗浄・消毒・滅菌

> **感染防御のpoint**
>
> ブラッシングを決して**省略しないように**。チャンネル内は特に汚染物が残りがちになり、吸引による洗浄だけでは血液や粘液が十分に除去できません。チャンネルのブラッシングを怠ったために発生した感染事故は少なくありません。**ブラッシングは感染防御の重要なポイント**です。

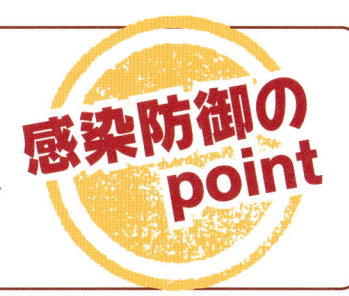

- 吸引ボタンとりつけ座から鉗子出口まで
- 鉗子挿入口から鉗子チャンネル分岐部まで

の3カ所。チャンネルの先端から出たブラシに汚れ（粘液、血液）が付着していないことを**目視で確認できるまで**ブラッシングする。

5 すすぎ

水道水を流しながら、**スコープ外表面**を十分にすすぎ、**チャンネル内**は**チャンネル洗浄具**を用いて十分にすすぐ。

6 消毒

- **高水準消毒薬**を用いて消毒する。現在、内視鏡の高水準消毒剤としては**グルタラール、フタラール、過酢酸**が厚生労働省から承認されている。それぞれの薬剤の有効濃度と期限を守って使用する。
- **中水準消毒薬**の**アルコール・次亜塩素酸ナトリウム・ポビドンヨード**など、また、**低水準消毒薬**の**グルコン酸クロルヘキシジン・ベンザルコニウム塩化物**などは効果が期待できないので**使用してはならない**。ただし**アルコール**は、内視鏡表面の清拭や消毒後のチャンネル内のフラッシュには適している。
- 消毒後、内視鏡外側は流水下で、吸引・生検鉗子チャンネルはチャンネル洗浄装置をとりつけて**200mℓ以上の水**で消毒薬をすすぐ。

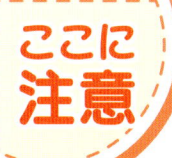

> **ここに注意**
>
> 大腸のスコープを十分にすすがなかったために、**グルタラール**が残留して**直腸炎**や**粘膜損傷**を起こした例があります。高水準消毒薬使用後には念入りにすすがなければなりません。特に用手洗浄での消毒後には、チャンネル内の残留に対する注意が必要です。

■高水準消毒薬の特徴

消毒薬	消毒に要する時間※	利　点	欠　点	備　考
過酢酸	5分間	●殺菌力が強い ●カセット方式のため、内視鏡自動洗浄・消毒装置への充填時での蒸気曝露がない	●材質を傷めることがある	●10分間を超える浸漬を避ける
グルタラール	10分間	●材質を傷めにくい ●比較的に安価	●刺激臭が強い	●0.05ppm以下の環境濃度で用いる（換気に特に留意する）
フタラール	10分間	●材質を傷めにくい ●緩衝化剤の添加が不要	●汚れ（有機物）と強固に結合する	●内視鏡自動洗浄・消毒装置で用いるのが望ましい

（「消化器内視鏡の感染制御に関するマルチソサエティガイドライン　第2版」より）

※添付文書に記載の「消毒に要する時間」は、過酢酸で5分間以上、グルタラールで30分間以上、フタラールで5分間以上である。すなわち、グルタラールおよびフタラールでの消毒時間は、本ガイドラインと添付文書とでは異なっている。本ガイドラインでは、種々の実験データや英米での現状を勘案して、消毒時間を決定した。

7 乾燥

洗浄・消毒後の内視鏡は、すすぎ水が残存している可能性がある。各チャンネル内に**70%イソプロピールアルコール**や**70%エタノール**を10mℓ以上で**アルコールフラッシュ**を行い、送気または吸引で強制的に乾燥させる。

Advice　洗浄・消毒の履歴管理

洗浄・消毒の記録を残します→年月日、時刻、患者氏名、内視鏡属性、担当者名、内視鏡自動洗浄・消毒装置番号など。専用の市販ソフトの活用が便利です。

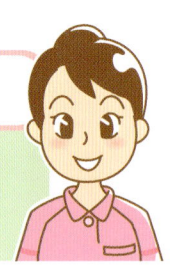

消化器内視鏡の洗浄・消毒・滅菌

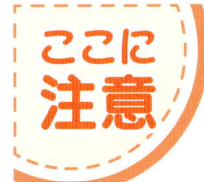

ここに注意

過酢酸、**グルタラール**、**フタラール**が皮膚に付着すると**皮膚炎**や**化学熱傷**が生じ、また、これらの消毒薬の蒸気は粘膜を刺激して**結膜炎**や**鼻炎**などの原因になるので注意。これらの消毒薬は換気のよい場所で、ゴム手袋と防水エプロンを着用してとり扱い、目への飛入防止にも注意を払いましょう。

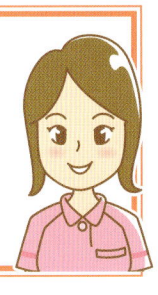

8 保管

内視鏡チャンネル内に水分が残っていると、**保管中に細菌が増殖**する。チャンネル内を十分に乾燥させるため、送気・送水ボタン、吸引ボタン、鉗子栓などを装着せずに**ハンガーなどにかけて保管**する。

スコープ自動洗浄・消毒装置による洗浄・消毒

近年、スコープの洗浄・消毒に「スコープ自動洗浄・消毒装置」(以下、装置)が使われ始めています。洗浄・消毒の均一化、人体への消毒薬曝露防止を考慮して、できるかぎり**「装置」を用いることが望ましい**とされています。

- 「装置」による洗浄は、ベッドサイドでの吸引洗浄、用手での内視鏡外表面の洗浄と吸引・鉗子チャンネル内のブラッシング、付属部品の洗浄後に行うこと。**「装置」にかける前の処理工程を省くと、スコープの十分な洗浄・消毒ができなくなる**。
- 「装置」は適切に管理し、**洗浄・消毒効果が疑われる場合はその工程をやり直すこと**。例えば、スコープに接続したチューブが外れていた場合など。
- 「装置」は**定期的にメーカーのメンテナンスを受けること**。「装置」が故障する前に「装置」の異常を察知し、対策を講じる。

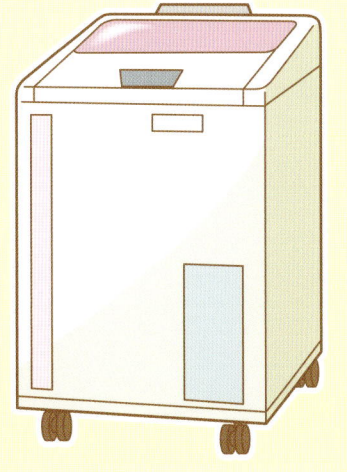

第5章 感染・医療事故を防ぐために

スコープ付属品の洗浄・消毒・滅菌

スコープ処置具

　スコープ処置具には、生検鉗子、スネア、カテーテル、クリップ装置、穿刺針、細胞診ブラシ、ステントなど、数多くのものがあります。

　これらの処置具には、**再利用する**リユーザブル処置具と、**再利用してはいけない（使い捨て）**ディスポーザブル処置具の2つのタイプがあります。処置具によっては、例えば生検鉗子のように両方のタイプをもつものもあります。

　リユーザブル処置具は、以下のように洗浄・消毒・滅菌して再利用します。

1 用手洗浄

　検査終了後、速やかに十分な水量の洗浄液に浸し、乾燥を防ぎながら、**酵素洗浄剤**で**用手洗浄**を行う。分解できる処置具は分解し、管腔構造の処置具は管腔内にシリンジなどで十分に洗浄液を送水する。洗浄剤は**蛋白分解能力のある酵素洗浄剤**（中性または弱アルカリ性）を用いる。

2 超音波洗浄

　微細な部分の汚れは、1の用手洗浄や酵素洗浄剤の浸漬洗浄だけでは落とせないため、**超音波洗浄**を行う。超音波洗浄装置に処置具全体を完全に水浸させ、**30分間洗浄**し、洗浄後は十分な水量で洗い流し、軽く水を切る。

3 潤滑剤を塗布

　可動部のある処置具（ポリペクトミースネア、ホットバイオプシー鉗子、クリップ装置など）は洗浄後に**潤滑剤を塗布**し、軽く拭きとる。塗布しないと、可動部のスムーズな動きが困難になる。

Advice　点検と確認

　処置具の使用後には、必ず破損がないか否かを点検・確認します。例えば、鉗子の開きや曲がり具合などに何らかの問題が疑われる場合は、**問題が解決するまで再使用しない**ようにします。

消化器内視鏡の洗浄・消毒・滅菌

4 滅菌
- 病原微生物を確実に死滅させるために、**オートクレーブ（高圧蒸気滅菌）**で滅菌する。
- 処置具に高圧蒸気が十分に接するよう、詰め込みを避けるなどオートクレーブの説明書に基づいて行う。
- 管腔構造の処置具は、管腔内の水分や潤滑剤を可能なかぎりとり除いてから**滅菌バッグに挿入**する。

Advice　滅菌はオートクレーブで

器具の滅菌には、高圧蒸気やエチレンオキサイドガス（EOG）などが使われています。しかし、**リユーザブル処置具**の滅菌は**高圧蒸気で行う**ようにします。EOGでも滅菌は可能ですが、処置具の内部に水分が残っているとEOGが行き渡らず、滅菌効果が不完全になり、滅菌の保証ができないためです。

5 保管
滅菌後の処置具は、使用するまで適切な温度・湿度の管理された清潔な棚などに保管し、**使用直前まで開封しない**でおく。

送水ボトル
- 使用後、毎日、水道水で洗浄・すすぎ、乾燥させる。そして、少なくとも**週に1回は滅菌**することが望ましい。
- 送水ボトルの滅菌が困難な場合は、毎日、**次亜塩素酸ナトリウム液で消毒**する。

処置具ハンガー
- ハンガーのフック部分は外して洗浄して、**消毒用エタノール**で消毒する。
- スタンド部分はガーゼなどで拭きとり、**消毒用エタノール**で消毒する。
- 内視鏡治療で使用する処置具は、フックにかけて先端部が清潔な防水袋の中に納まるようにする。防水袋は症例ごとにとり替える。

感染・医療事故を防ぐために③

内視鏡医療従事者の感染防止対策

標準予防策と感染経路別予防策の2本の柱で感染症を防止。

感染防止の基本

医療機関において最も有効な感染防止対策は、厚生労働省も勧告しているように**スタンダード・プリコーション（標準予防策）**と**感染経路別予防策**の2本の柱で行うこととされています。

標準予防策とは、「感染症の有無にかかわらず、すべての患者のケアに際して適用する疾患非特異的な予防策」で、「患者の血液、体液（唾液、胸水、腹水、心囊液、脳脊髄液など、すべての体液）、分泌物（汗は除く）、排泄物、あるいは傷のある皮膚、粘膜を感染の可能性のある物質とみなし対応することで、患者と医療従事者双方における病院感染の危険性を減少させる予防策」です。

各医療施設は、これらをもとにそれぞれ**独自のマニュアルを作成して対処**しています。マニュアルを遵守して、日々のケアを行わなければなりません。

標準予防策
- 手洗い・手指消毒
- 防護用具の使用
  ▶ 手袋、マスク、ゴーグル、フェイスシールド、ガウン・エプロン、キャップ、シューズカバー
- 周囲環境対策
- 血液媒介病原体対策
- 患者配置　など

＋

感染経路別予防策
- 空気感染予防策
  ▶ マスク
- 飛沫感染予防策
  ▶ マスク
- 接触感染・血液感染予防策
  ▶ 防護用具の使用、手洗い・手指消毒、洗浄・消毒・滅菌など

内視鏡医療従事者の感染防止対策

血液・体液の曝露状況

　職業感染制御研究会による「血液・体液曝露事例の全国サーベイランス結果」によれば、血液・体液曝露の件数は、2004年4月1日～2009年3月31日の5年間で916件（参加病院数34）ありました。以下、主な内容を示します。

* **皮膚・粘膜曝露報告者の職種**
  看護師51％、医師36.4％で大多数を占める。

* **曝露した血液・体液の内訳**
  血液など74％、ついで唾液の7.8％。

* **汚染組織・状態**
  眼が62.2％、ついで無傷の皮膚25.4％、傷のある皮膚19.0％。

* **曝露した経路**
  「患者から直接に」が39.9％、ついで「検体容器からの露出・こぼれ」が11.4％。

* **曝露した血液・体液の感染症の割合**
  844件中、HIV、HBs抗原、HBe抗原、HCV、ATLA（成人T細胞白血病）、TPHA（梅毒）の感染症が陽性だった件数（重複）は566件（67％）。最も多かったのがHCV陽性の38.4％、ついでHBs陽性の13.3％。

* **汚染時の状況**
  「防備していない皮膚・粘膜に触れた」が85.3％、ついで「防着の隙間などの皮膚に触れた」が10.4％。

* **緊急処置時の汚染か否か**
  「はい」15.4％、「いいえ」84.6％。

Advice　心して感染予防対策を

　医療施設において**感染リスクが高い部署の1つが内視鏡室**といわれていますが、にもかかわらず医療従事者自身は感染のリスクについて**あまり注意を払っていない**のが実状ともいわれています。内視鏡の検査・治療に携わる人々は、万全の対策を立てて自らの身を守ることが望まれます。

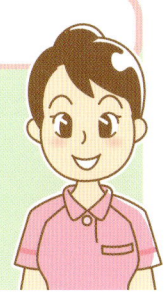

第5章　感染・医療事故を防ぐために

個人防護用具

キャップ

- 血液や体液、分泌物などの飛散によって、髪の毛の汚染が予測される処置や患者ケアを行う場合に使用する。
- 無菌的処置をする際、頭髪に付着しているほこりや病原体に患者や物品が曝露されるのを防ぐ。
- 使用後は、汚染された表面を素手で触れないように注意しながら直ちに脱いで捨てて、手洗い・手指消毒を行う。

個人防護用具はできるだけ**ディスポーザブル（使い捨て）製品を使用**します。リユーザブル製品を使用した場合は必ず洗浄・消毒します。

手袋

- 血液・体液・分泌物・排泄物に触れるとき、粘膜や傷のある皮膚に触れる可能性があるとき、血液・体液で汚染された物品（医療器材）に触れるときは手袋を着用する。
- 手袋を外すときは、手袋の汚染表面を素手で触れないよう注意する。
- 使用後は直ちに外して捨てて、手洗い・手指消毒を行う。
- 患者の健全な皮膚に触れる場合でも、**医療従事者の手に切り傷、病変部、皮膚炎があるときには手袋を使用する**。
- 汚染された手袋で周辺機器などを汚染しないように注意する。
- ラテックス・アレルギーがある人は、ニトリルなど他の材質の手袋を使用する。
- **交換のタイミング**は、❶患者ごと、❷同一患者でも、汚染した部位から他の清潔な部位に触れるとき、❸汚染したとき、❹破損やバリア機能が損なわれたとき。

シューズカバー

- 血液や体液、分泌物などの飛散によって、靴の汚染が予測される処置や患者ケアを行う場合に使用する。
- 使用後は、汚染された表面を素手で触れないように注意しながら直ちに脱いで捨てて、手洗い・手指消毒を行う。

（PPE）の使用

着脱の順序

〈着け方〉 **1**ガウン・エプロン ▶ **2**マスク ▶ **3**ゴーグル・フェイスシールド ▶ **4**手袋

〈外し方〉 **1**手袋 ▶ **2**ゴーグル・フェイスシールド ▶ **3**ガウン・エプロン ▶ **4**マスク

マスク、ゴーグル、フェイスシールド

- 目・鼻・口の粘膜に、血液や体液、分泌物などの飛散によって**汚染が予測される処置や患者ケアを行う場合は、マスク、ゴーグル、フェイスシールドを使用する**。
- 使用後は汚染した表面に触れないよう注意深く直ちに外し、手洗い・手指消毒を行う。
- ディスポーザブル製品は使用後、直ちに捨てる。リユーザブル製品は洗浄・消毒する。
- 飛沫感染防止には**通常のサージカルマスク**を、空気感染防止には**N95微粒子用マスク**を使用する。
- 内視鏡の消毒をするときは、消毒薬の人体毒性から守るため、過酢酸（かさくさん）には**酸性ガス用マスク**を、グルタラールやフタラールには**グルタラール用マスク**を使用する。

ガウン、エプロン

- 血液や体液、分泌物の飛散などで、皮膚や着衣の汚染が予測される処置や患者ケアを行う場合に着用する。
- ガウンは撥水（はっすい）性あるいは防水性のものを使用する。撥水性・防水性でなければ血液・体液が着衣へ浸透するため防護効果が得られない。
- まず手洗い・手指消毒を行ってから着用する。
- 使用後は、汚染された表面を素手で触れないように注意しながら直ちに脱いで捨てて、手洗い・手指消毒を行う。

第5章 感染・医療事故を防ぐために

手洗い・手指消毒の基本

目にみえる汚染が ない場合	● 速乾性擦式消毒用アルコール製剤（以下、アルコール製剤）で消毒する。 ● **15秒以内**に乾燥しない程度の十分量（約3mL）を使用し、アルコールが完全に揮発するまで両手を擦りあわせる。手にベタツキが残るときは流水で洗い流す。 ● アルコール製剤で消毒をしていても、アルコールに抵抗性のある微生物も存在するため、必要に応じて石けんと流水の手洗いも行う。
目に見える汚染が ある場合	● 石けん（抗菌性または非抗菌性）と流水で、**30～60秒**かけて手を洗う。 ● 最初に水で手をぬらし、石けんをつけて**15秒間**こすり合わせたあと、水ですすいでからペーパータオルで完全に乾かす。
誤って血液などに 触れた場合	● 手袋着用の有無にかかわらず、血液、体液、分泌物、排泄物、またはこれらに汚染された物に触れた際は、抗菌性石けんと流水で、あるいはアルコール製剤で手指消毒をする。
特に手洗い・手指消毒 が必要な場合	● 患者ケアの前後、手袋を外したあと、湿性生体物質に触れたあと、患者周辺器材に触れたあと、中心静脈カテーテル・導尿カテーテルを挿入するなどの侵襲的処置の前など。
手術時消毒の方法	● アルコール製剤による消毒、または手術時消毒用の外用消毒薬（クロルヘキシジン・スクラブ製剤、ポビドンヨード・スクラブ製剤など）と流水で消毒する。 ● 水道水を使用した場合でも、最後にアルコール製剤による消毒を併用するようにする。

ここに注意

石けんと流水での手洗いは、**30～60秒**かけて洗うことで有効性を発揮します。しかし、実際の医療現場では**7～10秒**程度しかかけていないといわれています。また、手洗いの実施率は**平均40%**とのこと。手洗いは必ず、しっかりと行いましょう。

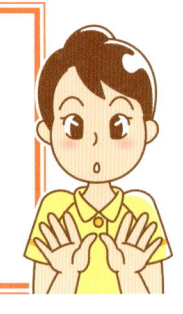

内視鏡医療従事者の感染防止対策

One and Only Campaign
（ワン　アンド　オンリー　キャンペーン）

「標準予防策」は、1996年にはじめて米国の疾病管理予防センター（CDC）によって作成されたものですが、近年、米国の医療施設での相次ぐB型肝炎、C型肝炎の集団発生を受けて、CDCは2007年に発表した新しいガイドラインには、標準予防策に**「安全な注射手技」**の項目を新たに加えました。

One and Only Campaignは、この「安全な注射手技」を推進するための呼びかけで、**「1本の注射器－1本の針－1本の注射薬－1人の患者」**を遵守することで、患者および医療従事者への感染予防を目指しています。

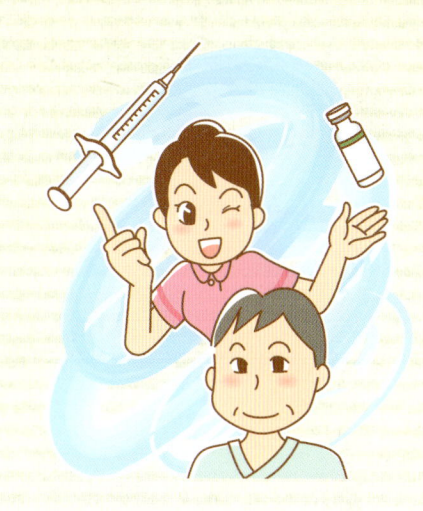

＊「安全な注射手技」の主な内容

- 無菌テクニックを使って、滅菌された注射器具の汚染を防ぐ。

- シリンジ・針・カニューレは**単回使用**し、他の患者に再使用しない。
  - ＊針やカニューレを交換しても、1本のシリンジから複数の患者に薬剤を投与しない。

- バイアルはできるだけ**単回使用**のものを使う。
  - ＊単回使用のバイアルの残液を他の患者に使ったり、残液をひとまとめにしてあとで使ったりしない。
  - ＊複数回使用のバイアルを使用するときは、針・カニューレ・シリンジは常に滅菌された新しいものにする。
  - ＊複数回使用のバイアルは患者治療の周辺区域に置かず、製造元の指示に従って保管する（保管場所、期限など）。無菌状態が疑わしい場合には廃棄、また病棟などで開封した複数回使用のバイアルは保存しないで廃棄する。

- 輸液や輸液セットは**1人の患者専用**とし、使用後は廃棄する。

第5章　感染・医療事故を防ぐために

感染・医療事故を防ぐために③

医療廃棄物のとり扱い

医療廃棄物は定められたとおりにきちんと処分。

医療廃棄物とは

「廃棄物処理法」で定める基本的な用語を確認しておきましょう。

- 廃棄物は、産業廃棄物と一般廃棄物の2つに分類される。
  - *産業廃棄物……事業活動に伴って生じる廃棄物のうち、燃え殻、汚泥、廃油、廃酸、廃アルカリ、廃プラスチック類その他「令」で定める廃棄物。
  - *一般廃棄物……産業廃棄物以外の廃棄物。

- 産業廃棄物と一般廃棄物は、さらに感染性廃棄物と非感染性廃棄物に分類される。
  - *感染性廃棄物……医療関係機関等から生じ、人が感染し、若しくは感染するおそれのある病原体が含まれ、若しくは付着している廃棄物またはこれらのおそれのある廃棄物。
  - *非感染性廃棄物……医療関係機関等から生じる感染性廃棄物ではないもの。

- 感染性廃棄物は、その重要性から特別管理（産業・一般）廃棄物に区分される。
  - *特別管理（産業・一般）廃棄物……産業・一般廃棄物のうち、爆発性、毒性、感染性その他の人の健康または生活環境にかかわる被害を生じるおそれがある性状を有するものとして「令」で定めるもの

  ※医療廃棄物とは、医療関係機関等で医療行為に伴って排出される廃棄物のこと。ただし、この用語は通称で、法令上の用語ではない。「廃棄物処理法」の区分では感染性廃棄物をさす。

（環境省「廃棄物処理法に基づく感染性廃棄物処理マニュアル」より改変）

医療廃棄物のとり扱い

感染性廃棄物の判断フロー

STEP 1 形状
廃棄物が以下のいずれかに該当する
1. 血液、血清、血漿及び体液（精液を含む）……以下「血液等」という
2. 病理廃棄物（臓器、組織、皮膚等）、ホルマリン漬臓器等
3. 病原微生物に関連した試験、検査等に用いられたもの
   * 病原微生物に関連した試験、検査等に使用した培地、実験動物の死体、試験管、シャーレ等
4. 血液等が付着している鋭利なもの（破損したガラスくず等を含む）
   * 医療器材としての注射針、メス、破損したアンプル・バイアル等

→ YES → 感染性廃棄物

↓ NO

STEP 2 排出場所
感染症病床、結核病床、手術室、緊急外来室、集中治療室及び検査室において治療、検査等に使用された後、排出されたもの

→ YES → 感染性廃棄物

↓ NO

STEP 3 感染症の種類
1. 感染症法の一類、二類、三類感染症、新型インフルエンザ等感染症、指定感染症及び新感染症の治療、検査等に使用された後、排出されたもの
2. 感染症法の四類及び五類感染症の治療、検査等に使用された後、排出された医療器材等（ただし、紙おむつについては特定の感染症にかかわるもの等に限る）
   * 医療器材（注射針、メス、ガラス製器材等）、ディスポーザブルの医療器材（ピンセット、注射器、カテーテル類、透析等回路、輸液点滴セット、手袋、血液バッグ、リネン類等）、衛生材料（ガーゼ、脱脂綿等）、紙おむつ、標本（検体標本）等
   * なお、インフルエンザ（鳥インフルエンザ及び新型インフルエンザ等感染症を除く）、伝染性紅斑、レジオネラ症等の患者の紙おむつは、血液等が付着していなければ感染性廃棄物ではない。

→ YES → 感染性廃棄物

↓ NO

非感染性廃棄物

（環境省「廃棄物処理法に基づく感染性廃棄物処理マニュアル」より改変）

注1）次の廃棄物も感染性廃棄物と同等の取扱いとする。
　　・外見上、血液と見分けがつかない輸血用血液製剤等
　　・血液等が付着していない鋭利なもの（破損したガラスくず等を含む）
注2）感染性・非感染性のいずれかであるかは、通常はこのフローで判断が可能であるが、このフローで判断できないものについては、医師等（医師、歯科医師及び獣医師）により、感染のおそれがあると判断される場合は感染性廃棄物とする。

第5章 感染・医療事故を防ぐために

廃棄物の分別・処理

感染性廃棄物

　感染性廃棄物は、医療従事者や清掃従事者が一目でわかるように形状別に分別して、**バイオハザードマーク**を添付した容器に梱包して処理することが義務づけられています。

	感染性廃棄物		
形状	鋭利なもの 注射針、メス、アンプル、バイアルなど	固形状のもの 血液などが付着したガーゼ・脱脂綿、注射筒など	液状または泥状のもの 血液、体液、排泄物、組織など
梱包法	耐貫通性のある堅牢な容器に収納して密閉し、ダンボール箱へ梱包	丈夫なプラスチック袋を二重にするか、堅牢な容器に収納して密閉し、ダンボール箱へ梱包	廃液などが漏れない密閉容器に収納し、ダンボール箱へ梱包
バイオハザードマーク	黄色	橙色	赤色

非感染性廃棄物

　非感染性の廃棄物でも、外見上、**感染性廃棄物と区別がつかない**ことがあります。そのような廃棄物は、医療従事者が責任をもって非感染性廃棄物であることを明確にするために、非感染性廃棄物（感染性廃棄物を消毒処理したものや、判断基準に基づき非感染性と判断されたもの）の容器に非感染性廃棄物であることを**明記したラベル（非感染性廃棄物ラベル）**をつけることが推奨されています。

非感染性廃棄物	
医療機関等名	○○○○○○
特別管理産業廃棄物管理責任者	○○○○○○
排出年月日	○○○○○○

産業廃棄物管理票（マニフェスト）

　産業廃棄物管理票（マニフェスト）とは、廃棄物の不適正な処理による環境汚染や不法投棄を未然に防ぐため、廃棄物の処理が適正に実施されているか否かを確認するために作成する書類です。医療関係機関などの排出業者は、感染性廃棄物の処理を他の業者に委託し引き渡す際には、定められた様式による**マニフェストに必要な事項を記入して交付**することが義務づけられています。

　マニフェストには、紙マニフェスト（複写式の紙伝票）と電子マニフェストがあります。どちらを使ってもかまいません。

紙マニフェスト

　（社）全国産業廃棄物連合会が発行しているマニフェストを、各都道府県の産業廃棄物協会から購入して使用します。

　医療関係機関などは、事業所ごとに毎年の6月30日までに、その年の3月31日以前の1年間において交付したマニフェストの交付等の状況（産業廃棄物の種類および排出量、マニフェストの交付枚数など）に関し、定められた様式により報告書を作成し、当該事業所の所在地を管轄する都道府県知事に提出します。

電子マニフェスト

　電子マニフェストとは、パソコンと通信回線を利用したマニフェストシステムで、**（財）日本産業廃棄物処理振興センター**（情報処理センター）が運営しています。電子マニフェストを利用した場合には、情報処理センターが集計して都道府県知事に報告を行うため、医療関係機関などが自ら都道府県知事に報告する必要はありません。

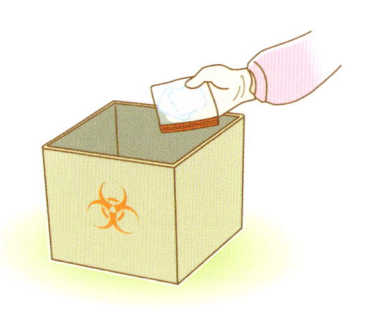

感染・医療事故を防ぐために④

ヒヤリハット事例

ヒヤリハットを糧としてよりいっそう細心の注意を払ったケアを。

　ヒヤリハット事例とは「患者に被害を及ぼすことはなかったが、日常診療の現場で、ヒヤリとしたり、ハッとした経験を有する事例」のことです。一方、**医療事故**とは「医療に関わる場所で、医療の全過程において発生するすべての**人身事故**（医療従事者の過誤、過失の有無を問わない）」のことです。

　医療事故などの情報を集めて分析している公益財団法人「日本医療機能評価機構」によると、平成23年の1年間で、ヒヤリハットの発生件数は約62万7,000件（報告医療機関数456）、**最も多かったのは薬剤の処方や投与に関するもの**で、全体の約33％にあたる20万8,016件でした。一方、医療事故は2,799件となっています。

　1つの重大な事故の背後には**29の軽微な事故**があり、その背景には**300のヒヤリハット**が存在するといわれています（ハインリッヒの法則）。ヒヤリハットを起こさないことはもちろん、経験したら、それを糧としてより**いっそう細心のケア**を心がけましょう。

ヒヤリハット事例発生件数情報報告

（件・％）

- 治療・処置　30,034件　4.8％
- 医療機器など　18,633件　3.0％
- 輸血　4,348件　0.7％
- その他　68,511件　10.9％
- 薬剤　208,016件　33.2％
- 療養上の世話　146,188件　20.1％
- ドレーン・チューブ　101,629件　16.2％
- 検査　49,811件　7.9％

総数 627,170件

（報告医療機関数456件）

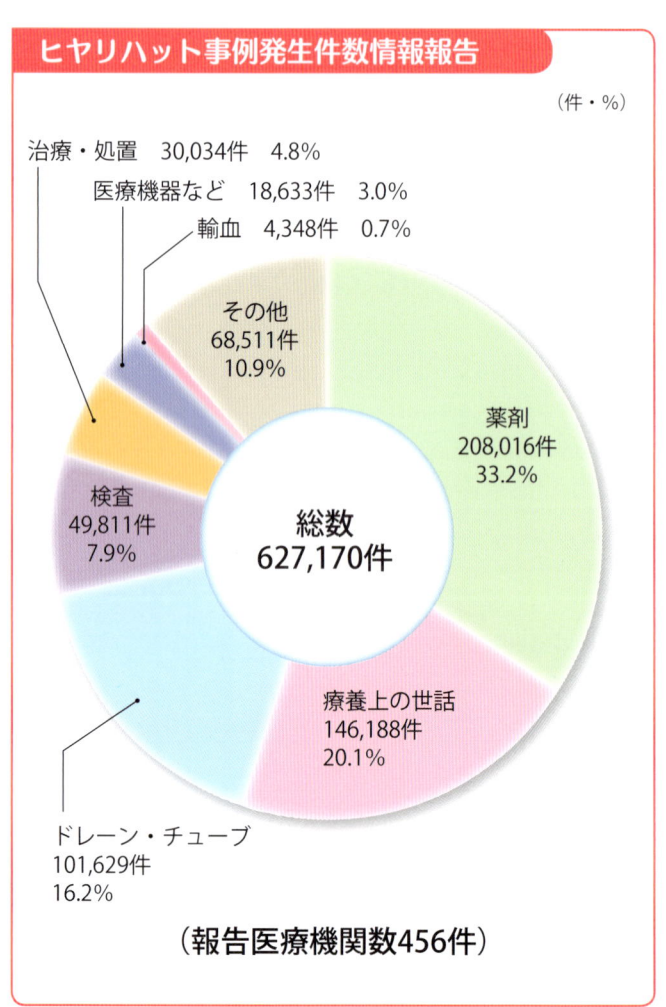

（日本医療機能評価機構「医療事故情報収集等事業平成23年年報」より）

ヒヤリハット事例❶
ニフレック内服による消化管出血の危険

　他院より下部消化管内視鏡検査の依頼のあった患者。内視鏡担当のナースが前日の排便の状態を聞いたところ「黒い便が出た」とのことで、紹介状を確認すると「2～3日前からタール便あり」との記載があった。

　出血の疑わしい患者にはニフレックの内服に危険があることを知っていたナースは、内視鏡担当医師へ報告したところ、医師の判断で上部消化管内視鏡検査に変更して実施、胃潰瘍からの出血と診断された。患者は高齢でもあり、ニフレックを内服させていたら大出血の危険があった。

　ニフレックは、下部消化管内視鏡検査で用いられる経口腸管洗浄剤で、**出血のある患者には注意**です。たとえ紹介状があっても事前の問診をきちんと行い、疑問点は担当医師に相談し、必要に応じて担当医師から紹介先の医師へ問い合わせてもらいましょう。

＊ニフレックの内服 ➡ 80ページ

ヒヤリハット事例❷
依頼書の「抗コリン剤不可」の見落とし

　前処置の抗コリン剤の注射を施行するため、問診票を確認。すべての項目に「いいえ」のチェックがあったので、依頼書、カルテ、本人に確認をせずブスコパンを静注した。

　静注後に依頼書に「抗コリン剤不可」の記載があることに気づいた。患者に確認したところ、眼科を受診しており、緑内障の診断は受けていないが眼が見えにくいと返答があった。ブスコパン静注後、眼痛、視力低下はみられなかった。

　検査、手術の前には必ず問診票のチェックを患者とともに行い、依頼書やカルテも確認し、見落としがないようにしましょう。

　内視鏡の検査や治療では、消化管運動抑制のために抗コリン剤の**ブスコパン**（ブチルスコポラミン臭化物）が用いられます。ただし、ブスコパンは**緑内障の患者などには禁忌**で、眼調節障害や散瞳などの眼の副作用が現れることがあります。このような場合には、**グルカゴン**（注射用グルカゴンG・ノボ）、あるいは **l-メントール製剤**（ミンクリア）を使用します。（59ページ参照）

ヒヤリハット

ヒヤリハット事例❸
内視鏡時の義歯の外し忘れ

　EST（内視鏡的乳頭括約筋切開術）前にマウスピースを挿入する際、上顎にはまばらに歯があったが下顎には歯がなかったため、ナースは義歯を外していると思い、マウスピースを挿入した。
　EST終了後、ENBD（内視鏡的経鼻胆管ドレナージ）チューブを口腔から鼻腔に変更するとき、医師が口腔内を観察したところ、上顎に義歯が入っていたことに気づいた。口腔内は少し血液がにじんでいたが、義歯によるものか、スコープ留置による口腔粘膜刺激によるものかはわからなかった。病棟へ帰室後、口腔内出血はなかった。

　義歯をしたまま検査や手術を行うと、**口腔内に出血する**ことがあります。
　検査・手術の前には、たとえ病棟からの申し送りで歯の状況についての情報がなくても、**必ず義歯の有無**を確認し、十分に口腔内を観察しましょう。

ヒヤリハット事例❹
「また聞き」「聞き間違い」に注意

　内視鏡室にて、EMR（内視鏡的粘膜切除術）後に腹痛が出現した。もう1人のナースが医師にソセゴン1A静注の指示をもらい、その後、彼女から指示内容を聞いた。その際、「点滴側管より投与」という指示を「点滴内混注」と聞き間違い、「点滴内混注」を行ってしまった。「点滴内混注をした」と彼女へ伝えた際に間違いに気がついた。幸い、患者への障害はなかった。

　医師→もう1人のナース→本人という**「また聞き」**になってしまいました。手術などの現場ではできるだけ「また聞き」は避けましょう。
　「聞き間違い」は時として誰にでも起こりうることです。聞き間違いしないようにするためには、必ず**指示された内容を復唱**し、指示した人も**返答すること**が大切です。ダブルチェックを徹底するようにします。

ヒヤリハット事例

ヒヤリハット事例❺
カツラをつけたまま手術を施行

　手術で麻酔がかかったあとに、患者がカツラをつけていることがわかった。ナースの申し送り書には記載がなく、医療スタッフ誰もがカツラとは思っていなかった。カツラは患者の髪と紐で結ばれており、金属の留め金がついていたがとり外しができなかった。執刀医と確認し、電気メスを使用するため火傷を起こさないよう金属部にガーゼを巻いて手術を行った。さいわい火傷は起こらなかった。

　近年はカツラをつけている人が少なからずいます。カツラにはさまざまな種類のものがありますが、金属の留め金で装着するものが一般的に普及しているといわれています。聞きづらい内容ではありますが、事前に**カツラの有無を確認**し、**金属のついているカツラ**の場合はその危険性を十分に説明し、外してもらうことを同意してもらうようにしましょう。

ヒヤリハット

ヒヤリハット事例❻
内視鏡洗浄機の設置ミス

　内視鏡洗浄消毒機を新しく設置し、稼動開始した。稼動開始2週間後の朝の試運転時に、洗浄機からの水漏れに看護助手が気づいた。
　業者に連絡し、業者が点検したところ、設置時に内視鏡の送気送水管路に洗浄消毒液を送り込むための配管が誤って接続されていた。正しくは青色の送気側に洗浄チューブが接続されるべきところを、赤色の吸引側に洗浄チューブが接続されていた。また、正しくは赤色の吸引側がキャップ止めされるべきところを、青色の送気側がキャップ止めとなっていた。このことにより、送気送水管路の洗浄消毒が不十分となり、交差感染の恐れが出た。

　設置業者に組み立ての経験がなかった、設計図との確認を怠ったなど**業者によるヒヤリハット**です。この事件を受けて業者は、誤配管を防止するための対策を講じましたが、新しい機器を設置する場合には業者にまかせるだけでなく、施設側も設計図を確認するなどして間違いがないかを確認しましょう。

第5章　感染・医療事故を防ぐために

索 引

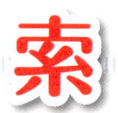

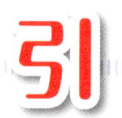

英字・略字

AGML ⋯⋯ 57, 117
AOSC ⋯⋯ 155
APC ⋯⋯ 112, 116, 126
B型肝炎ウイルス ⋯⋯ 196
CO_2 ⋯⋯ 168, 175
C型肝炎ウイルス ⋯⋯ 196
EAM法 ⋯⋯ 161
EBD ⋯⋯ 156
EIS ⋯⋯ 128, 131, 139
EIS・EVLの偶発症 ⋯⋯ 139
EMR ⋯⋯ 108, 160, 162, 164
EMRC法 ⋯⋯ 161
EMRの偶発症 ⋯⋯ 164
ENBD ⋯⋯ 155, 156
EPBD ⋯⋯ 148, 149, 155
ERCP ⋯⋯ 140, 142, 146
ERCPの偶発症 ⋯⋯ 146
ESD ⋯⋯ 108, 127, 166, 169, 174
ESDの偶発症 ⋯⋯ 174
EST ⋯⋯ 148, 150, 154
ESTの偶発症 ⋯⋯ 154
EST用ナイフ ⋯⋯ 148, 150
EUS ⋯⋯ 90
EVL ⋯⋯ 128, 135
EVLデバイス ⋯⋯ 135, 136
EVLの偶発症 ⋯⋯ 139
GERD ⋯⋯ 55
HBV ⋯⋯ 196
HCV ⋯⋯ 196
HPU ⋯⋯ 127
HSE局注法 ⋯⋯ 125
ITナイフ ⋯⋯ 167
l-メントール ⋯⋯ 59, 217
MALTリンパ腫 ⋯⋯ 57
MRCP ⋯⋯ 140, 145
NBI ⋯⋯ 16, 95, 162
O157 ⋯⋯ 196
Oリング ⋯⋯ 129, 137
PEG ⋯⋯ 180, 184, 188
PPE ⋯⋯ 208
PTP包装 ⋯⋯ 191

SpO_2 ⋯⋯ 50, 51, 144, 192

あ行

アスピリン ⋯⋯ 42, 45, 46
アスピリン・ダイアルミネート配合剤 ⋯⋯ 46
アタラックス-P ⋯⋯ 48
アネキセート ⋯⋯ 77, 131, 136, 141, 150, 161, 168, 177, 183
アルギン酸ナトリウム散布法 ⋯⋯ 116
アルコール ⋯⋯ 201, 202
アルコール製剤 ⋯⋯ 210
アルゴンプラズマ凝固法 ⋯⋯ 112, 116, 126
アンプラーグ ⋯⋯ 46
胃MALTリンパ腫 ⋯⋯ 107
胃炎 ⋯⋯ 57, 107
イオパミロン ⋯⋯ 131
胃癌 ⋯⋯ 57, 94, 107, 166
イグザレルト ⋯⋯ 42, 46
イコサペント酸エチル ⋯⋯ 46
胃・十二指腸潰瘍 ⋯⋯ 57, 107, 117
胃静脈瘤 ⋯⋯ 128
胃食道逆流症 ⋯⋯ 55
胃腺腫 ⋯⋯ 57
イソプロピールアルコール ⋯⋯ 202
異物 ⋯⋯ 190
異物摘出術 ⋯⋯ 190
医療廃棄物 ⋯⋯ 212
胃瘻 ⋯⋯ 180, 186, 188
胃瘻カテーテル ⋯⋯ 181, 186
胃瘻造設術 ⋯⋯ 180
インジゴカルミン ⋯⋯ 23, 59, 77, 87, 96, 99, 161, 168
咽頭麻酔 ⋯⋯ 61, 65, 71, 177, 184, 192
咽頭麻酔薬 ⋯⋯ 59, 71
イントロデューサー法 ⋯⋯ 182
インフォームド・コンセント ⋯⋯ 33, 44
右側臥位 ⋯⋯ 22, 194

エア ⋯⋯ 15, 21, 22, 69, 71, 86, 89, 137
エタノール ⋯⋯ 124, 202, 205
エタノール局注法 ⋯⋯ 112,116 ,124
エドキサバントシル酸塩水和物 ⋯⋯ 42, 46
エトキシスクレロール ⋯⋯ 131
エトキシスクレロール局注法 ⋯⋯ 116
エパデール ⋯⋯ 46
エピネフリン ⋯⋯ 39, 125, 161, 168
エプロン ⋯⋯ 199, 209
嘔吐反射 ⋯⋯ 14, 66, 68
オートクレーブ ⋯⋯ 205
オーバーチューブ ⋯⋯ 73, 135, 136, 139, 193
オピスタン ⋯⋯ 48, 77, 131, 136, 141, 150, 161, 168, 177, 183
オルダミン ⋯⋯ 131, 139

か行

ガイドワイヤー ⋯⋯ 150, 152, 156, 158, 182, 186
潰瘍性大腸炎 ⋯⋯ 75, 117
ガウン ⋯⋯ 127, 199, 209
拡張用バルーンカテーテル ⋯⋯ 176
過酢酸 ⋯⋯ 199, 201, 202, 209
ガスコン ⋯⋯ 77
ガスコンドロップ ⋯⋯ 59, 60
ガスブジー ⋯⋯ 87
カテーテル ⋯⋯ 186
カテコールアミン ⋯⋯ 39
カニューレ ⋯⋯ 143
下部消化管内視鏡 ⋯⋯ 18, 40, 43, 74
カプセル内視鏡 ⋯⋯ 43, 73
緩下剤 ⋯⋯ 77
肝硬変 ⋯⋯ 128
鉗子 ⋯⋯ 102, 104
感染 ⋯⋯ 196, 206
感染経路別予防策 ⋯⋯ 206
感染性廃棄物 ⋯⋯ 212, 214
感染防止 ⋯⋯ 198, 206
乾電池 ⋯⋯ 191
機械的止血法 ⋯⋯ 116

Index

義歯 151, 172, 191, 218
キシロカイン
..... 38, 59, 61, 77, 83, 177, 184
拮抗薬 49, 50, 77, 131, 136, 141
..... 150, 161, 168, 177, 183
気腹 168
逆行性膵胆管造影法 140
逆行性胆管ドレナージ法 156
キャップ 208
吸引 65, 93, 134, 137, 185
吸引・鉗子チャンネル 200
救急処置 39
救急処置具 50
急性胃粘膜病変 57, 117
急性膵炎 146
急性閉塞性化膿性胆管炎 155
休薬 43, 44, 109
仰臥位 19, 22, 84, 86, 184
狭帯域光観察 16, 95
局注
..... 116, 124, 161, 162, 168, 170
虚血性腸炎 75, 117
魚骨 191
偶発症 38, 40, 48, 112, 124, 126
..... 139, 146, 154, 164, 174, 179
..... 188
クエン酸マグネシウム 77
クリスタルバイオレット
..... 77, 87, 96, 98, 100
グリセオール 161, 168
クリップ 24, 111, 112, 121, 122
..... 163, 164, 174
クリップ止血法 116, 121, 122
クリティカルパス 26
クリニカルパス 26, 33
グルカゴン 59, 65, 77, 82, 131
..... 136, 141, 150, 161
..... 168, 177, 183, 217
グルコン酸クロルヘキシジン 201
グルタラール
..... 199, 201, 202, 209
グルタラール用マスク 199, 209
クローン病 75
クロピドグレル 45
クロピドグレル硫酸塩 46
経鼻胆管ドレナージ 156

経鼻内視鏡 43, 72
経皮内視鏡的胃瘻造設術 44, 180
下血 117, 120
血圧低下 51, 61, 67
結紮 128, 137
結紮法 116
結石 150, 152
血栓塞栓症 43
血中酸素飽和度 50, 144
血便 117, 120
検体 106
コア 106
高圧蒸気滅菌 205
硬化剤 128, 131, 133, 139
硬化療法 128, 131
抗凝固薬 42, 46, 109
抗凝固療法 42
口腔ケア 184
抗血小板薬 42, 45, 46
抗血小板療法 42
抗血栓薬 44, 109
抗血栓療法 42
高周波凝固焼灼止血法 126
高周波凝固法 116, 127
高周波ナイフ 167, 174
高水準消毒薬 201, 202
高張Naエピネフリン局注法
..... 116, 125
声かけ 14, 18, 24, 83
ゴーグル 127, 199, 209
コーヒー残渣様 120
呼吸抑制 51, 61, 67
個人防護用具 199, 208
コメリアンコーワ 46
コンゴーレッド 96, 98
コントラスト法 96, 98

さ行

砕石 152
サイレース 48, 59, 77, 131, 136
..... 141, 150, 161, 168, 177, 183
酢酸 59, 99, 100
左側臥位
..... 19, 22, 64, 82, 84, 86, 142, 194
サルポグレラート塩酸塩 46
サルモネラ 196
産業廃棄物 212

産業廃棄物管理票 215
酸性ガス用マスク 199, 209
次亜塩素酸ナトリウム 201, 205
ジアゼパム
..... 39, 48, 59, 66, 77, 82
シアノアクリレート 131
シアノアクリレート局注法 116
磁気共鳴 145
磁気共鳴胆道膵管造影法 140, 145
色素
..... 23, 69, 71, 77, 89, 96, 161, 169
色素内視鏡 59, 96
軸保持短縮法 84
止血
..... 24, 116, 121, 122, 124, 126
止血鉗子 127, 174
止血法 116, 121, 122, 126
ジピリダモール 46
ジメチコン 59, 77
シューズカバー 208
十二指腸乳頭 148
手指消毒 210
出血 40, 43, 44, 61, 112, 117
..... 120, 130, 134, 154, 165
..... 174, 179, 217
出血源 116
出血高危険度 44
出血性ショック 118
出血低危険度 44
純エタノール局注法 116, 124
除圧マット 172
消化管運動抑制薬 59, 77
消化器内視鏡技師 189
小腸内視鏡 73
消毒 196, 199, 201, 204, 210
上部消化管内視鏡 14, 40, 43, 54
消泡液 59, 60, 92
静脈瘤 55, 90, 128, 133, 137
静脈瘤結紮術 128, 135
除菌 107
食事 78, 89, 113
食道アカラシア 55, 90, 176
食道癌 55, 93, 95, 101, 166, 169
食道静脈瘤 55, 117, 128
食道裂孔ヘルニア 55
ショック 38, 61, 118, 155

• 221 •

ジラゼプ塩酸塩水和物 ⋯⋯ 46
シロスタゾール ⋯⋯ 42, 45, 46
膵炎 ⋯⋯ 90, 146, 149, 155
膵胆管造影法 ⋯⋯ 140
スクラルファート散布法 ⋯⋯ 116
スタンダード・プリコーション
　　　　　　　　　　⋯⋯ 206
ステント ⋯⋯ 156, 158
ストッパー ⋯⋯ 181, 187
ストリップバイオプシー ⋯⋯ 161
スネア ⋯⋯ 110, 163, 164, 186
スライダー ⋯⋯ 102
生検 ⋯⋯ 43, 71, 89, 102, 107
生検鉗子 ⋯⋯ 102
載石 ⋯⋯ 152
説明書 ⋯⋯ 34, 36
セデーション ⋯⋯ 48, 50
セルシン　⋯⋯ 48, 59, 77, 131, 136
　　　　⋯⋯ 141, 150, 161, 168, 177, 183
鮮血便 ⋯⋯ 120
穿孔　⋯⋯ 40, 84, 112, 146, 154
　　　　　　⋯⋯ 164, 175, 179, 190
洗浄 ⋯⋯ 196, 199, 204
洗浄剤 ⋯⋯ 199
洗浄用水 ⋯⋯ 119
染色法 ⋯⋯ 96, 98
前処置 ⋯⋯ 38, 60, 78, 132, 184
先端フード ⋯⋯ 119, 193
センノシド ⋯⋯ 77
造設法 ⋯⋯ 182
総胆管 ⋯⋯ 148
総胆管結石 ⋯⋯ 90, 149, 150
速乾性擦式消毒用アルコール製剤
　　　　　　　　　　⋯⋯ 210
ソセゴン　⋯⋯ 48, 77, 131, 136, 141
　　　　⋯⋯ 150, 161, 168, 177, 183

た行
タール便 ⋯⋯ 117, 120
体位 ⋯⋯ 61, 64, 82, 142
体位変換 ⋯⋯ 19, 22, 84, 86
対極板 ⋯⋯ 150, 172
大腸癌 ⋯⋯ 75, 117, 166
大腸ポリープ
　　　⋯⋯ 75, 108, 110, 113, 117, 162
脱気水 ⋯⋯ 91, 92
タッチング ⋯⋯ 14, 132

ダビガトラン ⋯⋯ 45
ダビガトランエテキシラートメタン
スルホン酸塩 ⋯⋯ 42, 46
ダブルバルーン内視鏡 ⋯⋯ 73
胆管 ⋯⋯ 140, 148
胆管ドレナージ術 ⋯⋯ 155
炭酸ガス ⋯⋯ 168
炭酸ガス送気装置 ⋯⋯ 168
炭酸水素ナトリウム ⋯⋯ 59, 60
弾性ストッキング ⋯⋯ 167
胆道膵管造影法 ⋯⋯ 145
胆道ドレナージ術 ⋯⋯ 156
胆嚢炎 ⋯⋯ 90

ち
チエノピリジン誘導体 ⋯⋯ 45, 46
チオペンタールナトリウム ⋯⋯ 39
チオ硫酸ナトリウム ⋯⋯ 59, 101
チクロピジン ⋯⋯ 45
チクロピジン塩酸塩 ⋯⋯ 42, 46
中水準消毒薬 ⋯⋯ 201
中毒症状 ⋯⋯ 38
チューブ型 ⋯⋯ 181
超音波洗浄 ⋯⋯ 204
超音波内視鏡 ⋯⋯ 43, 90
腸管洗浄 ⋯⋯ 177
腸管洗浄液 ⋯⋯ 40, 77, 78, 81
直接法 ⋯⋯ 98
鎮痙薬　⋯⋯ 59, 65, 71, 77, 82, 89
　　　　⋯⋯ 131, 136, 141, 150, 161
　　　　　　　　⋯⋯ 168, 177, 183
鎮静薬(剤) ⋯⋯ 35, 37, 48, 50, 59, 60
　　　　⋯⋯ 66, 71, 77, 78, 82, 87, 88
　　　　⋯⋯ 89, 131, 136, 141, 150
　　　　⋯⋯ 161, 168, 177, 183, 184
鎮痛薬 ⋯⋯ 77, 131, 136, 141, 150
　　　　　　⋯⋯ 161, 168, 177, 183
手洗い ⋯⋯ 210
低水準消毒薬 ⋯⋯ 199, 201
デバイス ⋯⋯ 135, 136
手袋 ⋯⋯ 199, 208
デュアルナイフ ⋯⋯ 167
同意書 ⋯⋯ 34, 36
糖尿病 ⋯⋯ 60, 78
ドーパミン ⋯⋯ 51
吐血 ⋯⋯ 117, 120
トラピジル ⋯⋯ 46

トルイジンブルー ⋯⋯ 96, 98
ドルナー ⋯⋯ 46
ドルミカム　⋯⋯ 48, 59, 77, 131, 136
　　　⋯⋯ 141, 150, 161, 168, 177, 183
トロンビン ⋯⋯ 131, 134, 136
トロンビン散布法 ⋯⋯ 116

な行
内視鏡技師 ⋯⋯ 189
内視鏡的異物摘出術 ⋯⋯ 190
内視鏡的逆行性膵胆管造影法
　　　　　　　　　　⋯⋯ 43, 140
内視鏡的逆行性胆管ドレナージ法
　　　　　　　　　　⋯⋯ 156
内視鏡的経鼻胆管ドレナージ
　　　　　　　　　　⋯⋯ 156
内視鏡的硬化療法 ⋯⋯ 128, 131
内視鏡的止血法 ⋯⋯ 116
内視鏡的静脈瘤結紮術 ⋯⋯ 128, 135
内視鏡的胆道ドレナージ術 ⋯⋯ 156
内視鏡的乳頭括約筋切開術
　　　　　　　　　　⋯⋯ 44, 148
内視鏡的乳頭バルーン拡張術
　　　　　　　　　　⋯⋯ 44, 148
内視鏡的粘膜下層剥離術
　　　　　　⋯⋯ 44, 108, 127, 166
内視鏡的粘膜切除術
　　　　　　　⋯⋯ 44, 108, 160
内視鏡的バルーン拡張術 ⋯⋯ 176
内視鏡的ポリープ切除術 ⋯⋯ 108
ナイフ ⋯⋯ 167, 169, 170
ナロキソン塩酸塩　⋯⋯ 51, 77, 131
　　　　　　⋯⋯ 136, 141, 150, 161
　　　　　　　　⋯⋯ 168, 177, 183
ニフレック ⋯⋯ 77, 78, 80, 217
乳頭括約筋 ⋯⋯ 148, 152
乳頭括約筋切開術 ⋯⋯ 148, 155
乳頭バルーン拡張術 ⋯⋯ 148, 155
ヌルゼリー ⋯⋯ 77, 83
熱凝固止血法 ⋯⋯ 126
熱凝固法 ⋯⋯ 116
ネックレス ⋯⋯ 151
粘液除去剤 ⋯⋯ 59, 60
粘膜下層剥離術
　　　　　　⋯⋯ 44, 108, 127, 166
粘膜切除術 ⋯⋯ 44, 108, 160

Index

は行

バイアスピリン ····· 42, 46
バイアル ····· 211
バイオハザードマーク ····· 214
バイオプシー ····· 102
廃棄物 ····· 212, 214
敗血症 ····· 155
曝露 ····· 207
把持鉗子 ····· 192
バスケット嵌頓 ····· 154
パナルジン ····· 42, 46
パピロトーム ····· 148, 150, 152
ハプトグロビン ····· 139
バルーン ····· 134
バルーン圧迫法 ····· 116
バルーン拡張術 ····· 176
バルーン型 ····· 181
バルーンカテーテル ····· 177
バルーンダイレータ ····· 149
バルーン内視鏡 ····· 44
パルスオキシメーター ····· 51
バレット食道 ····· 55
ハンドル ····· 102, 104, 110
反応法 ····· 96, 98
バンパー ····· 187
バンパー型 ····· 181
ヒアルロン酸ナトリウム
····· 161, 168
ヒータープローブ法 ····· 116, 127
ヒートプローブ ····· 127
ピオクタニン ····· 100
ピコスルファートナトリウム水和物
····· 77
ヒストアクリルブルー ····· 131
左側臥位
····· 19, 22, 64, 82, 84, 86, 142, 194
ピットパターン ····· 75, 95, 162
ヒドロキシジン塩酸塩 ····· 48
ヒヤリハット ····· 216
病原微生物 ····· 196
標準予防策 ····· 206
ピロリ菌 ····· 57, 107
フィブリン接着剤局注法 ····· 116
フィブリン糊散布法 ····· 116
フェイスシールド ····· 209
フェノールレッド ····· 96, 98

伏臥位 ····· 142
ブスコパン ····· 59, 65, 77, 82, 131, 136, 141, 150, 161, 168, 177, 183, 217
フタラール ····· 199, 201, 202, 209
ブチルスコポラミン臭化物
····· 59, 77, 217
プッシュ法 ····· 182
プラザキサ ····· 42, 46
フラッシュナイフ ····· 167
ブラッシング ····· 200
プラビックス ····· 46
プルゼニド ····· 77
フルニトラゼパム
····· 48, 59, 66, 77, 82
プル法 ····· 182, 184
フルマゼニル ····· 51, 66, 77, 88
プレタール ····· 42, 46
フレックスナイフ ····· 167
プロサイリン ····· 46
プロトンポンプ阻害薬 ····· 107
プロナーゼ ····· 59, 60
噴出性出血 ····· 117, 121
ヘアピン ····· 151
ペチジン塩酸塩 ····· 48, 77
ヘパリン ····· 45
ベラプロストナトリウム ····· 46
ヘリコバクター・ピロリ
····· 107, 196
ペルサンチン ····· 46
ベンザルコニウム塩化物 ····· 201
ペンタジン ····· 48
ペンタゾシン ····· 48, 77
ボスミン ····· 125
ボタン型 ····· 181
ボタン電池 ····· 191
ホットバイオプシー ····· 114
ポビドンヨード ····· 201
ポリープ ····· 23, 57, 60, 78, 87, 108, 112, 114, 162
ポリープ切除術 ····· 108
ホリゾン ····· 48, 59, 77
ポリペクトミー ····· 44, 87, 108, 110

ま行

マーキング ····· 44, 169
マイクロ波凝固法 ····· 116

マウスケア ····· 184
マウスピース ····· 65, 136
マグコロールＰ ····· 77
マスク ····· 199, 209
マニフェスト ····· 215
右側臥位 ····· 22, 194
ミダゾラム ····· 48, 59, 66, 77, 82
ミンクリア ····· 59, 217
ムコアップ ····· 161, 168
メチレンブルー ····· 96, 98
滅菌 ····· 204
門脈圧 ····· 128

や行

薬剤局注法 ····· 116, 124
薬剤散布法 ····· 116
湧出性出血 ····· 117, 126
指押し試験 ····· 185
指輪 ····· 151
用手圧迫 ····· 18, 85
用手洗浄 ····· 204
ヨード
····· 59, 69, 96, 98, 100, 161, 168

ら行

ラキソベロン ····· 77
ラテックス・アレルギー ····· 208
リクシアナ ····· 42, 46
リドカイン塩酸塩 ····· 38, 59, 77
リバーロキサバン ····· 42, 46
リピオドール ····· 131
緑膿菌 ····· 196
ルゴール
····· 59, 69, 96, 98, 100, 161, 168
レーザー照射法 ····· 116
瘻孔 ····· 184, 188
漏水テスト ····· 199
ロコルナール ····· 46
濾紙 ····· 106
露出血管 ····· 117, 121, 127
ロヒプノール ····· 48, 59, 77

わ行

ワーファリン ····· 42, 46
ワルファリン（カリウム）
····· 42, 45, 46

● **監修者プロフィール**

工藤　進英

1947年秋田県西仙北町生まれ。1973年新潟大学医学部卒業。1985年秋田赤十字病院外科部長。1992年同院胃腸センター長。2000年昭和大学医学部教授、昭和大学横浜市北部病院消化器センター長。2001年同院副院長兼務。2007年上海復旦大学附属華東医院終身名誉教授。「幻のがん」と呼ばれていた陥凹型大腸癌を世界で初めて発見。世界が認める大腸がん治療の第一人者。著書に『大腸内視鏡挿入法 第2版：軸保持短縮法のすべて』（医学書院）など多数あり。

● **執筆者**

萩原ちはる	東京内視鏡クリニック・日本医科大学武蔵小杉病院内視鏡室
佐藤　由紀	昭和大学横浜市北部病院内視鏡室
佐藤恵美子	昭和大学横浜市北部病院内視鏡室
池田美紀子	工藤胃腸内科クリニック
斎藤　由美	工藤胃腸内科クリニック
宮地　英行	昭和大学横浜市北部病院消化器センター
若村　邦彦	昭和大学横浜市北部病院消化器センター
工藤　考毅	昭和大学横浜市北部病院消化器センター

● 編集協力　　村瀬次夫・じんべい・城信一（有限会社編集工房あゆい）
● イラスト　　酒井圭子
● 編集担当　　山路和彦（ナツメ出版企画株式会社）

ナツメ社Webサイト
https://www.natsume.co.jp
書籍の最新情報（正誤情報を含む）はナツメ社Webサイトをご覧ください。

本書に関するお問い合わせは、書名・発行日・該当ページを明記の上、下記のいずれかの方法にてお送りください。電話でのお問い合わせはお受けしておりません。

・ナツメ社webサイトの問い合わせフォーム
　https://www.natsume.co.jp/contact
・FAX（03-3291-1305）
・郵送（下記、ナツメ出版企画株式会社宛て）

なお、回答までに日にちをいただく場合があります。正誤のお問い合わせ以外の書籍内容に関する解説・個別の相談は行っておりません。あらかじめご了承ください。

ナースのための やさしくわかる内視鏡検査・治療・ケア

2013年3月28日　初版発行
2025年7月1日　第21刷発行

監 修 者	工藤進英（くどうしんえい）	Kudo Shinei, 2013
発 行 者	田村正隆	
発 行 所	株式会社ナツメ社	
	東京都千代田区神田神保町1-52　ナツメ社ビル1F（〒101-0051）	
	電話　03（3291）1257（代表）　FAX　03（3291）5761	
	振替　00130-1-58661	
制　　作	ナツメ出版企画株式会社	
	東京都千代田区神田神保町1-52　ナツメ社ビル3F（〒101-0051）	
	電話　03（3295）3921（代表）	
印 刷 所	ラン印刷社	

ISBN978-4-8163-5361-1　　　　　　　　　　　　　　Printed in Japan

〈定価はカバーに表示してあります〉
〈落丁・乱丁本はお取り替えします〉